U0908393

COSMETIC BLEPHAROPLASTY AND FACIAL REJUVENATION

SECOND EDITION

整容睑成形术与面部美容术

（第2版）

〔美〕 S. L. Bosniak
M. C. Zilkha 编著
李德淳 李 琤 李 平 译

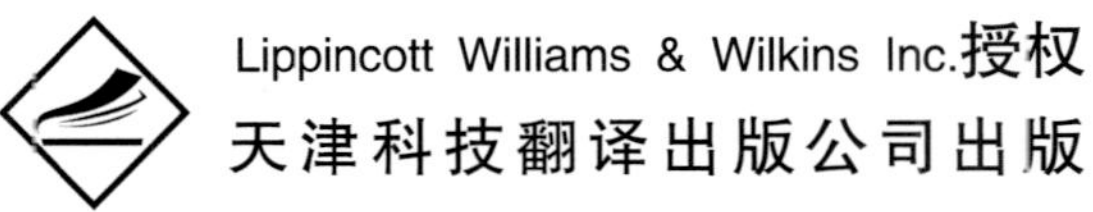

Lippincott Williams & Wilkins Inc.授权
天津科技翻译出版公司出版

著作权合同登记号：图字：02－2001－56

图书在版编目（CIP）数据

整容睑成形术与面部美容术/（美）博斯尼亚克（Bosniak，S. L.），（美）齐尔卡（Zilkha，M. C.）编著；李德淳等译．—2 版．—天津：天津科技翻译出版公司，2007.10

书名原文：Cosmetic Blepharoplasty and Facial Rejuvenation

ISBN 978－7－5433－2196－0

Ⅰ．整… Ⅱ．①博…②齐…③李… Ⅲ．①眼外科手术—成形术②美容术 Ⅳ．R779.6 R622

中国版本图书馆 CIP 数据核字（2007）第 102673 号

This is a Chinese translation of Cosmetic Blepharoplasty and Facial Rejuvenation.

授权单位： Lippincott Williams & Wilkins Inc.
出　　版： 天津科技翻译出版公司
出 版 人： 蔡 颢
地　　址： 天津市南开区白堤路 244 号
邮政编码： 300192
电　　话： 022－87894896
传　　真： 022－87895650
网　　址： www.tsttpc.com
印　　刷： 深圳市佳信达印务有限公司
发　　行： 全国新华书店
版本记录： 889×1194　16 开本　11.75 印张　350 千字
2007 年 10 月第 2 版　2007 年 10 月第 1 次印刷
定价：100.00 元

（如发现印装问题，可与出版社调换）

作者名单

S.L.博斯尼亚克	医学博士,美国外科医师学会会员 纽约眼科和耳科医院 纽约曼哈顿眼、耳和咽喉科医院
M.C.齐尔卡	医学博士 巴西里约热内卢市 Oftalmoclinica Botafogo 临床研究中心 纽约美容总部
G.切尔诺夫	医学博士,英国皇家外科医师学会会员 印第安纳大学助理临床教授 国际激光皮肤护理沙龙公司 切尔诺夫整形外科与激光中心
S.B.霍平	医学博士,美国外科医师学会会员 乔治华盛顿大学医院外科学副教授和 整容外科中心主任

致　谢

我们应该感谢我们的病人,他们同意将他们的照片刊登在本书中并不断地激励着我们。我们也应该感谢 Bill Bernstein, Ana Lucia Caldas, Coherent Medical 公司, Con Bio 公司, Ellman International 公司, Lavinia Errico, Alphonso Fatovelli 医师, Maria Theresa Fatorelli, Jon Garito 医师, Greta Hanna 医师, Stephen Lore 医师, Karen Luhman, Miguel Padilha 医师, Irlacy Rodrigues, Cees Penning 和 Alan Engler 医师的合作和支持;感谢 Craig Luce 的艺术洞察力并提供精美的插图。我们还应特别感谢 Joan 和 Dan Sabatino 为本书稿打印所做的孜孜不倦的工作。

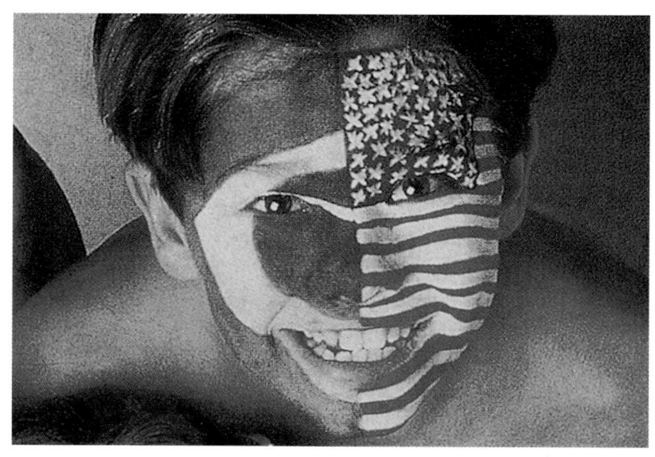

(选自巴西 1997 年 6 月《Domingo》杂志)

第1版前言

表面看来，整容睑成形术可能是一项容易进行的手术。然而，它恰恰是一种非常复杂的手术，如果认识不到这一点，可能导致不恰当的结果和病人的烦恼。

眼睑整容成形术已被看成是眼睑整容外科的重点。基于正常解剖学与错综复杂变化情况的比较，建立了系统的矫形外科方法。其目的是矫形和改善功能。

笔者衷心希望：通过对病人详细的术前评价、精心选择手术方案、手术中仔细观察、说明要进行的操作过程会使整容睑成形术的外科医师取得满意的整容效果，而不影响眼睑的功能。

医学博士　S.L.博斯尼亚克

第2版前言

自从1990年《整容睑成形术》问世以来，最引人注目的精细的二氧化碳激光和内镜技术等先进技术的应用和手术前后皮肤疗法的认可，已经明显地提高了整容睑成形术的质量。现在不仅是只进行睑成形术，其过程实际上已变成“全眼睑美容术”。上睑肌皮切除、提肌腱修复、脂肪成形术和前中隔皮肤换肤等从里面和外表对上睑进行整容。经结膜的下睑脂肪成形术伴外眦折襞术和悬吊术使松弛的下睑恢复到年轻人的水平和外形，由于形成牢固可靠、位置良好的眼睑，足以支持换肤的前板。

为使睑成形术成功，术前眼周支撑和去皱是必不可少的。全面部去皱可作为眼周整容外科的补充。不管是由同一个医师或其他医师进行手术，他们都能很方便地同时完成。

从内部悬吊固定眉(经睑成形术或内镜固定术)可形成适当的眉水平和轮廓，前额换肤术可增强其效果。全面部换肤、颜面脂肪成形和脂肪填充可以采用可注射的自体胶原和成纤维细胞以及人工合成的可注射胶来补充；而且可以减轻残留的轮廓不整齐。使用Botox稳定活动性皱纹，使眉间、外眼角和前额的换肤术效果更佳。残留的沟纹能用各种填充物填充。这些不用切口的非侵入性技术也可用于耳垂和鼻成形术，且能取得极好的效果。

然而，二氧化碳激光不是万能的。仪器设备的有效性需要具有新的审美观，而且丝毫不减少对熟练的基本外科技能的需要。这些设备不能使技术不佳的外科医师变成神医巧匠。事实正好相反，只有具有审美观的熟练的外科医师才能真正实现这些技术的潜在能力，而避免由于滥用这些技术而引起并发症。

放射外科学仍有许多优于手术刀的地方。在学习使用二氧化碳激光作为切开工具时，它仍然是一个有效的中间步骤。与闪光灯技术一样，铒：钇铝石榴石(Erbium-YAG)、氪二极管(Krypton Diode)和钕：钇铝石榴石(Nd：YAG)激光，在未来的面部去皱整容中将显示出无比的希望。

我们衷心希望整容外科医师会发现本书在他们评估可能的候选病人和外科手术中是很有实用价值的。

医学博士　S.L.博斯尼亚克

医学博士　M.C.齐尔卡

目　　录

第 1 章

概　　论

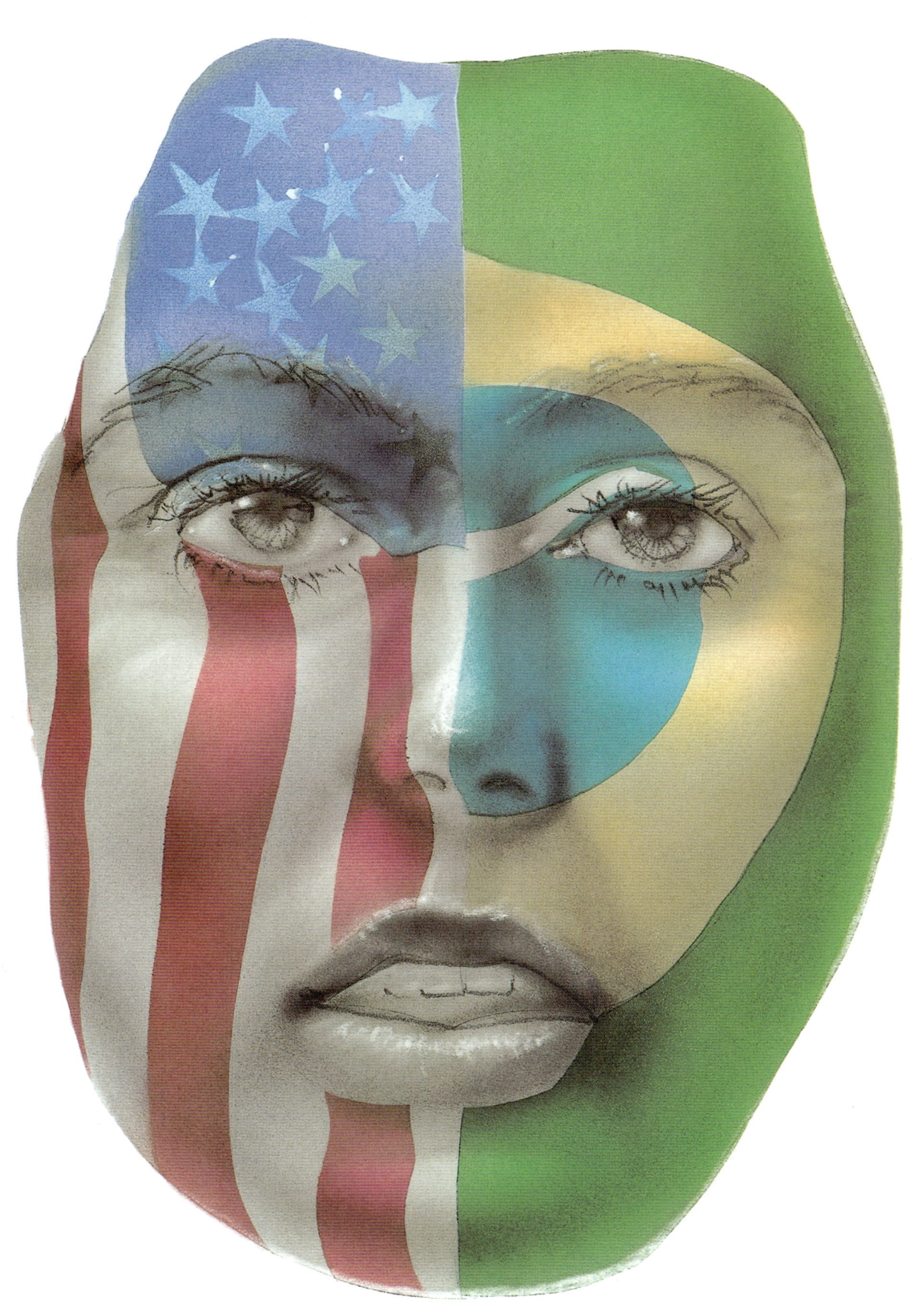

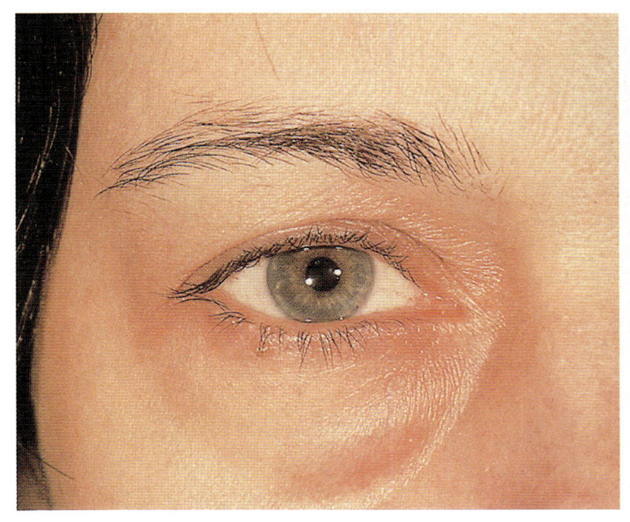
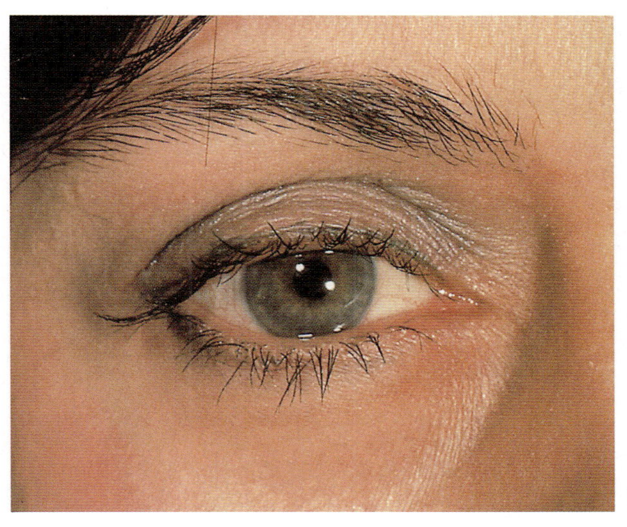

图1.9 A、B:保守的上睑肌皮切除术伴脂肪成形术和下睑经结膜脂肪成形术可使眼睑恢复青春，而不妨碍睑眶口或泪膜。

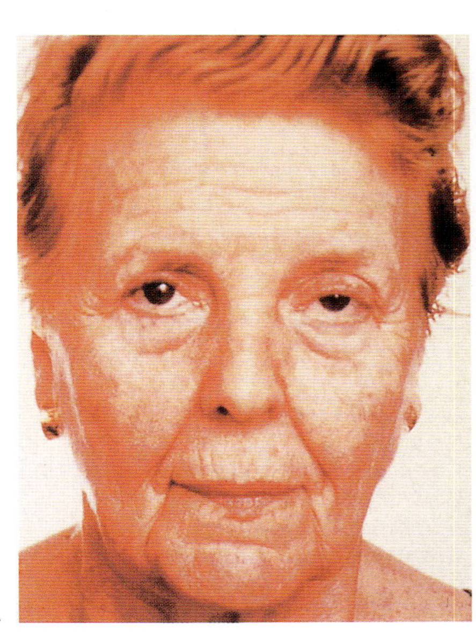
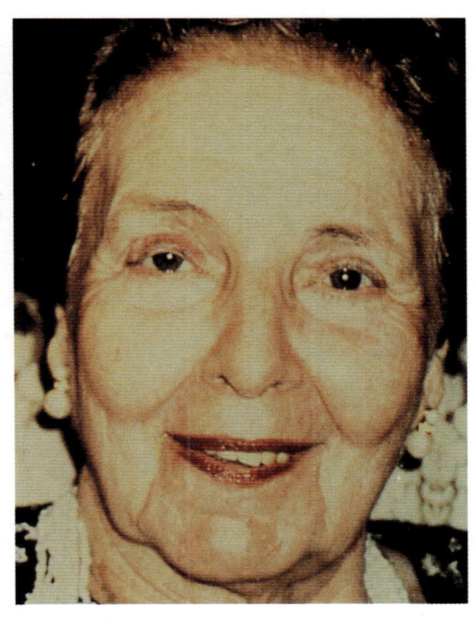

图1.10 A、B:这位82岁的妇女经矫正左上睑下垂、经结膜的下睑成形术和轻度全面部 CO_2 激光换肤术后，容貌明显改善。

亚洲人也是睑成形术极好的候选人。然而，医师和病人的对话必须包括对睑皱褶的高度、深度和外形的讨论。亚洲人必须意识到：如果睑皱褶切口过高，则睑整容成形术可能使他们的外貌西方化。亚洲人也有皮肤色素障碍和瘢痕疙瘩形成的危险；也应同黑人一样谨慎应用。

由于二氧化碳(CO_2)激光换肤术的引进、应用和业已证实的疗效，以及最近的铒：钇铝石榴石(Er:YAG)激光换肤术，使病人选择的标准更加扩大。静态的面部皱纹和面部皮肤纹理或色素紊乱已经成为可以矫正的缺陷。在前额、眉间和外侧眼眶周围部位的动态皱纹可以通过注射A型肉毒杆菌毒素提纯的神经毒素复合物(Botox)加激光换肤术来矫正。应该考虑皮肤纹理、色素沉着和老化性损伤有一定的关系(图1.12A～F)。

手术前对皮肤评估的一种简便分类方法是：白人皮肤、地中海人皮肤、亚洲人皮肤和黑人皮肤。深色素沉着皮肤的病人可能不是理想的候选人。对肤色非常深的病人，手术前做激光应用试验并进行随访观察是有帮助的。大部分这类病人，通过激光换肤前的预处理，应用轻度 CO_2 激光或 Er:YAG 激光换肤、细心地进行术后随访和治疗，将会得到理想的结果。

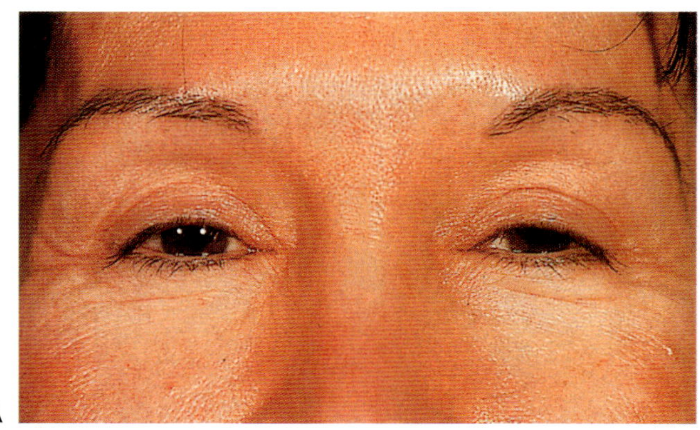

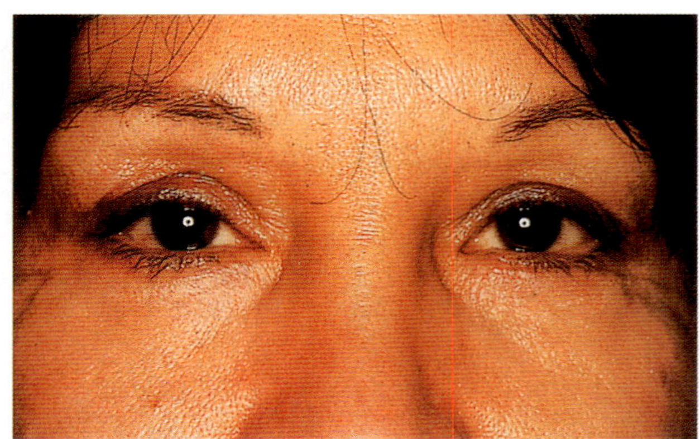

图 1.11 A、B:这位 38 岁的中东妇女经过矫正双侧上睑下垂、激光眦切开术、经结膜的睑成形术和对 Crow-feet 的 Botox 注射,取得了满意的临床效果。

病人的准备

外科医师必须要应付一些争执,而重要的任务是使病人对手术缺陷和意外有所准备。医师需要告知病人而不必要吓唬他们。如果护理正确,即使发生严重并发症的可能性极小,医师也必须有说服力地向病人说明这一手术可能发生的并发症,但完全不是劝阻病人接受治疗。如果发生手术后并发症,病人肯定会忘记已讨论过的许多并发症,而且不可能准确地叙述讨论过的内容,即使谈话的细节被遗忘了,但他们可能回忆起讨论过并发症。必须告诉病人可能存在的手术危险性——至少有出血、感染和结疤的可能性。为了征得病人的同意,医师必须与病人讨论最严重的并发症。病人必须有充分的思想准备,所有包含的讨论内容都是有价值的。给病人一张可能出现的并发症的表格或讨论的录音带或录相带对病人是绝对有用的。在术前讨论可能发生的并发症时,不应忽视极其罕见但又是灾难性的视力障碍,甚至致死。也应该讨论可能出现睑水平和轮廓异常、睑闭合障碍和泪膜变形(表 1.1)。尽管 CO_2 激光睑成形术已极大地减少了手术中和手术后致盲的可能性,且增加了脂肪成形术的精确度,但仍要以同样的方式讨论并发症发生的可能性。和睦友好的医患关系也不能替代将必要的问题告知病人。

在与欲做激光面部整容的病人进行术前讨论时,一定要使他们熟悉术后恢复期的正常标志。用敷料覆盖的部位要保持舒适且要持续覆盖 5~10 天,他们基本上不需要什么护理。面部没有覆盖的部位会感到紧绷、发热而且可能有“烧灼”感,可能需要清洗且不断地涂润滑剂。病人在前 3 天预料可能会有大量的分泌物,尔后,在没有经常充分润湿的部位会出现结痂。5 天后残存的痂皮应是极少。直到第 10 天之前,我们通常根据需要更换敷料。此后是红斑期,红斑程度可能不同,可从轻度(对肤色较深的病人)到明显(对肤色白皙的病人),而且持续时间也不同,通常 4~12 周。手术 2 周后,可通过化妆毫无困难地加以遮盖。在手术后第 2~3 周之间,病人的面部可能发痒,如果不能控制,可能导致暂时的脱皮。在手术后第 3~4 周之间,深色素的病人可能出现短期色素沉着过多,并可持续 3~12 周。这种色素沉着过多可通过局部应用脱色霜和 α-羟基酸(AHA)脱皮得到缓解。

表 1.1 眼睑整容术可能出现的并发症(与病人在术前讨论)

致死
视力障碍或视力减弱
干眼
红眼
眼睑不能闭合
眼睑不对称
一侧或双侧上睑下垂
下睑下拉
眼睑开口过宽(凝视)
泪水过多
泪管阻塞
复视
单眼或双眼运动受限
眼睑变色
眼睑麻痹
眨眼减少
眼睑上小的条索或囊肿,粟粒疹
残存皮肤过多
残存脂肪袋

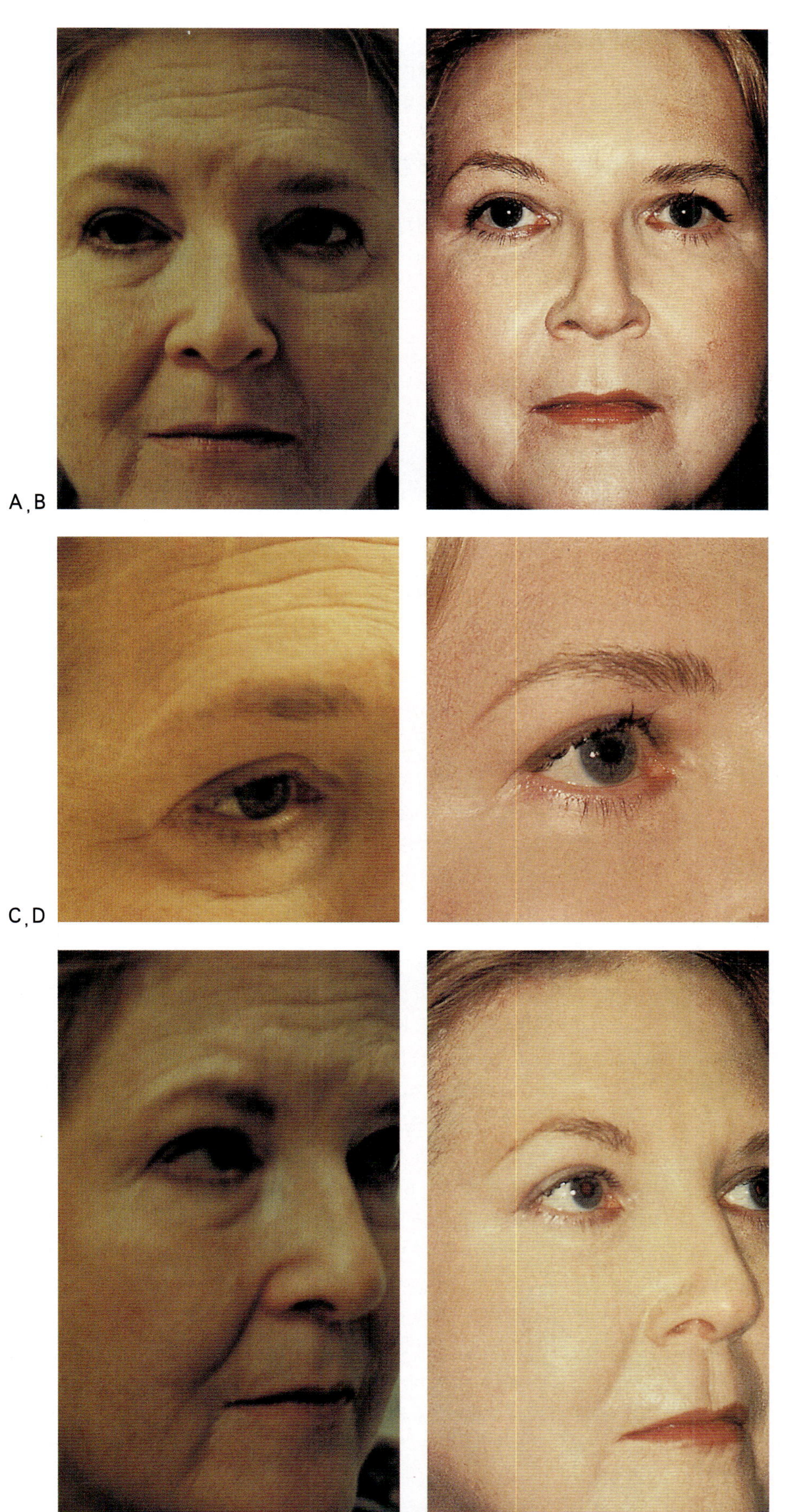

图1.12 A～F: 这位45岁的妇女有中度上睑和眉部厚重、中度下睑脂肪下垂、中度眉和眉间沟纹以及中度鼻唇沟加深。通过上睑 CO_2 激光治疗和眉脂肪成形、经结膜的下睑脂肪成形、眉间和前额 Botox 注射、全面部 CO_2 激光换肤和鼻唇沟透明质酸胶[例如:Hylaform (Biomatrix 公司,法国圣特罗佩市),Restylane (Q Med 公司,瑞典乌普萨拉市)]注射。她的眼睑和面部轮廓有了明显的改善。

激光面部美容可能产生的并发症包括:持续性红斑、色素沉着异常、由继发感染(细菌、疱疹病毒和真菌)引起的瘢痕和对激光能量和过量激光应用反应性增强。通过对深色素病人的前期治疗和应用斑贴试验,对有色素障碍危险性的病人可最大限度地减少色素沉着异常的可能性。对细菌和疱疹病毒感染应该进行预防性治疗。在激光换肤前一年中,吸烟、做酚脱皮术或服用异维A酸(Accutane)的病人可能不是面部激光美容的候选人。我们宁肯谨慎地做换肤术,告诉病人晚些时候我们总是可以做的(表1.2)。

表1.2 激光面部美容可能出现的并发症

持续性红斑
色素沉着异常
表面不整齐
原发性皮肤瘢痕
继发于感染的皮肤瘢痕
眼睑异位
疱疹性感染反应
在治疗和未治疗部位间出现分界线

虽然不是很严格,为了有利于手术中止血和减少手术后渗出和皮下瘀斑,病人至少在手术前2周停止服用阿司匹林和含有阿司匹林的药物(表1.3)并停止吸烟。在手术前几个月减少吸烟量或完全戒烟也有利于伤口愈合并减少手术后水肿。

大部分病人可从AHA脱皮的家庭护理计划中获益,其中包括使用脱色因子。这一计划应该至少在手术前2周开始,而且每周应进行一次羟基乙酸脱皮。这些准备工作对面部换肤的病人是特别有帮助的。

有多发性眼周粉刺或包涵囊肿的病人在手术前6~8周应该开始进行严格的皮肤清洁计划。面部清洁和处理显示可增加皮肤的充盈、弹性和柔韧性。面部和眼睑局部应用维A酸(Retin-A)应该持续至手术当日。长期饮酒的慢性作用(多发性毛细血管扩张和血液凝固能力的变化)通过短期戒除是不能改变或逆转的,但应加以重视。

为了避免在手术期间出现凝血障碍,在手术前2周应停止抗凝治疗。为了避免在手术时发生复杂的药物相互作用,手术前2周还应停用单胺氧化酶(MAO)抑制剂。利尿药、抗高血压药、抗青光眼药和心脏病药物可在监控下继续使用,直至手术时。服用这些药物的病人在手术前应由他们的内科医师进行检查并停用药物。

病人对手术后的病程应该有心理准备。不管手术医师估计病人恢复会多么好,但都不能忘记:大部分病人以前都没有经历过这类手术,而且没有见过睑成形术的病人在手术后的第1天看上去是什么样的。

表1.3 病人手术前的注意事项

手术前2周内,不服用任何含有阿司匹林成分的药物;请检查你所服用的所有药物的说明(即使在没有处方可资利用的情况下),表明你确实没有服用阿司匹林;服用阿司匹林会增加手术出血倾向

常见含有阿司匹林的部分药物如下:

Alka Seltzer	Doan's Extra Strength Analgesic
Anacin	Dristan
APC	Empirin
ASA	Emprazil
Ascriptin	Equagesic
Asodeen	Excedrin
Aspergum	Fiorinal
Aspirin	Four Way Cold Tablets
Backache Caplets	Midol
Bufferin	Motrin
Cephalgesic	Naprosyn
Cheracol Caps	Nobaxisal
Children's aspirin	Percodan
Cope	Phenaphen
Coricidin	Trigesic
Darvon compound	Vanquish
Darvon with ASA	Zactrim
Darvo-Tran	

其他抗凝血、抗帕金森病药物和单胺氧化酶抑制剂在手术前也必须停用;心脏病和抗高血压药物应该持续使用,直到手术时被主管医师停用

告诉病人在手术后第1周他们看上去并不太好是有帮助的。虽然 CO_2 激光切开技术和通过结膜到达下睑的方法可以明显减少大部分病人的瘀斑,但睑水肿可能持续数周。手术前和手术后进行淋巴引流按摩(人工或机械)可能减缓这种水肿(图1.13A~C)。

即使在手术过程结束时已绝对止血,病人也应该想到他们会见到明显的水肿。尽管水肿完全吸收可能需要4~6周时间,但在第2周可以迅速减轻,特别是眼眶脂肪已被去除时。罕见的睑成形术后的淋巴水肿可能需要数月才可恢复。切口部位红斑在几周内由鲜红色变为红色、粉色而迅速消退,但切口与周围皮肤颜色达到完全一致可能需要数月时间。虽然在下睑经结膜的激光睑成形术后大部分病例没有瘀斑,但当发生时,首先局限于一处,然后变浅并向下蔓延到颧骨隆起处且常达到颊部。它可能需要3~4周方可完全消失。经结膜下睑脂肪成形术和外眦固定术后可能出现结膜水肿。以上所有症状都可通过淋巴引流按摩较快得到缓解。

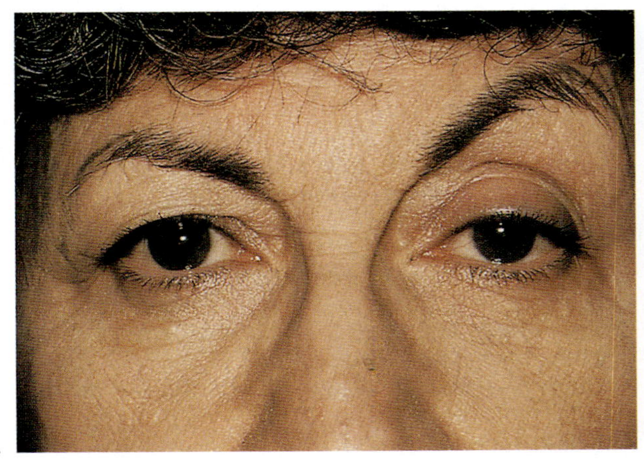
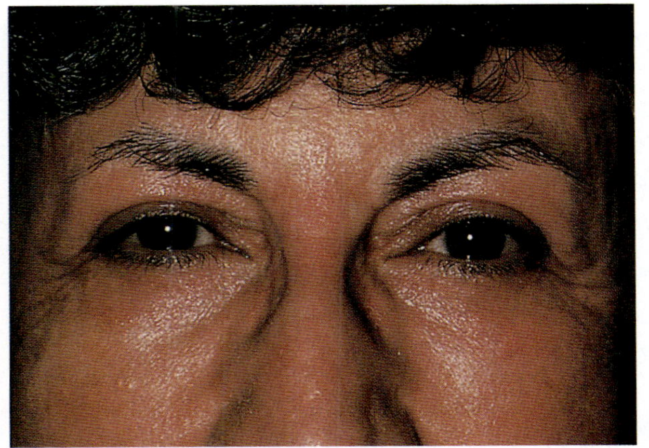

图 1.15　A:这位 66 岁的妇女表现出明显的左上睑下垂伴睑皱褶-折叠复合物上升且继发左眉抬高;B:通过提肌腱徙前术和双侧上睑成形术矫正了左上睑下垂,她的睑口、上睑和眉对称了。

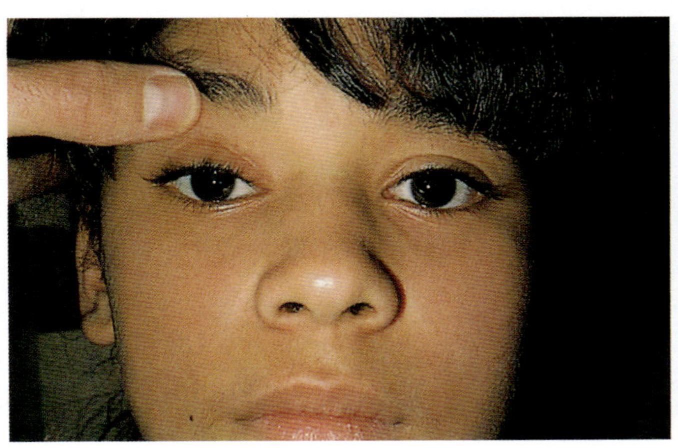
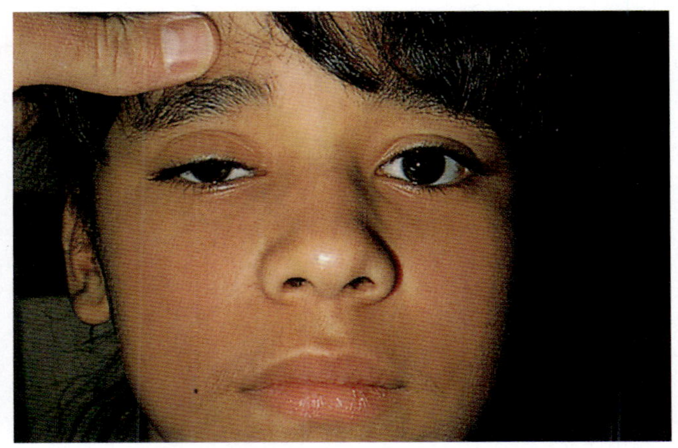

图 1.16　A:眉抬高可能增宽睑口和减轻睑下垂;B:眉压低可使睑口变窄并加重睑下垂。

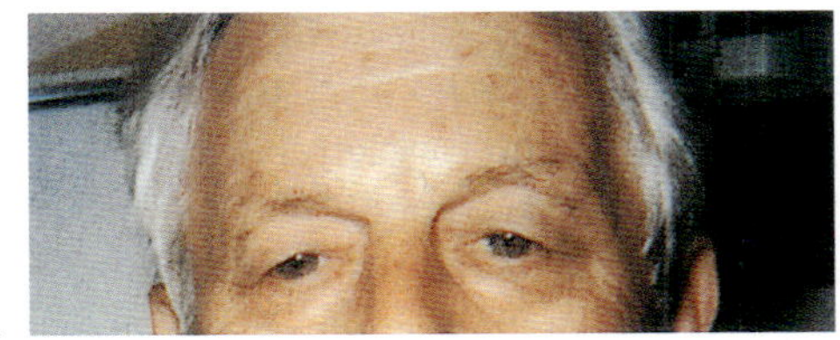
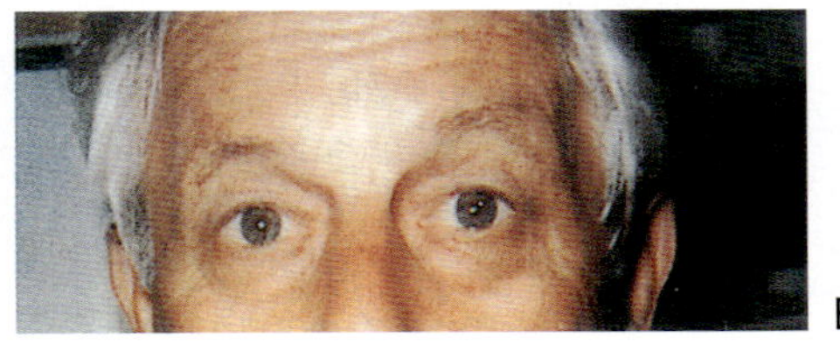

图 1.17　A:眉下垂可能加重睑折叠过多;B:眉抬高可减轻睑折叠过多。

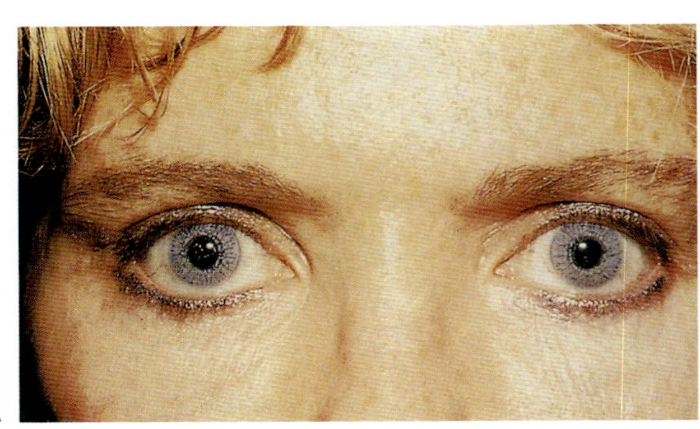
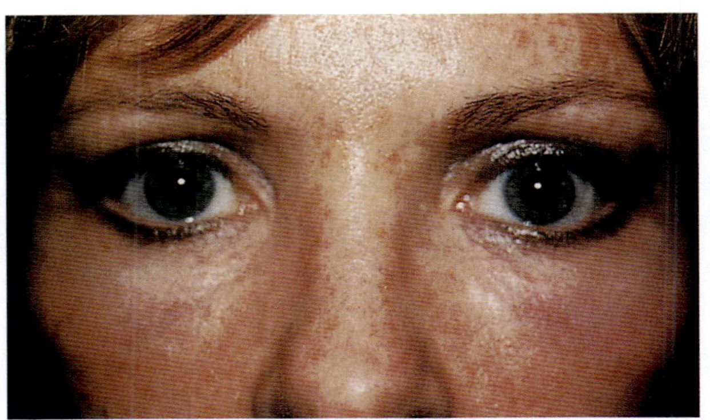

图 1.18　A:这位 42 岁的妇女在经皮下睑成形术后求助我们矫正下睑回缩;B:在实施下睑缩肌后退术和外眦折襞术后,她的情况得到明显改善。

术。外眦侧移位或侧下移位也可能是先天性阔睑或各种畸形的表现。

为了矫正这种畸形，可对常规睑成形术技术稍加改变。

睑表面轮廓不整齐

由轮匝肌和皮肤附近的眶脂肪脱垂引起的睑不整齐是光滑的圆顶状。每个脂肪垫可以产生一个孤立的突起（上睑 2 个，下睑 3 个）。在下睑，这些脂肪垫看起来可能是一个聚集的突起，在上睑可能融合深入到过多的上睑折叠中。突出成疝的脂肪垫可用轻压眼球的方法进一步鉴别。经上睑压眼球会加重向下的脂肪袋。向不同的方向凝视有助于评估向下的脂肪袋的数量和大小。眼向上看时，向下的脂肪袋明显。向外侧注视有助于观察鼻侧的脂肪袋，而向内侧注视有利于观察颞侧脂肪袋（图 1.19A～C）。压下方会加重上脂肪袋。手术前画出这些脂肪袋的轮廓线在手术中是最有用的，因为可能存在有睑皮下浸润，而且当病人处于仰卧位时会使睑表面轮廓模糊。上脂肪袋在鼻侧最高点和颞侧最显著。

A

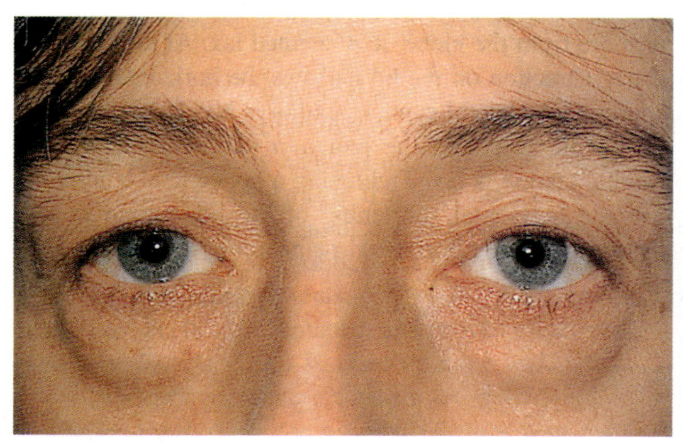

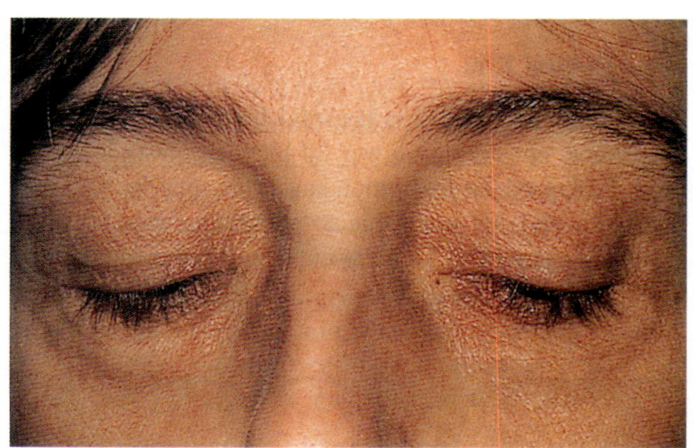

B

C

图 1.19 A：下眶脂肪袋脱垂在正常位置即可见到；B：向下看时，下脂肪袋缩小；C：向上看时，加重。

重要的是仔细勾勒出鼻侧脂肪袋的轮廓，因为它的位置常在上睑切口鼻侧缘以内，因此在解剖上睑时可能暴露不完全。为了有效地暴露这些脂肪袋而不扩大切口，可以将下垂的皮肤肌肉组织拉长或缩短。下脂肪袋通常比上脂肪袋大。手术前需要仔细评价颞侧脂肪袋的外侧扩张和轮廓，因为为了暴露这种脂肪袋可能需要做向外侧扩大的联合切口。

皮肤皱褶和过多的折叠以及表面不平整用换肤技术处理比多次皮肤切除更为有效。

轮匝肌肥大

睑板前轮匝肌肥大的位置和外形与眶脂肪不同，轮匝肌肥大通常形成一横向的隆起或条索状，位于睑板前表面，向下扩张可达睑板前缘（见图 1.2A、B）。它可能伴有微笑深皱褶，而且在微笑或去除脂肪性膨出时确实更显著。肌肉呈半月状且悬垂，而不是圆顶状，也不分节段，它可以横向扩张达整个睑的宽度（图 1.20A、B）。上睑中隔前轮匝肌肥大，虽然不好确定，但可能在上睑折叠处形成一膨出物，在手术时可将其切除。

下眶缘

对考虑行下睑成形术的病人进行检查时，下眶缘是一个有用的触觉标志。脱垂的脂肪和过多的折叠可能是颧袋的一部分，因而影响下睑界限的正常标定。轻度颧部皮肤过多的病例，使用激光换肤术可能

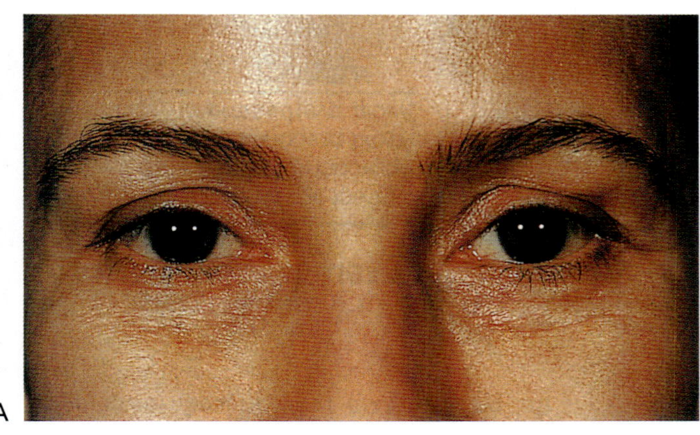

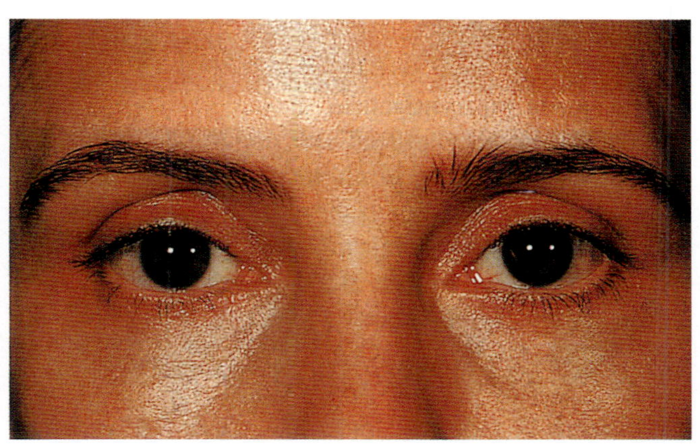

图 1.20　A:这位 39 岁的妇女有厚的眉脂肪袋,中度下睑轮匝肌肥大和轻度下睑脂肪下垂;B:经上睑轮匝肌下眉脂肪切除术和伴外眦和轮匝肌悬吊的上睑脂肪成形术后,她的外貌得到了改善。

有效。比较显著的颧部变形需要直接切除,然后再行换肤术。眶缘远侧的面部皮肤比眼睑皮肤厚,在治疗上要有所区别。这一点在眶缘外侧和眉部也非常明显(图 1.21)。下眶缘发育不良或扁平可能需要填充颧部(图 1.22A、B)。

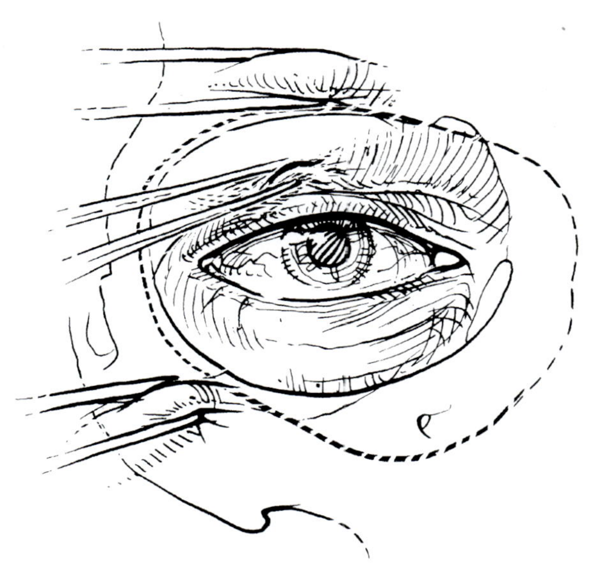

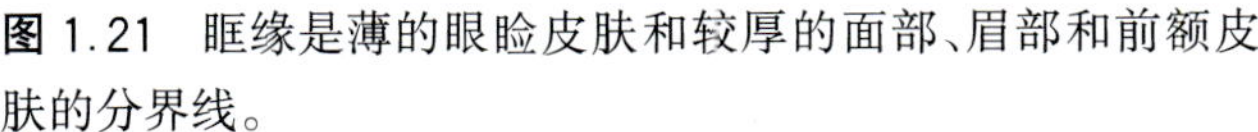

图 1.21　眶缘是薄的眼睑皮肤和较厚的面部、眉部和前额皮肤的分界线。

睑缘异位

各种下睑内翻和外翻会随着下睑成形术而得到矫正。

泪点位置

正常情况下,不翻开下睑不能看到泪点。通常泪点隐藏在泪湖中且紧贴眼球。如果不动眼睑就能看见泪点,则可认为是外翻。下睑皮肤切除或睑板前激光换肤向前达到泪点时会加重泪点外翻。手术后泪

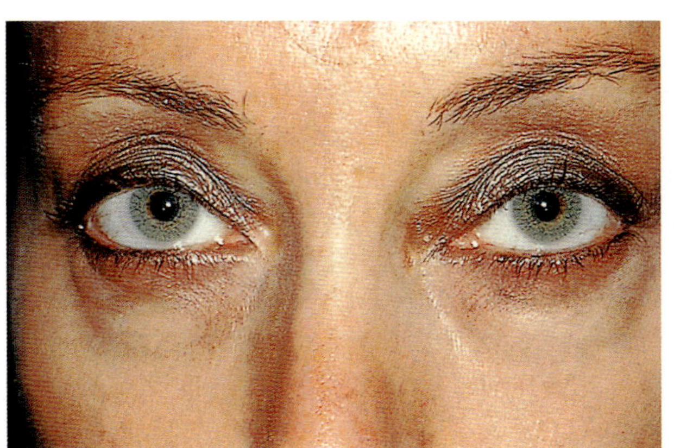

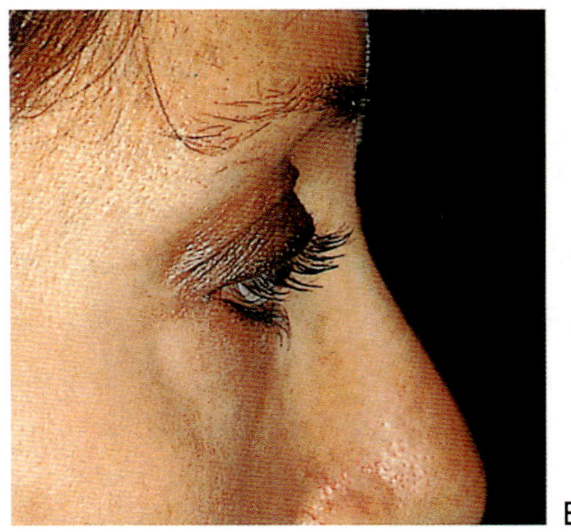

图 1.22　A:这些下垂的下脂肪袋明显地垂到下眶缘;B:从侧面观察下垂的脂肪袋。除触及下眶缘外,还要鉴别眶脂肪和颧袋或垂脱。该病人表现有下眶缘发育不良。

点外翻,即使不明显也会引起溢泪和病人的烦恼。

眼角腱松弛

睑缘松弛是指眼睑受到牵拉而远离眼球。如果能离开眼球回缩 6 mm 或 6 mm 以上,就认为是松弛。同样,如果睑向鼻侧回缩使水平睑口变窄,则为外侧眼角腱松弛。如果睑向外侧回缩使泪点向颞侧移位,是内侧眼角腱松弛。为了避免水平睑口变形,绷紧松

弛的眼角腱时必须先缩短水平睑缘。

手术计划

一次进行多项手术过程

下列每一项手术可以单独进行也可结合其他手术一起进行。显然，在制定适合于病人的实施方案中，医师可能使用各种各样的技术。然而，可遵循一个一般的方案(图1.23A～F)。在画出上睑切除的界线前，必须先确定和固定眉的水平。眉抬高前切除上睑皮肤可能引起明显的兔眼并大大缩短眼眉和眼睫毛之间的距离。许多医师宁肯先做上睑手术，再做下睑手术。没有严格地规定要求在下睑成形术切开前先做上睑皮肤切除。事实上，如果手术医师认为矫正下睑更困难的话，他(她)可能想要先做下睑切开。下睑换肤前必须先矫正下睑缘和眼周腱松弛。如果计划做外眦手术，为了看清固定缝合的部位，上睑切口应向颞侧超过外侧眶缘。

一次完成眉、上睑和下睑的面部整容手术规定了一套有效的方法。当医师在做对侧眉或睑手术时，应有足够的时间使血管处于收缩和止血状态。CO_2激光切开技术，由于改进了止血技术，从而进一步提高了手术效果。

以下是一个有效的操作顺序：病人处直立位，确定眉抬高的适当位置和轮廓并做好标志。固定眉的位置，画出上睑切除的界线。将病人置于仰卧位并使其平静。进行右上睑皮下浸润麻醉。给予眶上和滑车上局部阻滞。浸润右眉。左上睑和眉浸润和阻滞。给予右侧经皮眶内局部阻滞，然后追加结膜下浸润。最后进行左下睑阻滞和浸润麻醉。

用0.2 mm超脉冲机头(Coherent Medical公司，加里福尼亚州帕洛阿尔托市)或50 mm丝触机头(Sharplan Lasers公司，新泽西州艾伦代尔市)切除右上睑肌皮。CO_2激光用于所有的切开、解剖、切除和蒸发等操作过程。向上方扩展肌皮瓣，暴露眶间隔和眶上缘。切开眶间隔。用润湿的棉拭子垫在下面，横切脱垂的眶脂肪。蒸发掉残留的脂肪。暴露眶上缘。切除右眉脂肪袋，用4-0号普罗纶缝合线从内部固定眉。左上睑和眉同法处理。

进行右下睑经结膜睑成形术。进行右外眦腱折襞术。进行左下睑经结膜睑成形术和左外眦腱折襞术。缝合右上睑切口，然后关闭左上睑。

最后进行眉上前额3 cm宽的部位和眼睑换肤术。

麻醉

静脉内镇静药可使病人在眼睑整容手术过程中更舒适。它可减轻眼睑局部浸润麻醉引起的痛苦。过去，眶脂肪袋切除是很痛的，而且常引起眼内肌收缩，并发生心动过缓甚至心搏停止，所以特别强调要对病人进行不间断的监控。使用CO_2激光进行脂肪蒸发已经明显减少了眼眶牵拉和痛苦。某些全身镇静药、止痛剂或催眠剂，或者联合应用这些药物确实是有帮助的。在送到手术室以前处于安静状态的病人会有良好的感觉且进一步减轻了焦虑。医患和睦关系也能使病人增强非药物作用的镇静效果。

手术前详细了解病人药物治疗史是十分重要的。某些药物必需坚持用至手术时，而另一些药物应该停用。利尿剂可能会引起低钾血症。虽然可以继续用药，但血清钾若出现任何异常必须纠正。局部和全身性β-阻滞剂治疗也应该继续应用，但存在心脏功能代偿失调和支气管痉挛的可能性。三环类抗抑郁药也应坚持使用，但麻醉师应密切观察可能出现的高血压、低血压和心动过速。坚持抗高血压治疗也至关重要，下午手术的病人，上午的药物仍应照旧服用。单胺氧化酶(MAO)抑制剂至少在手术前2周停用，因为已有报道MAO抑制剂与类阿片或拟交感胺类药物共同使用时可能引起高血压危象。如果病人正在进行抗帕金森药物治疗，则酚噻嗪[如氯丙嗪(Thorazine)]和丁酰苯[如氟哌利多(Inapsine)]也应避免使用(表1.8A)。虽然在有手术室设备的门诊部做手术的大部分病人不需要在手术前用药，仍有一些手术前常用的有效药物，其中包括：哌替啶(Demerol)、安定(Valium)和氯羟去甲安定(Ativan)(表1.8B)。

表1.8A 手术前停用的部分药物

抗帕金森病药
阿司匹林(手术前2周)
华法林(Coumadin)(手术前2周)
单胺氧化酶抑制剂(手术前2周)
酚噻嗪
丁酰苯

在手术设备装备良好的门诊部，能进行所有的眼睑手术，其中许多手术可直接用局部麻醉进行。对于需要半小时以上手术时间且病人年龄超过60岁的眼睑手术，我们宁肯请一位麻醉师共同参与。我们称它为“双重麻醉”、“分段麻醉”、“MIS麻醉”(受监控的静脉内麻醉)、“MAC麻醉”(受监控的麻醉控制)，或“催眠麻醉”，因为在开始静脉给药时，麻醉师即对病人的血压、脉搏、心电图和脉冲血氧进行定量监测，所以它不但没有问题而且更加安全。

安定镇痛法的定义为诱导产生精神上对刺激淡漠的状态。为了取得不同程度的镇静、催眠作用或减弱对紧张的反应，可在点滴液和受监控的静脉内应用不同的药物。先使病人镇静，在局部浸润麻醉后再进行手术。

定义

皮肤老化是受内源性（年龄）或外源性（环境）因素影响的动态过程。内源性老化只随时间流逝而出现且受遗传影响。环境因素在皮肤老化中起更大的作用；阳光（紫外线）是主要因素。随着慢性光老化皮肤显现的症状称为“光损伤”。

皮肤光损伤特征性临床异常表现如下：

- 干燥（粗糙）；
- 光化性角化病；
- 不规则色素沉着；
- 弹性组织变性；
- 弹性减弱；
- 皱纹增加。

以上变化在组织学上的表现如下：

- 角质层增厚；
- 表皮不规则，伴偶发性皮炎；
- 黑素细胞不规则弥散；
- 真皮层中纤维性或无定形物质不规则聚集；
- 真皮层中葡糖胺聚糖减少；
- 真皮中出现异常弹性纤维。

皮肤分类和光损伤水平

为了推断病人对激光治疗或化学脱皮术的反应以及确定手术方案和预测继发于治疗的色素沉着异常，对皮肤及皮肤对紫外线暴露引起的晒黑或烧伤能力进行适当评价是非常有用的。在此过程中可应用菲茨帕特里克分类表（表 2.1）：

表 2.1 菲茨帕特里克皮肤分类表

皮肤对光类型	皮肤颜色	特征
Ⅰ	白	总是烧伤，从不晒黑
Ⅱ	白	总是烧伤，极少晒黑
Ⅲ	白	罕见烧伤，逐渐而均匀地晒黑
Ⅳ	浅棕	罕见烧伤，晒黑明显于一般人
Ⅴ	棕	罕见烧伤，晒黑极其明显
Ⅵ	深棕或黑	从不烧伤，深度晒黑

- Ⅰ～Ⅲ型皮肤一般不发生炎症后色素沉着过多，是理想的激光换肤术的候选人。
- Ⅳ～Ⅵ型皮肤发生炎症后色素沉着过多或其他色素异常的机会较多。
- Ⅴ和Ⅵ型皮肤经常有不规律色素沉着不足的危险。

在推测激光换肤术可能引起的色素异常危险性时，菲茨帕特里克皮肤分类法是非常有帮助的，但还需要有可帮助医师确定光损伤的类型或程度的分类方法，并为每个病人的治疗建立原始实验报告。

理查德·格洛高博士创立的分类法可能有助于对某种类型的皮肤进行不同治疗的效果的比较，尽管该分类法仍有它的局限性，但却力图结合了不同的情况，也包括使用化妆（表 2.2）。

由于没有一个理想的能确立适当治疗方法的分类系统，故结合医师的临床经验是很有帮助的。

表 2.2 格洛高皮肤损伤分类法

损伤	描述	特征
Ⅰ型(轻度)	无皱纹	早期光老化:轻度色素变化;无角化病;细小皱纹 病人年龄为20～30岁:淡妆或不化妆;极轻痤疮瘢痕
Ⅱ型(中度)	运动时出现皱纹	早期中度光老化:可见早期老年性雀斑样痣 病人年龄在三四十岁以上:需用一些粉底霜;轻度痤疮瘢痕
Ⅲ型(高度)	休息时即有皱纹	高度光老化:明显的色素异常;毛细管扩张;可见角化病;休息时可见皱纹 病人年龄在50岁或50岁以上:经常需用较厚的粉底霜;化妆不能遮盖痤疮瘢痕
Ⅳ型(重度)	全是皱纹	严重光老化:皮肤呈黄灰色;皮肤癌病史;满面皱纹,无正常皮肤 病人年龄在60～70岁:很难化妆(因结块和难受);严重的痤疮瘢痕

第 3 章

皮肤疗法:外科手术和激光换肤术病人的准备

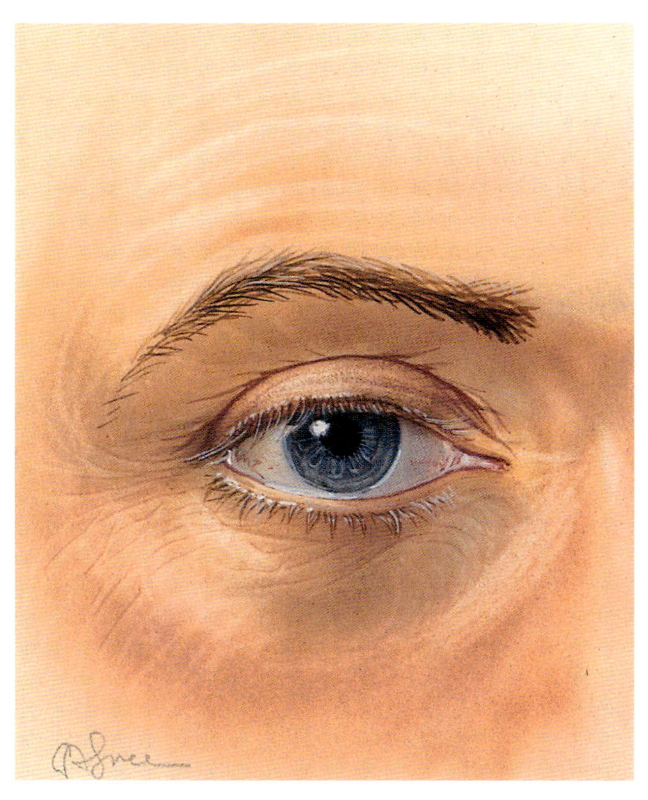

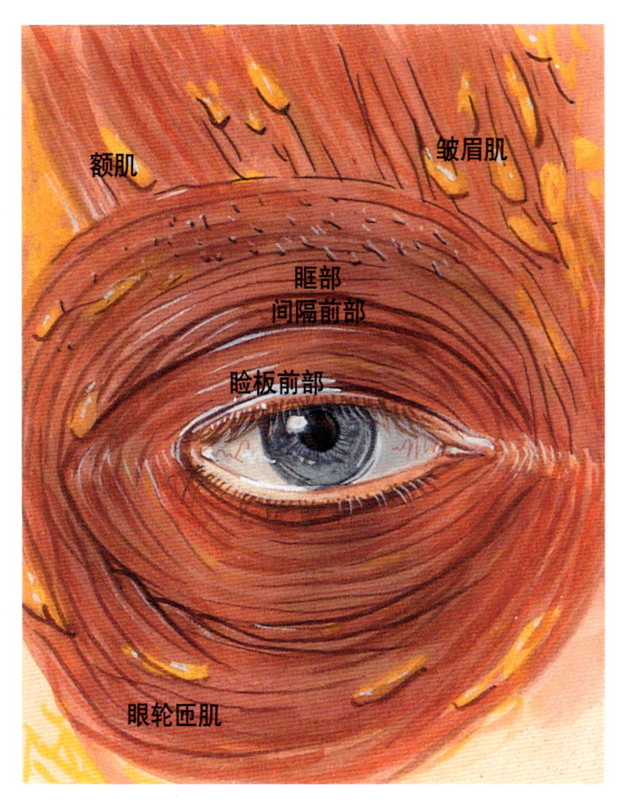
额肌
皱眉肌
眶部
间隔前部
睑板前部
眼轮匝肌

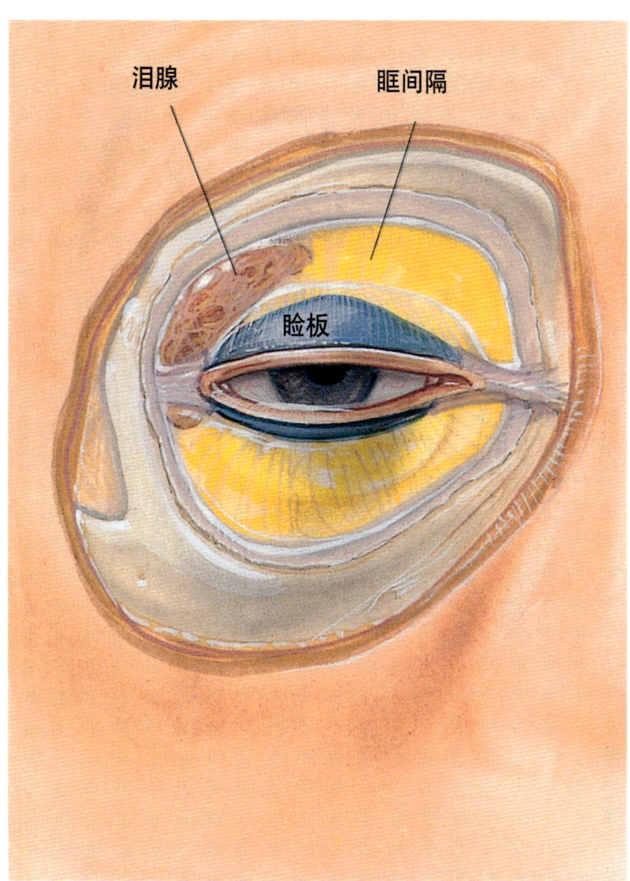
泪腺
眶间隔
睑板

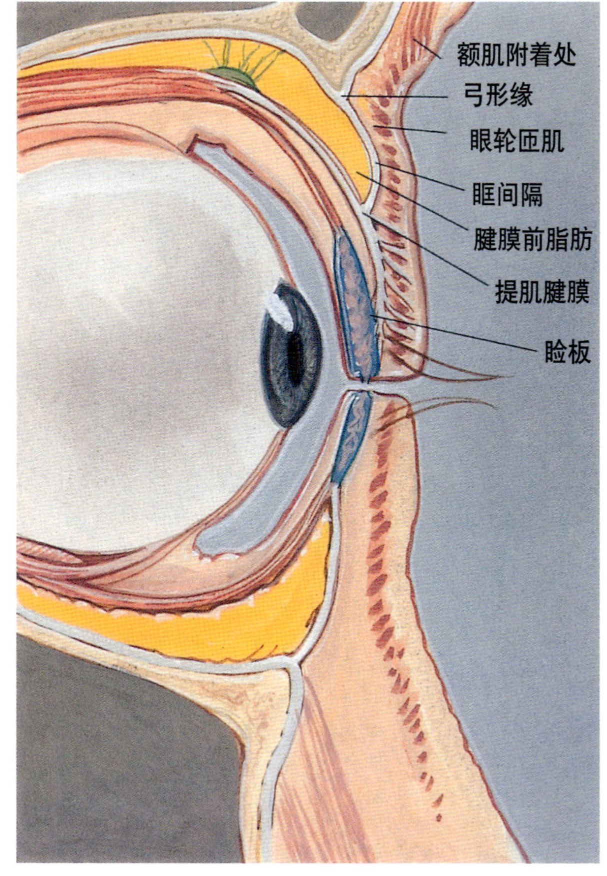
额肌附着处
弓形缘
眼轮匝肌
眶间隔
腱膜前脂肪
提肌腱膜
睑板

皮肤护理疗法以及根据肤色选用适当的皮肤护理方案，会充分展示面部整容手术和面部激光换肤术的效果。皮肤护理方案往往根据季节、气候、精神压力、一般健康情况、病人的年龄和污染因素而经常变化。它们需要病人严肃地承诺遵循医师的指导，包括家庭护肤用品和在诊所进行的治疗，如：面部清洗、淋巴引流按摩和浅表脱皮(图 3.1)。

美容师沟通医师和病人，并参与皮肤外观的改善与手术的准备。她们也提供心理学帮助，使病人放心，给病人以安慰。美容师应提供下列服务：

• 评价病人的皮肤：情况、水化程度、弹性水平、光损伤、晒黑能力(见菲茨帕特里克皮肤分类法；第 2 章，表 2.1)、体液保持和眼周皮肤变色。

• 评价病人先前使用的皮肤和护理方案，并提出适当的修正(如：适当去掉面部和眼部的化妆，说明定期皮肤护理过程的好处，这样可最大限度地增加手术的效果和减少病人的费用)。

如果病人目前不使用任何皮肤疗法，则理想的情况是在手术前 2 周或 4 周开始使用。

总之，病人的皮肤护理方案应包括如下内容：

早晨/晚间：

• 皮肤清洗；

• 皮肤弹性护理；

• 富含抗氧化剂的表面湿润剂；

• 类维生素 A(在医师指导下)；

• 含有或不含脱色因子的 α-羟基酸(在医师指导下)；

• 防晒霜(仅白天使用且应坚持使用)。

我们也相信提供充足的营养和抗氧化剂的作用。面部整容后正是介绍或增强病人每日进行日常护理概念的最好时机，因为这时病人会投资于护肤并有适当的动机。

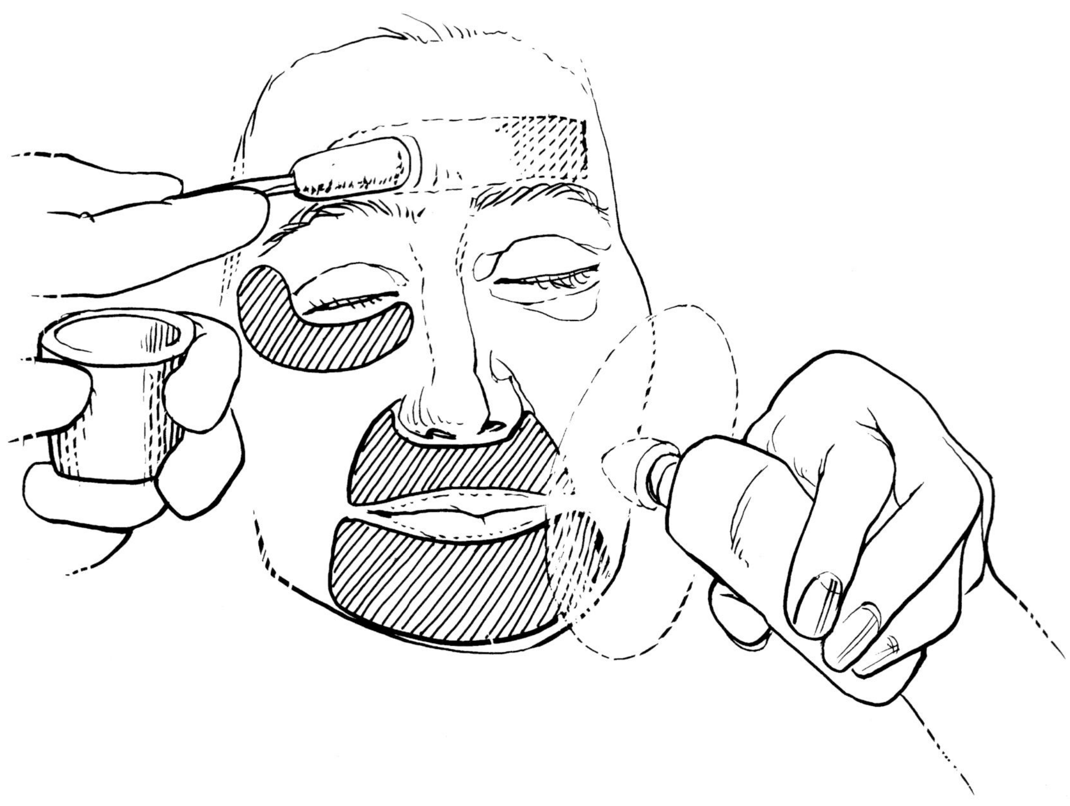

图 3.1 用家庭护肤用品处理皮肤后，在诊室使用各种强度（30％缓冲液，30％非缓冲液，50％缓冲液，50％非缓冲液，70％缓冲液，70％非缓冲液）的羟基乙酸脱皮术来改善皮肤的纹理和色素沉着，并对皮肤呈油性且较厚的病人准备做激光换肤术。

第 4 章

眼眉:解剖学和手术技巧

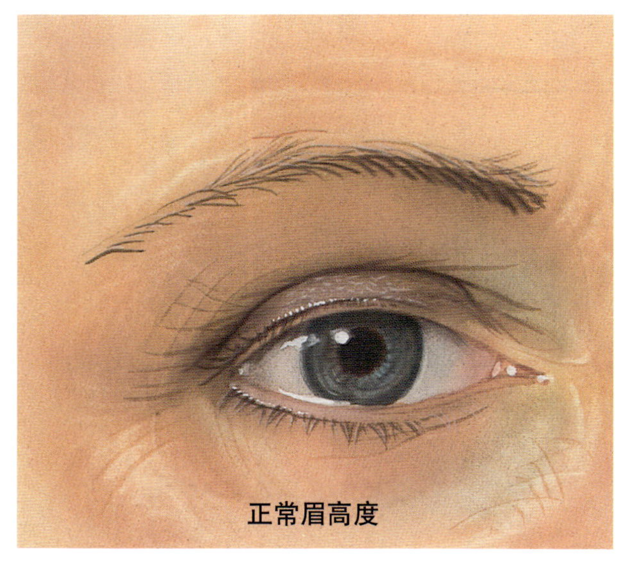

正常眉高度

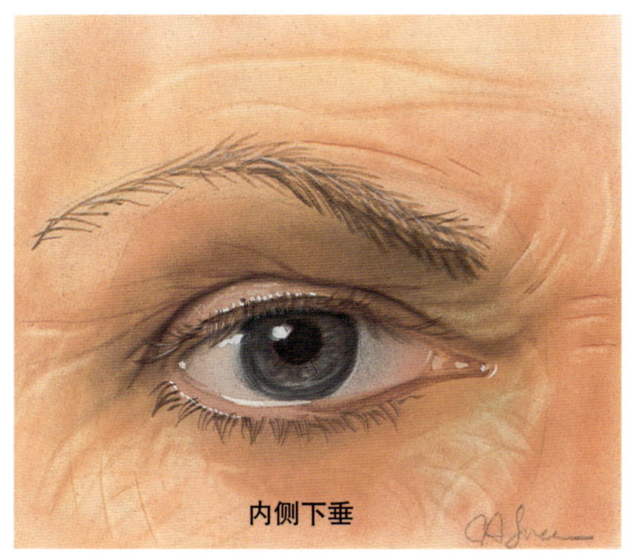

内侧下垂

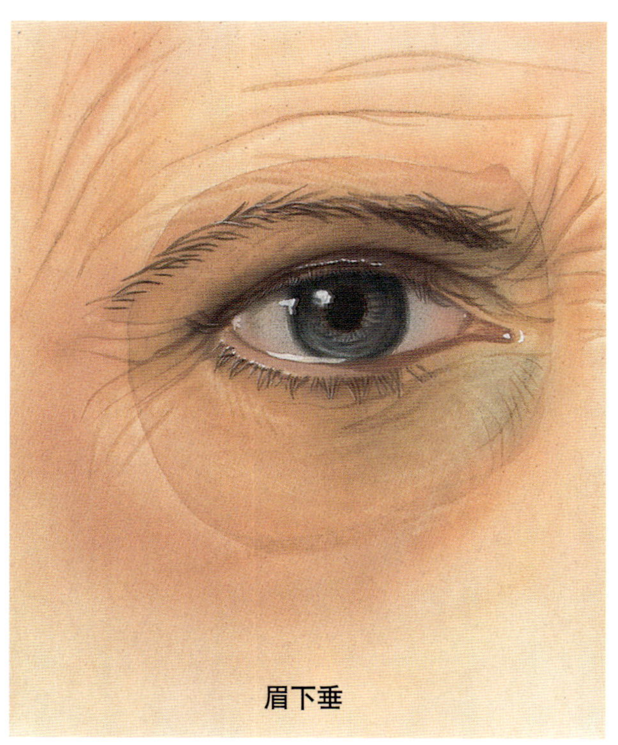

眉下垂

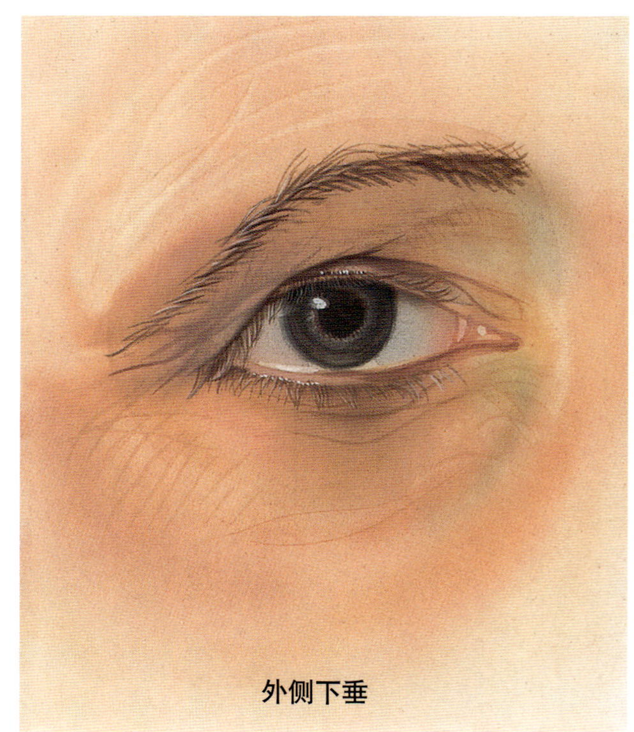

外侧下垂

解剖学

受面神经颞额支支配的肌肉（额肌、皱眉肌和降眉间肌）与颜面上部和前额表情和皱褶有关（图 4.1 和图 4.2）。

位于前额皮肤下的薄而扁的额肌从颅顶的帽状腱膜延伸到鼻根和眼眉。额肌收缩使前额产生皱褶并抬高眼眉。狭窄的两侧降眉间肌从眶缘的内上方向外上方伸展至眼眉的内侧。降眉间肌收缩使眼眉下降并拉向鼻侧，在鼻根部产生水平皱褶。狭窄的皱眉肌在中线处与额肌相邻，从鼻骨根部向眉内侧伸展。它的收缩产生垂直方向的眉间线（图 4.3A、B 和图 4.4A、B）。

上眶缘是额骨增厚的部分，它用来保护眼球。上眶缘位于眼睑前方，与下眶缘在一个平面上。上眶缘突出和增厚会影响眉的水平和外形。上眶缘突出、过度增生伴继发眉软组织前置会在上窝和上睑形成深的阴影。严重的眉下垂会引起继发性上睑折叠过多和（或）颞侧突冠。

覆盖在眶缘上的软组织组成眼眉。在眉的深部有脂肪垫。在颞侧，眉连接于眶上缘上方的骨隆起处。这种支撑可因老化、外伤或面瘫而减弱，从而引起明显的颞侧眉下垂（图 4.5）。虽然摘眉可以改变眉的浓度和外形，但理想的眉形状是向颞侧逐渐变细，鼻侧限制在眶上缘内侧端，外侧在眶上缘和外缘的结合部。

眉抬高术和固定术的手术技巧

自本书第 1 版问世以来，我们的眉抬高、固定和重建的方法已经发生了极大的改变。我们的技术已经使得手术的侵害性和损伤性变得更小，接受的病人更多，而且引发并发症可能性更少了。

经睑成形术眉内部悬吊和前额换肤术

这是一项有效而侵害性极小的技术，可有效地固定下垂的眉并使其抬高 2 mm。手术前，病人处直立位，触及上眶缘并注意眉和上眶缘的关系；记下希望抬高的毫米数。用记号笔标出眉鼻侧、中部和外侧各部分需要抬高的标记（图 4.6）。

做上睑皱褶切开，向上提起肌皮皮瓣，暴露眶上缘上面的轮匝肌下脂肪（图 4.7A）。切除脂肪，暴露眶上缘骨膜。从外侧开始切开，在内侧结束，外侧正好到眶上神经血管束（图 4.7B）。用 4-0 普罗纶线做一系列褥式缝合，将骨膜固定在眶上缘上方 4 mm 处（图 4.8A）。将它们正好连接到眉后方轮匝肌上。关闭睑皱褶皮肤切口。为了进一步固定和形成眉弓，可以使用 CO_2 激光做前额换肤术。使激光束延伸至眉上方 2 cm（图 4.8B）。为了抬高得更多些，可做全前额换肤术。

直接眉抬高术

为了将眉抬得更高，作为一项替代技术，可以有效地使用直接眉抬高术（图 4.9）。也可以用 CO_2 激光前额换肤术增强其作用。这一方法对颞侧眉下垂伴有继发性皮肤松弛和上睑颞侧突冠的病例尤其适用。这一手术现在主要用于有明显的颞侧突冠和经内部或内镜悬吊矫正不充分，眉外侧仍不稳定的病人。在手术前让病人取正直坐位来测定需要抬高的距离（图 4.10）。医师用手指或棉拭子将眉抬高至期望的水平，同时将一把有毫米刻度的透明尺子放在这一部位的上面进行测量。测定内侧、中间和外侧需抬高的毫米数。依病人的希望和需要确定眉的外形（图 4.11）。

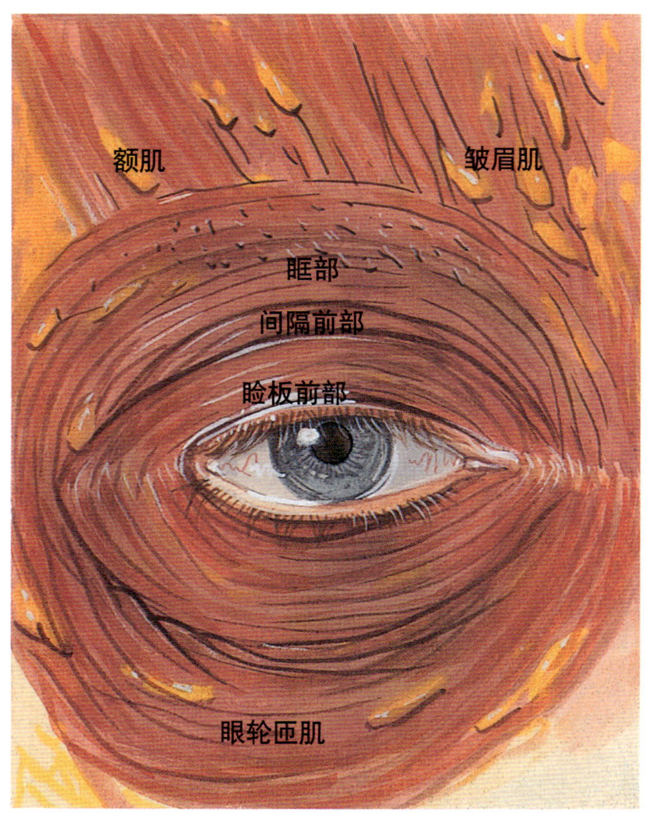

图 4.1 额肌、皱眉肌和降眉间肌与颜面上部和前额表情有关。

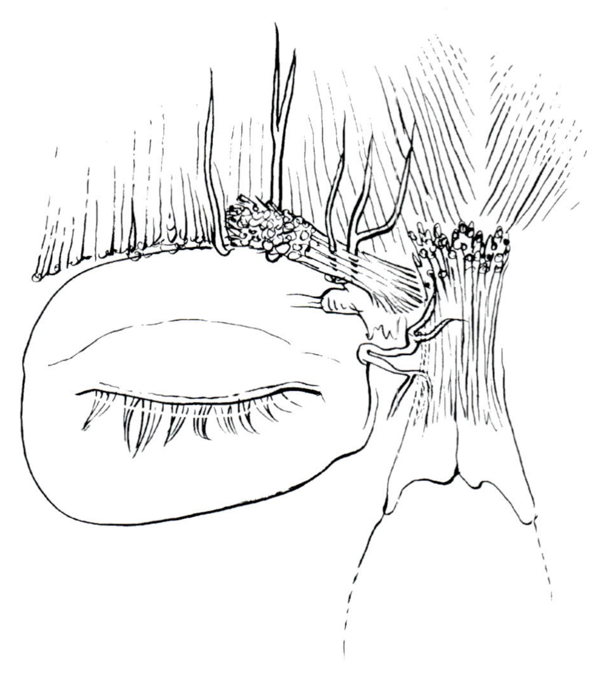

图 4.2 降眉间肌从眶缘的内上方向眼眉内侧延伸。它的收缩产生鼻根部水平皱褶。皱眉肌从鼻骨根部向眉内侧伸展，它的收缩产生垂直方向的眉间线。

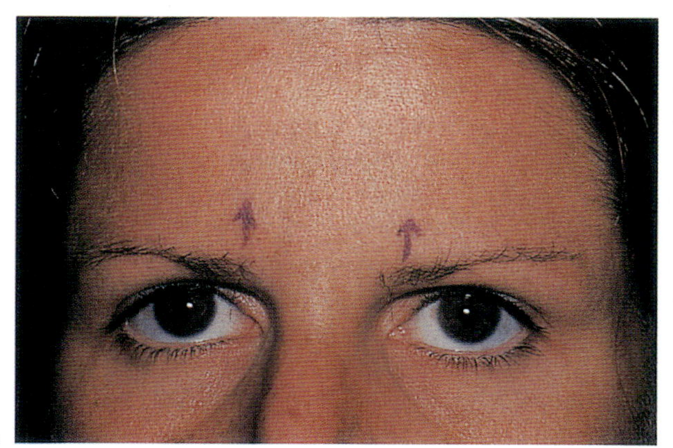

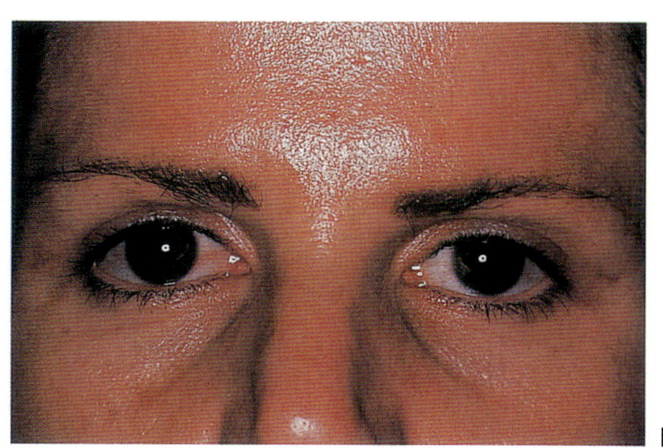

图 4.3 A:这位 34 岁的妇女有明显的眉内侧下垂，这引起皱眉头样面容；B:经睑成形术眉内部悬吊、眉脂肪袋成形术、外眦悬吊术和前额换肤术，改善了她的面容。

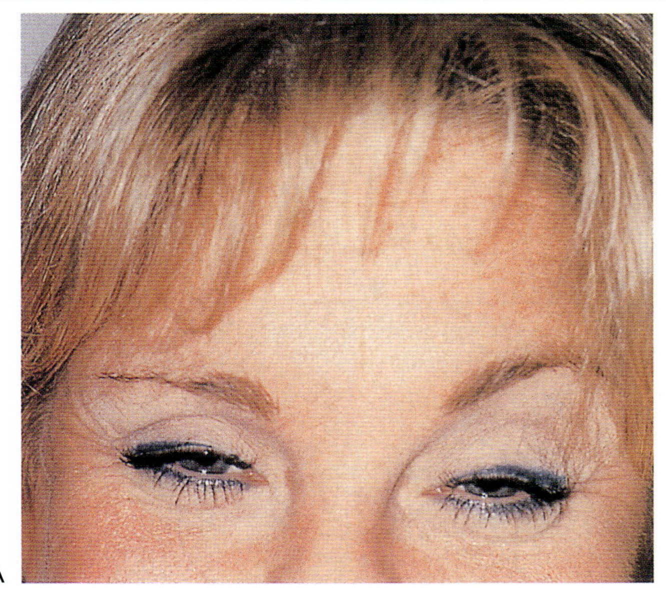

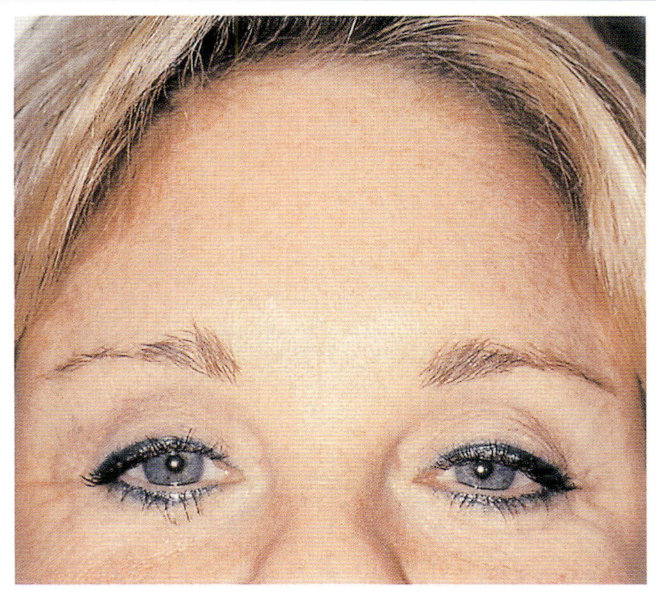

图 4.4　A:无意识的习惯性面部运动可能引起特征性颜面不对称。这位 37 岁的妇女有习惯性左眉抬高伴前额横向皱纹;B:经前额和眉上 Botox 注射后,她的两眉水平变成对称而且前额变得光滑。

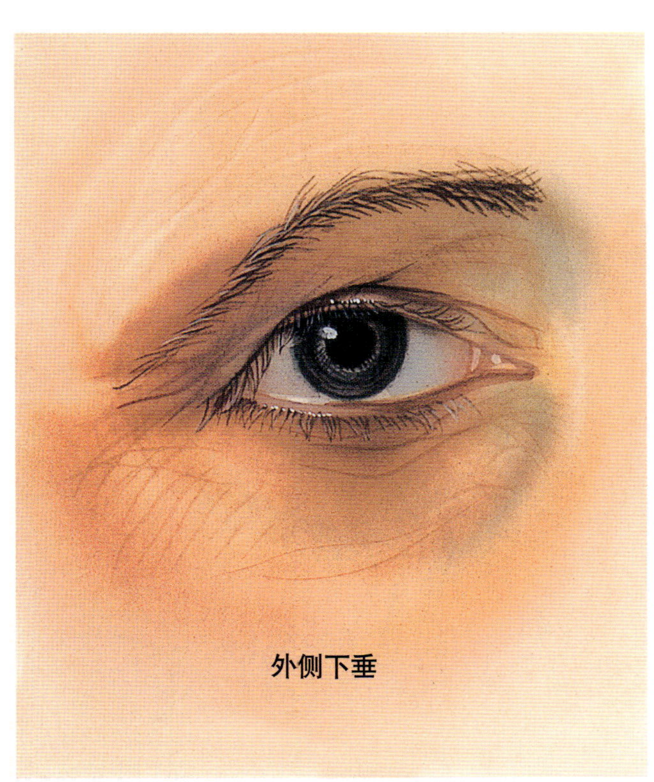

图 4.5　颞侧眉下垂常由老化、日晒和面瘫所致。

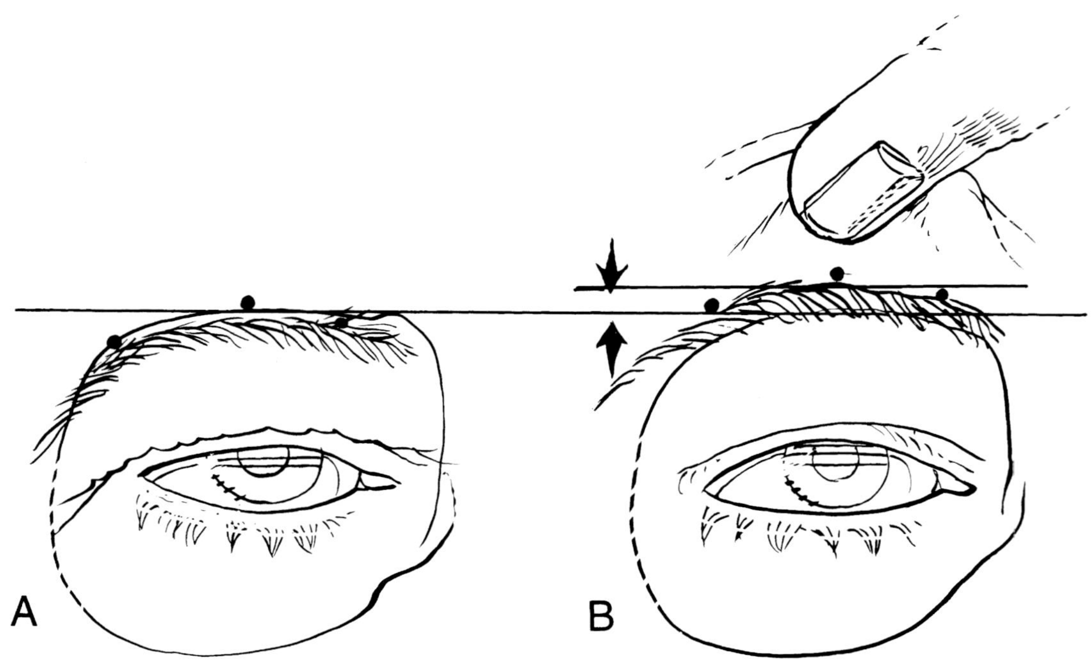

图 4.6 确定下垂的眉和眶上缘的关系。标记需要抬高的距离。

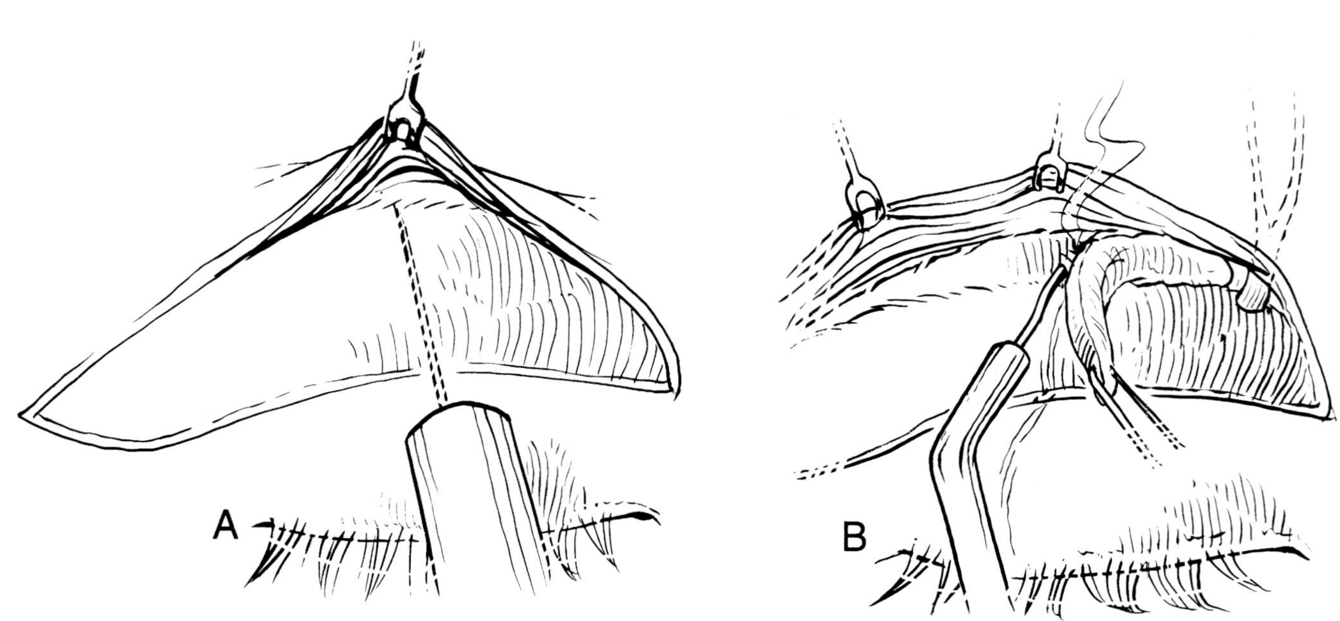

图 4.7 A:CO_2 激光或放射外科电极用于向上扩展肌皮瓣,暴露眶缘;B:切除轮匝肌下脂肪垫,鼻侧端远至眶上神经血管束。

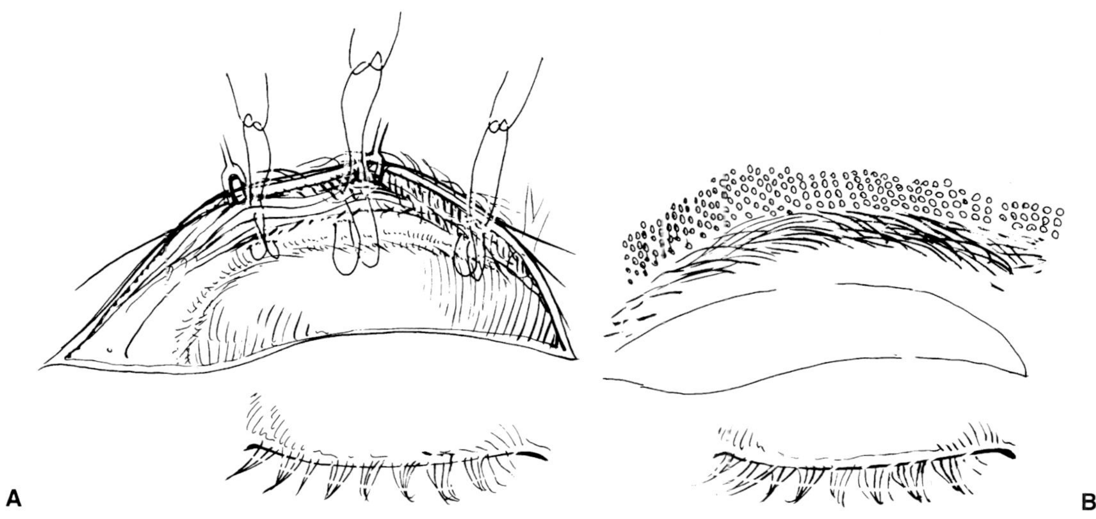

图 4.8　A：用 4-0 普罗纶线做褥式缝合，将眉固定在眶上缘上方的骨膜上；B：CO_2 激光前额换肤加固眉抬高术。

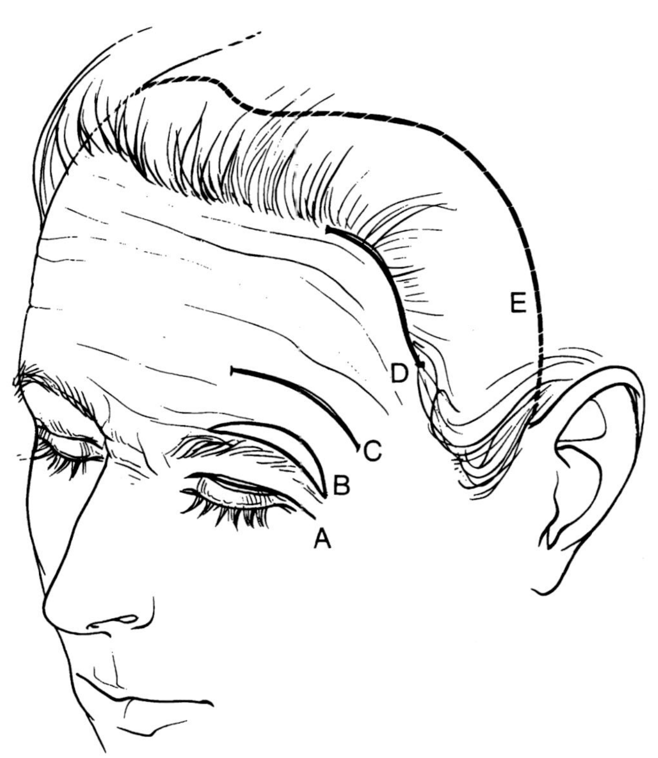

图 4.9　眉抬高术切除的位置。(A)上睑皱褶；(B)紧挨眉上方；(C)前额中皱褶；(D)发际；或(E)头皮(双冠状皮瓣)。

眉外侧手术切口容易隐蔽，CO_2 激光换肤术可以使切口很难看出(图 4.12A、B 和图 4.13A、B)。

然而，这一技术对矫正眉内侧下垂是无效的。因为向眉内侧延伸的切口容易看出。当这一技术用于眉颞侧时，不仅有效而且切口也容易掩饰。大部分内侧的眉毛方向是垂直的，外侧眉毛的方向指向外侧。眉上缘毛囊的方向朝下 15°～20°，为避免横切这些毛囊，眉切口的方向应该至少向下成 25°角(图 4.14)。直接眉切口技术需要谨慎地仔细关闭切口，因为切口在医师的整个视野中，也在病人的整个视野中(图 4.15)。没有睑折叠垂下来盖在切口上，这点与上睑成形术是一样的。这种切口清楚地横在眉上，但常有长眉毛将其遮盖。然而，如果手术后眉毛毛囊减少，可能出现切口上移而显现一个可见的瘢痕。

有时，可以很方便地将直接眉切除的切口置于前额原有的深的皱纹中(见图 4.9)。即使在前额这些皱纹的位置过高，但仍可有效地用于作为切口的位置。如果利用较高的皱纹，避开面神经的前额支，则这种额皱纹切口更安全，也更有效。使用前额皱纹切口比直接眉切口要多切除 50% 以上的皮肤。额中部切口技术为眉内侧切除提供了一条途径，它可有效地用于矫正内侧眉下垂。CO_2 激光前额换肤术对以上所有手术都是很好的补充(见图 4.13A～C)。

在修饰眉的轮廓时，必须考虑一些因素。颞侧抬高而鼻侧仍下垂会产生难看的皱眉头面容。妇女的眉弓和眉的轮廓与男性不同。妇女眉弓的最高点应在颞侧眶缘线上，距鼻侧 2/3、颞侧 1/3 的交界点上。

眉抬高不应超过眉弓的高度，但应逐渐向上移行。直接眉切除术切口应向鼻侧和颞侧逐渐变细，但在鼻侧不应延伸超过内眦角(见图 4.11)。眉鼻侧切口经常愈合不良，因而不应延伸到眉间。在颞侧，切口不应延伸超过眉颞侧最远端，不应超过外侧眶缘的界限。如果为了掩盖切口，利用前额皱纹切口，则以上限制可以放宽，下切口应恰好位于最上面的眉毛的上方或最上方 2 或 3 行眉毛中。应该牢记：如果切口将毛囊横切断，眉毛便不能再生长，该处的切口在手术后会比预想的更明显，而且需要继续做换肤术。

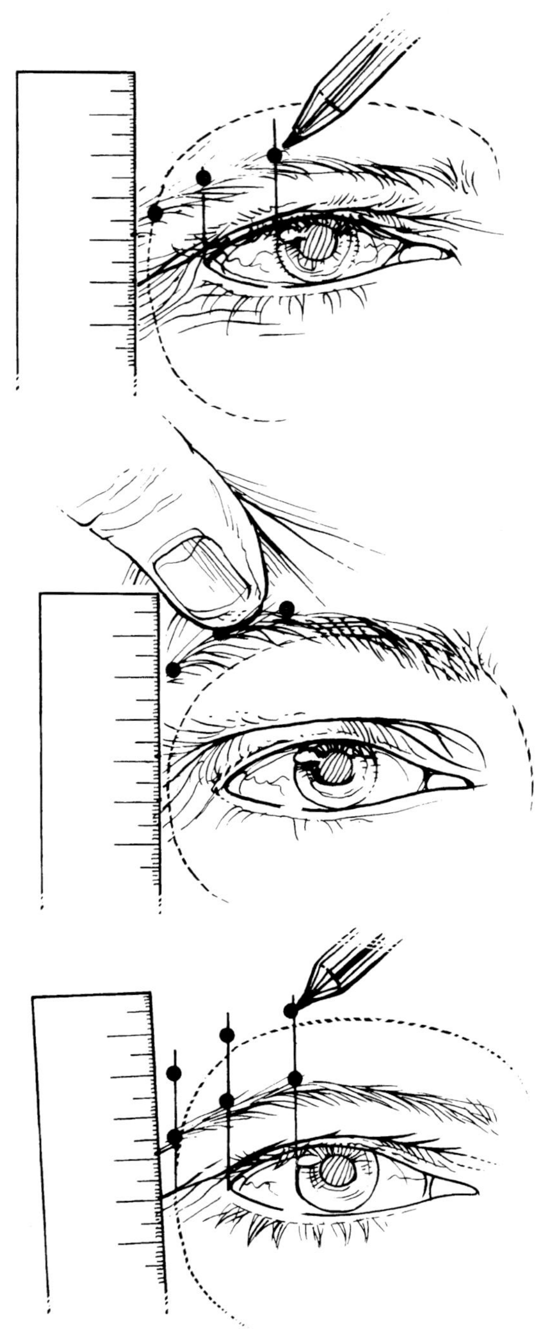

图 4.10　为使眉抬高到适当的水平，在手术前用一把透明的尺子测定需要切除的眉的垂直高度。

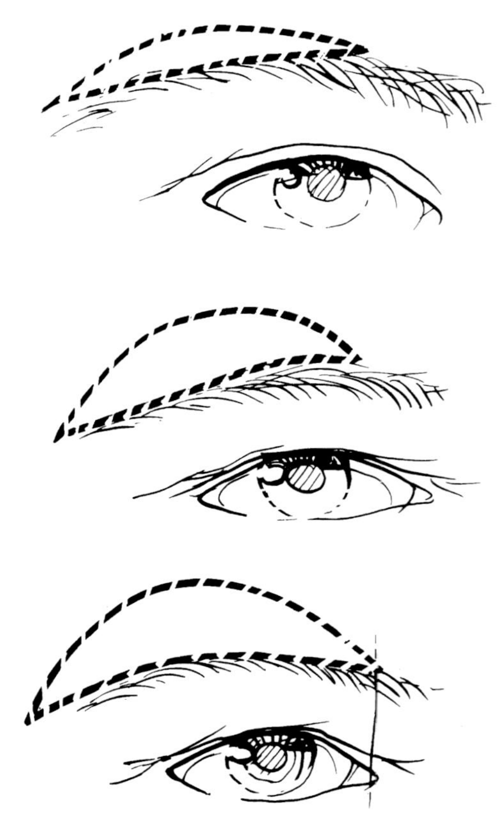

图 4.11　直接眉切除向鼻侧和颞侧逐渐变窄，鼻侧切口切勿伸展超过内眦角。这一切口以后可以用 CO_2 激光换肤。

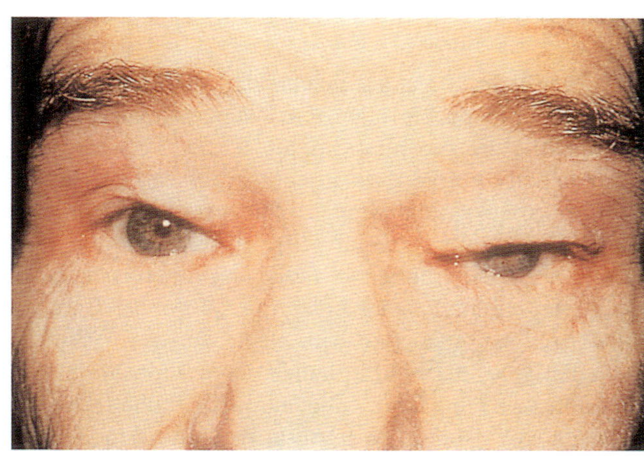
A

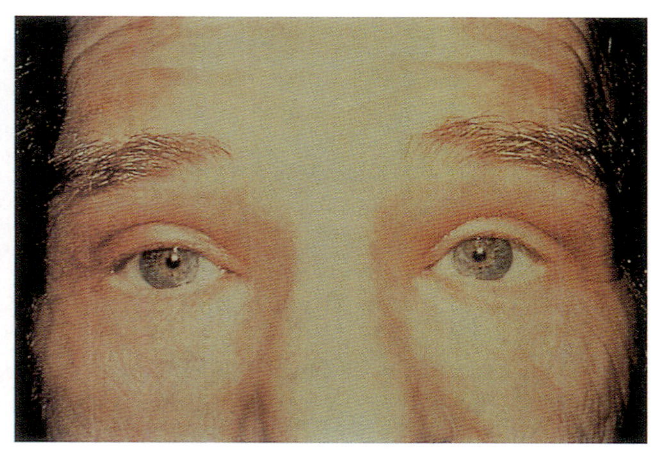
B

图 4.12　A:这位 45 岁的男士有明显的继发于双上睑反复发作的炎性肿胀而引起的上睑皮肤松弛;B:经上睑肌皮切除、脂肪成形、提肌腱膜修复、直接眉切除和 CO_2 激光换肤术后,他的眼睑、眉的水平和外形已经得到明显改善。

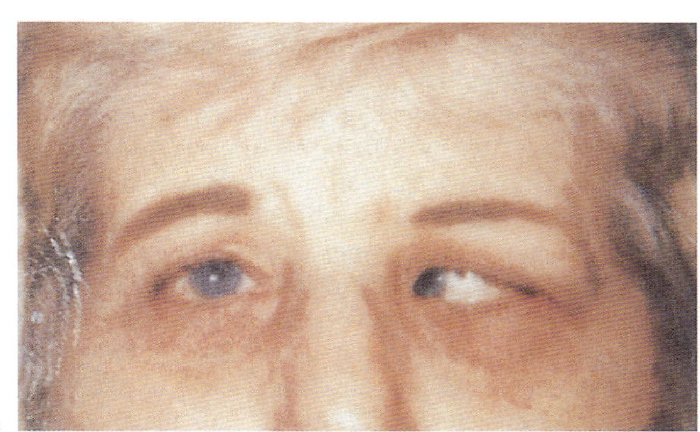
A

图 4.13　A:这位 59 岁的妇女有明显的眉下垂、上睑过多和斜视;B:经斜视矫正术、上睑成形术、外侧眉和内侧前额中央直接切除术和眉间注射 Botox,她的外貌明显得到改善;C:经 CO_2 激光全面部换肤术,她的面貌得到进一步改善,而且她的前额和眉的手术切口几乎消失。

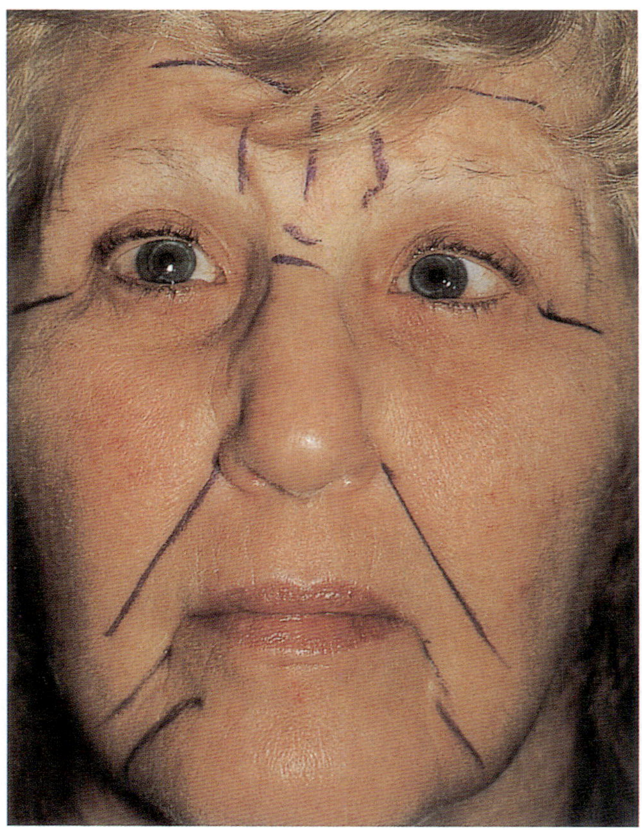
B

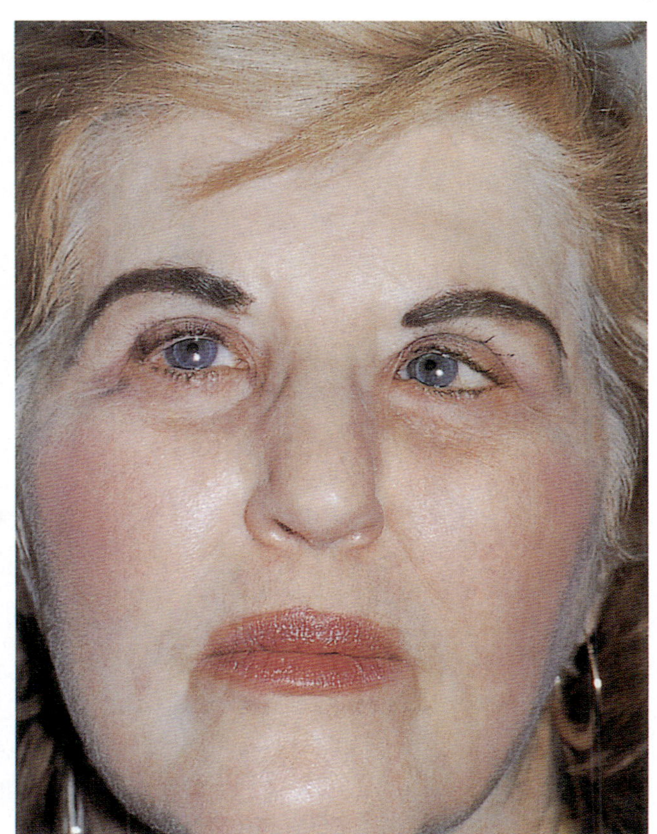
C

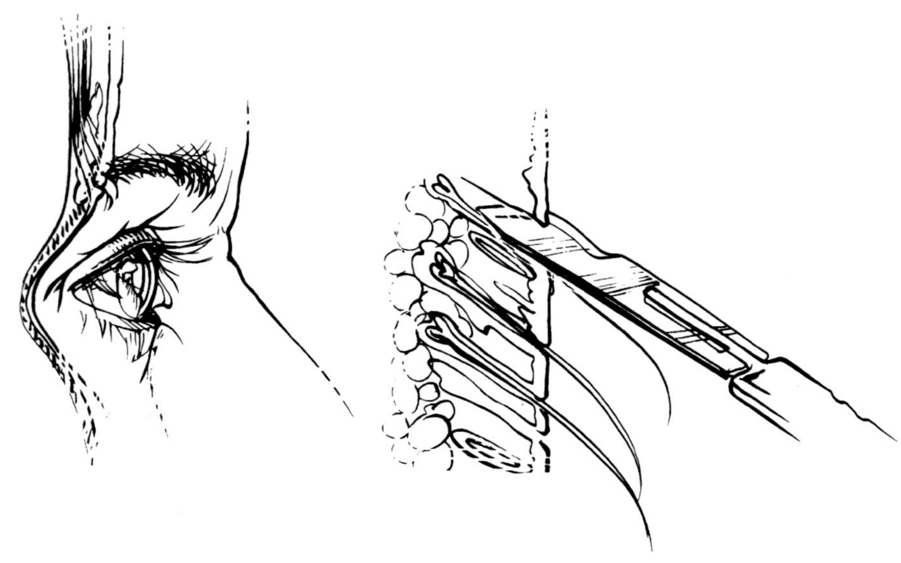

图 4.14 在眉切除和抬高时，斜切口可避免横切眼眉毛囊。

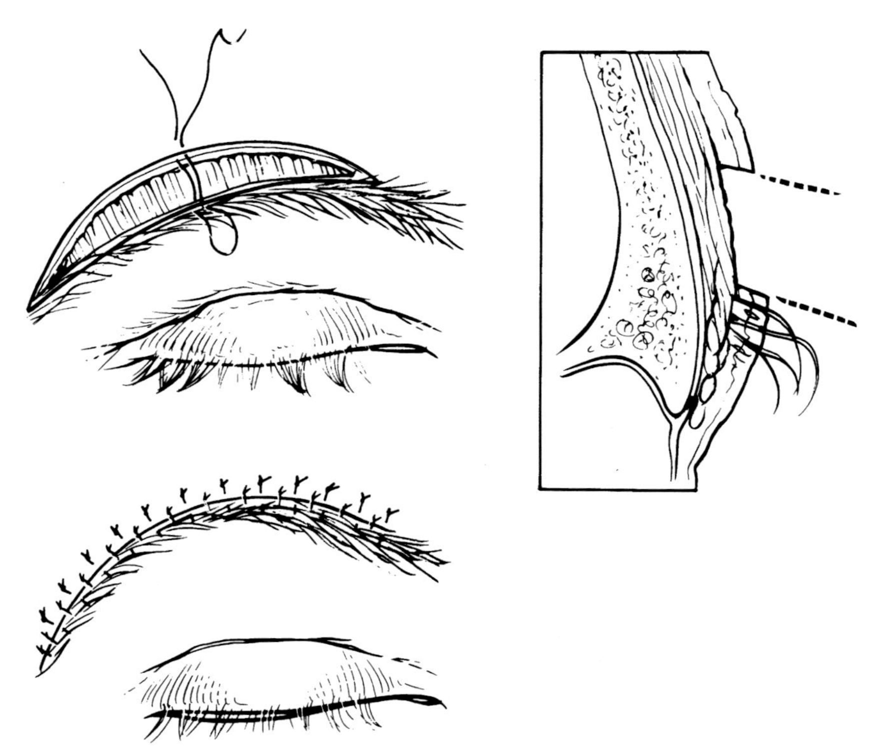

图 4.15 6-0 尼龙线垂直褥式缝合关闭切口。用同样的缝线做间断缝合使皮肤关闭更牢固。

在切口界限画定以后，皮下注射 2% 利多卡因加 1∶200 000肾上腺素，10～15 分钟后切开切口。皮下注射局部麻醉药可以很方便的在手术医师洗手消毒前及准备为病人铺手术巾前完成。可以进行双侧手术，但对由于面部不对称、面神经瘫痪或习惯性面部表情引起的单侧眉下垂的病例也可进行单侧手术。用 15 号 Bard Parker 刀、放射外科细丝电极或 0.2 mm CO_2 激光机头切开事先画好的切口。放射外科电极(Ellman International 公司，纽约州休利特市)适用于切割，而激光聚焦好，可避免侧向热扩散。在切开切口下部时，为避免横切眉的毛囊，应仔细地将刀锋向上倾斜(至少 25°)(见图 4.14)。切口的上部以补偿的方式倾斜，可避免形成下陷的瘢痕。这一技术可使伤口易于关闭，避免眉部瘢痕下陷，而且促使眉毛毛囊

第 5 章

上睑:解剖学和手术技巧

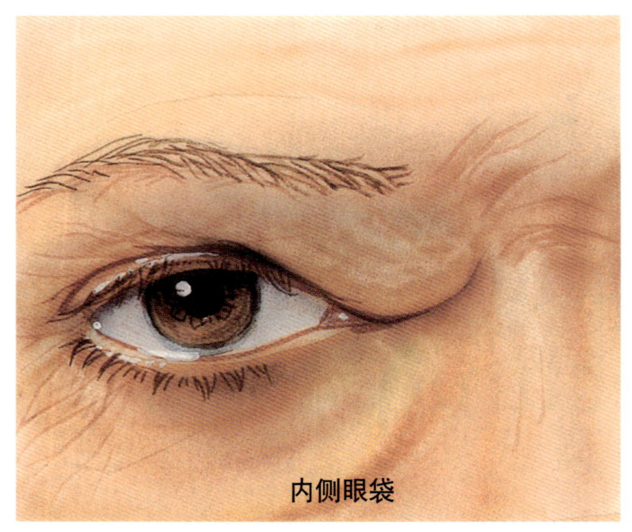

内侧眼袋

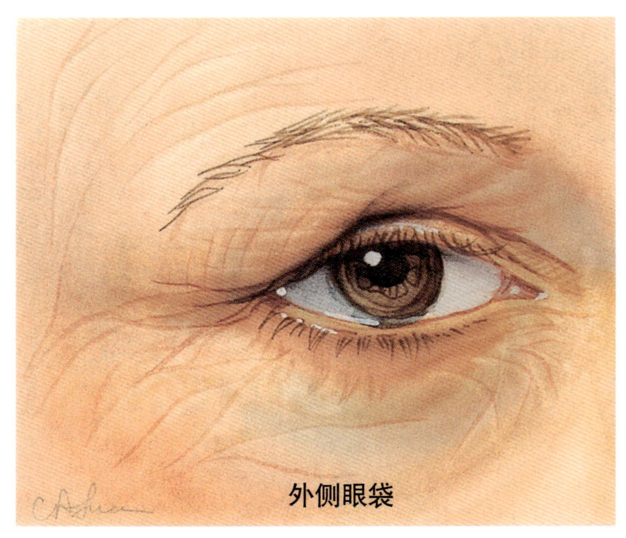

外侧眼袋

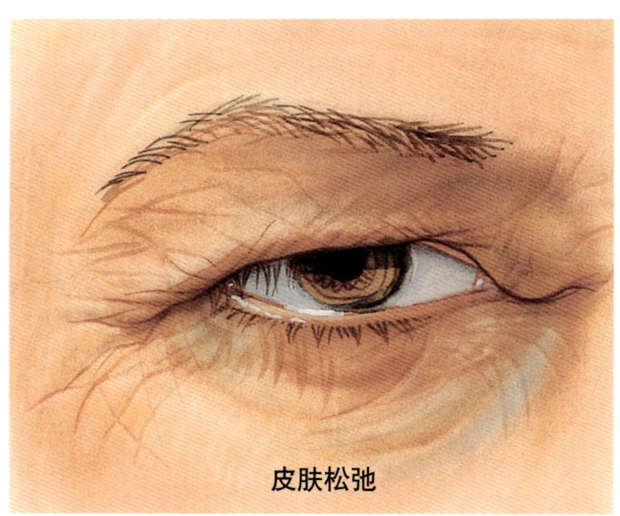

皮肤松弛

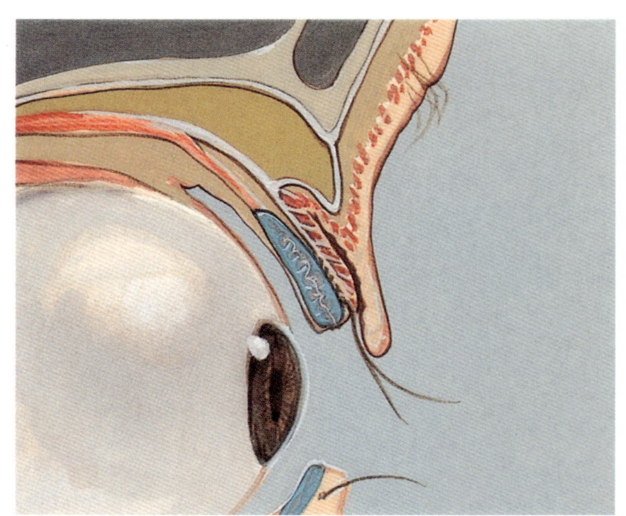

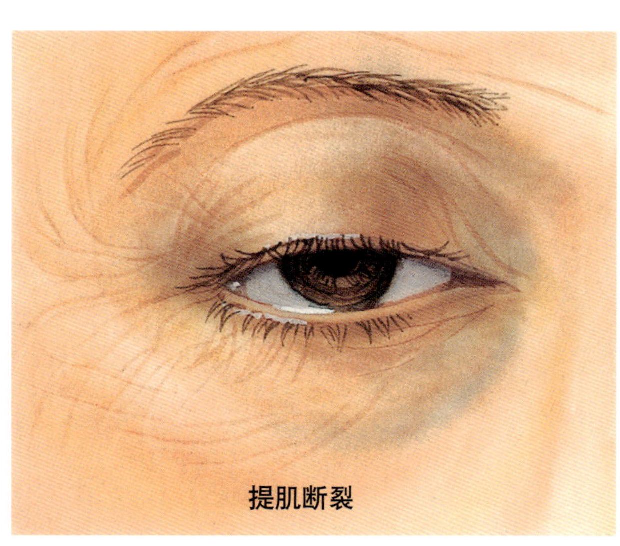

提肌断裂

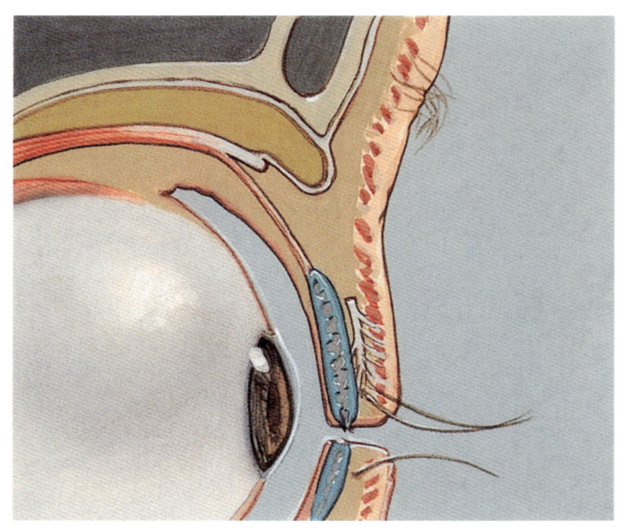

解剖学

上睑最明显的标志是睑皱褶、睑折叠和上窝。上睑上窝位于眉下方上眶缘凹陷处。在年轻人和瘦型病人中，上窝平坦或表面呈凹形。但上睑脂肪袋脱垂的病人，上窝变浅呈凸出状。上睑严重皮肤松弛的病人，多余的皮肤下垂可能完全看不到上窝，引起上睑缘模糊不清的假性脱垂(图 5.1A、B 和图 5.2)。眶脂肪萎缩的老年人上窝凹陷变深。提肌腱断裂伴睑皱褶回缩可能加重上窝深陷(图 5.3)。

上眼睑细软的多层结构在前面已做了详细叙述(图5.4)。睑皱褶是重要的手术标志，它是由提肌腱膜向前延伸部分形成的，提肌腱膜一般在睑缘上方 8～10 mm 处附着于轮匝肌和皮肤，此处正好处于睑板上缘的下方(图 5.5A～D)。睑折叠(间隔前皮肤和轮匝肌)在皱褶上方下垂。在皱褶下方的睑板前皮肤和轮匝肌轻度连接到睑板，使上睑缘呈现光滑的轮廓。如果提肌腱膜从睑板前表面断裂，则睑皱褶和折叠会发生回缩而潜入上窝。亚裔病人可有不同形式的腱膜-间隔复合物，因而睑皱褶可能偏低，形成双眼皮，或没有睑皱褶。

眶间隔与眶上缘(弓形缘)下的纤维束相连并下移，在睑板上缘上方 10～12 mm 处与提肌腱膜融合。融合后的间隔和提肌腱膜在睑板前表面下 1/3 和上 2/3 交汇处与睑板结合。这种间隔-腱膜关系在眼睑整容手术中有重要意义。间隔裂开或真性间隔疝可能引起上睑膨出，在临床上它不能与继发于眶脂肪增生伴完整的间隔向前移位的眼睑膨出相鉴别。在以上任何一种情况下，手术矫正时需要在眶间隔与腱膜结合部上方打开眶间隔，使脂肪脱出，然后切除或蒸发掉。

手术医师必须记住：这些腱膜前脂肪垫的后方是提肌腱膜的提肌肌肉。在睑成形术中，进行腱膜修复是很方便的(图 5.6A、B)。一旦暴露，腱膜可用于睑皱褶重建。提肌腱膜因老化、手术或外伤裂开会出现明显的脱垂、睑皱褶抬高和睑折叠回缩。在不切除多余的睑部皮肤的情况下修复提肌腱膜可以矫正睑水平和睑口不对称，但会产生过多的睑折叠，使折叠靠近上睑睫毛。手术前上睑轮廓光滑的病人，裂开的提肌腱膜重新接合后，如果未做相应的肌皮切除，可能出现明显的突起和折叠下垂。

在睑板上缘上方 10～12 mm 处，由交感神经支配的眼眶肌离开提肌腱膜的后表面，连接到睑板的上缘。在正常情况下，上睑皮肤肌肉切除后不能看到，如果提肌腱膜断裂，位于睑板上缘的眼眶肌及其突起的血管连拱就明显地暴露出来。如果在睑成形术中，医师不方便修复提肌腱膜，则眼眶肌提供了一条可替代的途径，它可与睑成形术结合从结膜进入，用于矫正下垂 1 mm 或 2 mm 的上睑。

上睑成形术的切口可以很方便地隐藏在睑皱褶中。如果不能看到明显的睑皱褶或睑皱褶水平不美观，则在非亚裔病人中可将切口画定于上睫毛线上方 8～12 mm 处。睑皱褶-折叠复合物距上睑缘小于 8 mm 可能产生皮肤过多的外形而且不能形成上睑和上窝平坦的轮廓。使过高的睑皱褶下降比较容易，而抬高过低的上睑皱褶比较困难。

给病人铺手术巾

头部手术巾应围绕病人的头部牢固地放置，不要抬高或压低眉的水平或扭曲眉和睑皱褶的轮廓。侧面拉紧会改变外眦轮廓，也应予避免。一种有用的做法是，将遮盖身体的手术巾放在病人的下颌以下，

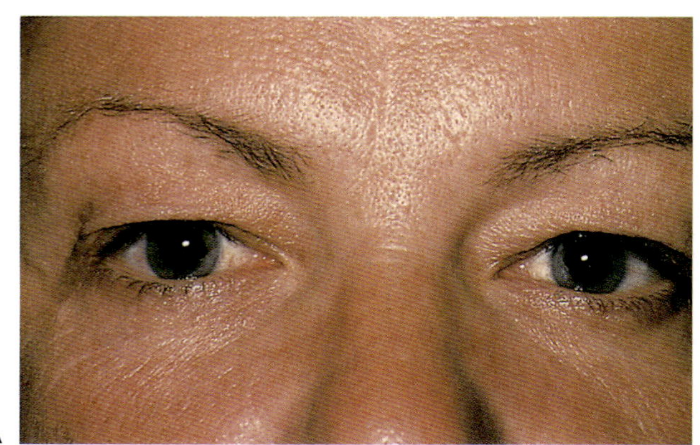

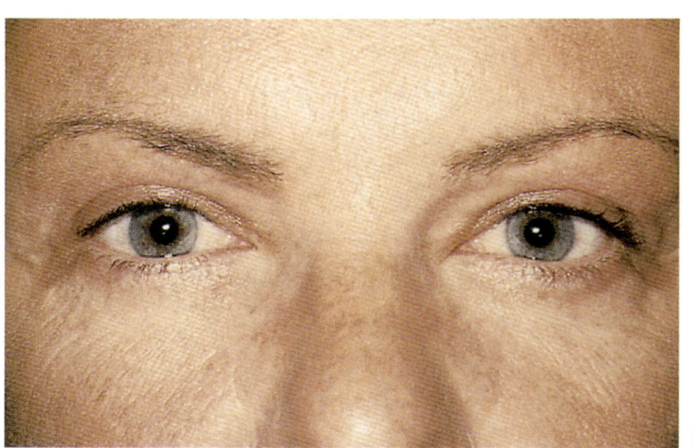

图 5.1 A:这位 40 岁的妇女有明显的上睑折叠过多,而且掩盖了上睑睫毛;B:肌皮切除术和脂肪成形术后,她出现了轮廓清楚又很自然的上睑皱褶。

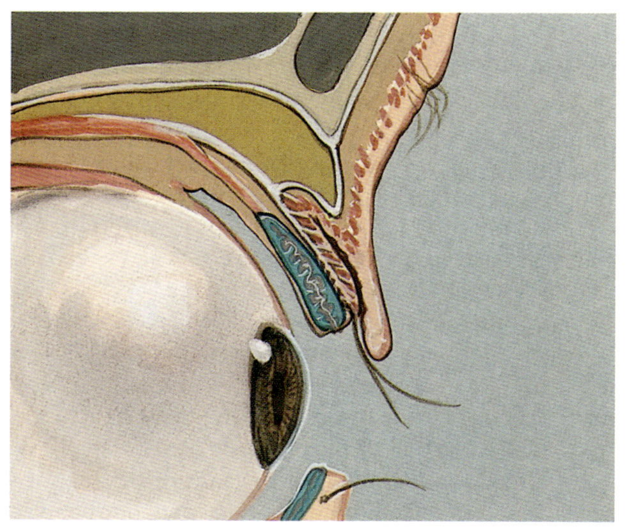

图 5.2 明显的上睑折叠过多可能掩盖上睑缘并产生假性脱垂。

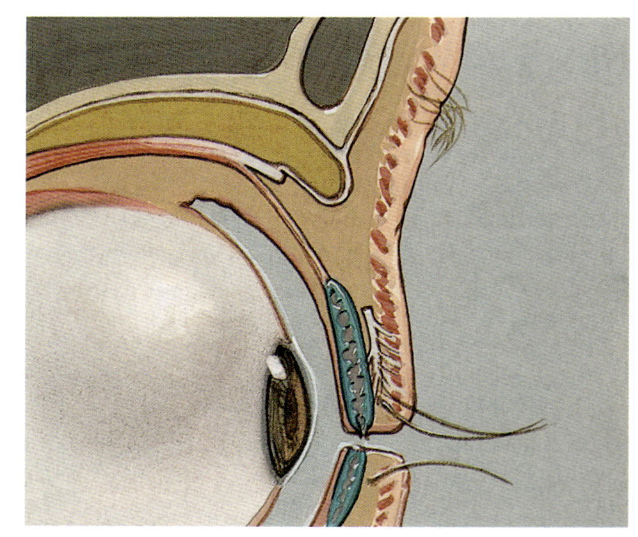

图 5.3 提肌腱膜断裂会引起睑皱褶回缩并加重上窝深陷。

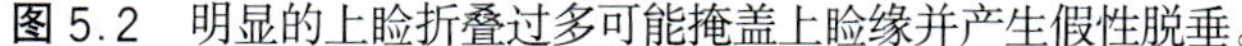

图 5.4 左上:典型的上睑皱褶位于睑缘上方 8~12 mm 处。睑折叠轻度下垂在折叠的上方。眉位于上眶缘水平或稍上方;右上:额肌、皱眉肌、睫上肌和降眉间肌支撑眉并负责眉的活动。呈同心圆形的轮匝肌的睑板前部、间隔前部和眶部使眼睑活动。睑板前部紧密地连接在覆盖睑板前的皮肤上。间隔前皮肤与间隔部轮匝肌连接较少而形成睑折叠;下左:眶间隔在睑板上缘上方 10~12 mm 处与提肌腱膜融合。提肌腱膜附着于睑板前表面并连接到泪腺的睑叶,泪腺位于泪窝中。睑板长约 34 mm,高 10~12 mm。上睑脂肪袋最常见于鼻侧和中间;下右:眶间隔在提肌附着睑板上之前与提肌腱膜融合。腱膜前脂肪垫在眶间隔和腱膜融合部位水平的上方将眶间隔和提肌腱膜分开。

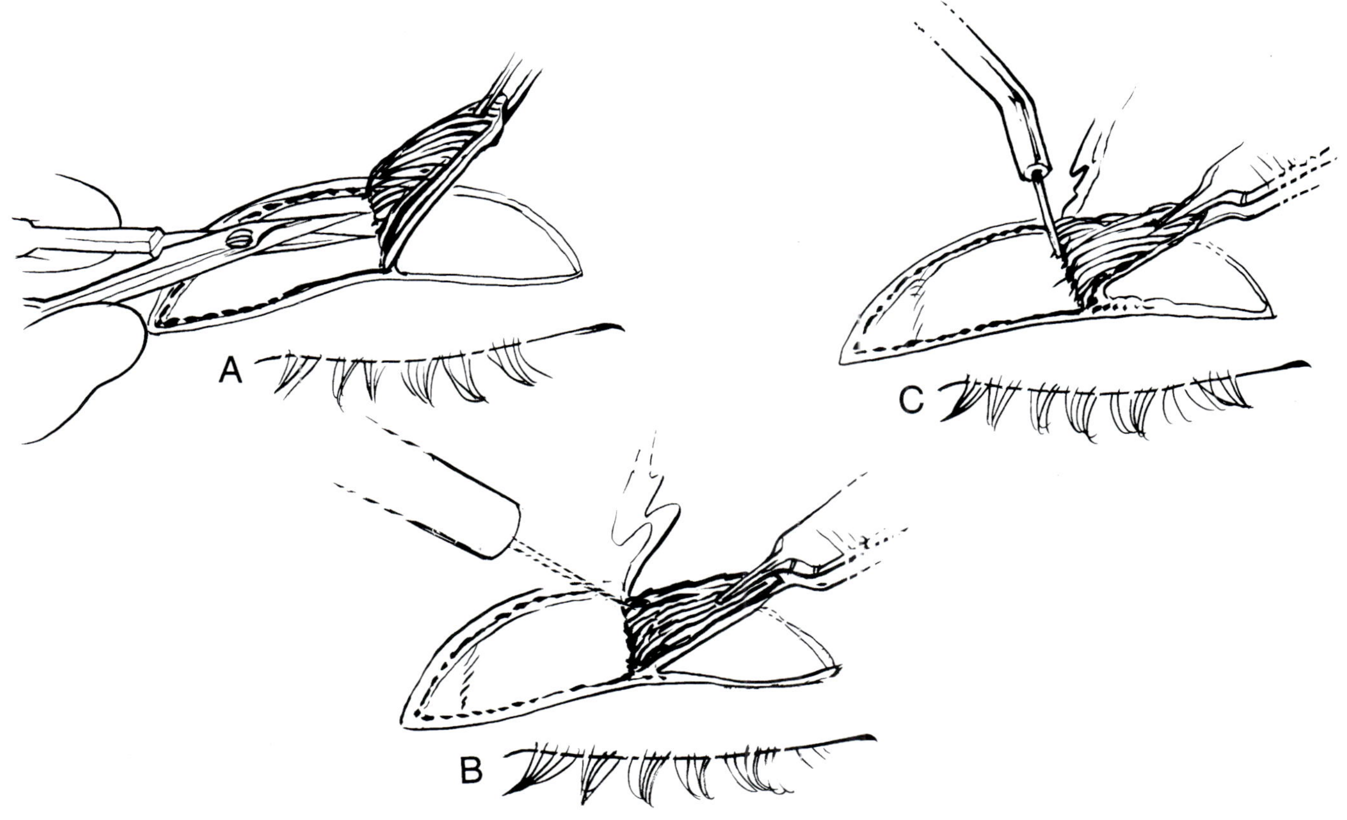

图 5.13　可用 Wesscott 剪(A)、CO_2 激光(B)或细丝放射外科电极(C)切除皮-肌瓣。

极或 0.2 mm CO_2 激光机头在间隔处做纽孔样短直切口。颞侧袋明黄色的脂肪或鼻侧袋发白色的脂肪随着不断地挤压眼球会通过间隔的小切口而脱出(图 5.15)。如果使用剪子或手术刀,要用弯止血钳夹住溢出间隔的脂肪的基底部。将脂肪从钳子弧形表面的前方切除掉。用烙器或放射外科电极烧灼钳子的前表面。小心皮肤回缩并防止有传导性的钳子与皮肤接触。在放开钳子前,用有齿 Adson 镊子夹住切除脂肪的基底部(图 5.16A～E)。如果有出血,应该定位并在回缩进入眼眶前进行烧灼止血。

开天脂肪切除术

为了完全看清上窝,可用开天技术。用 Wesscott 剪、细丝放射外科电极或 0.2 mm CO_2 激光机头在间隔上做纽孔样切口,如果间隔增厚并增生至眼睑,则将切口扩大至皮肤切口或切除整个宽度的皮肤。这一方法也增加了脂肪袋的可见程度。轻度挤压眼球

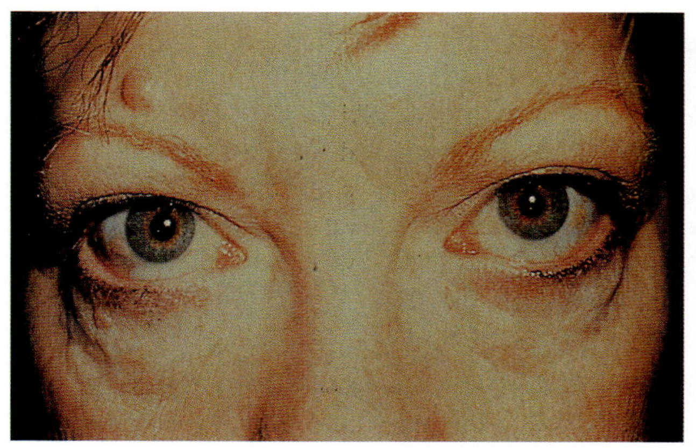
A

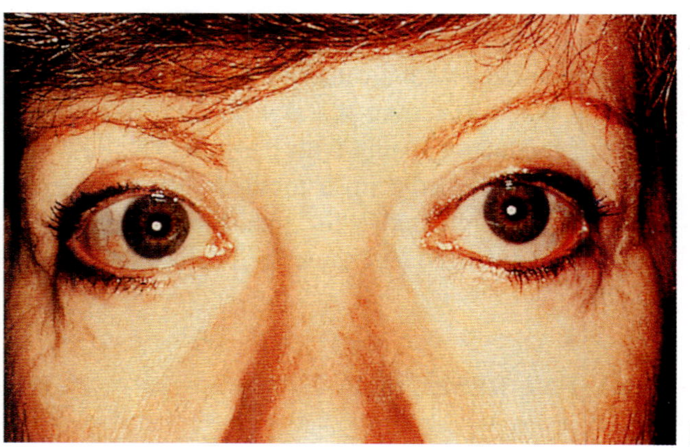
B

图 5.14　A:这位 54 岁的妇女上睑臃肿、增厚;B:经肌皮切除术、脂肪成形术和轮匝肌下眉脂肪切除术后,她的上睑外形得到改善。

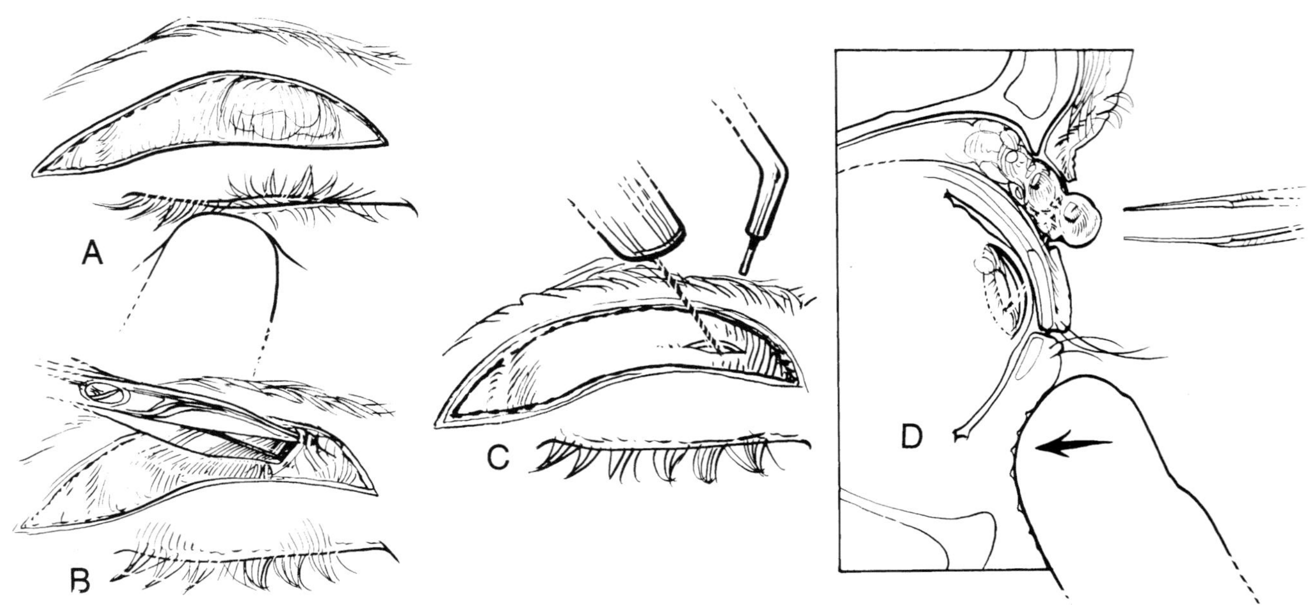

图 5.15 A:轻压眼球加重脂肪脱出。可用 Wesscott 剪(B)、细丝放射外科电极(C)或 CO_2 激光打开间隔;D:从脂肪最突出的前方打开间隔,可以通过间隔纽孔样短直切口将脂肪压出。

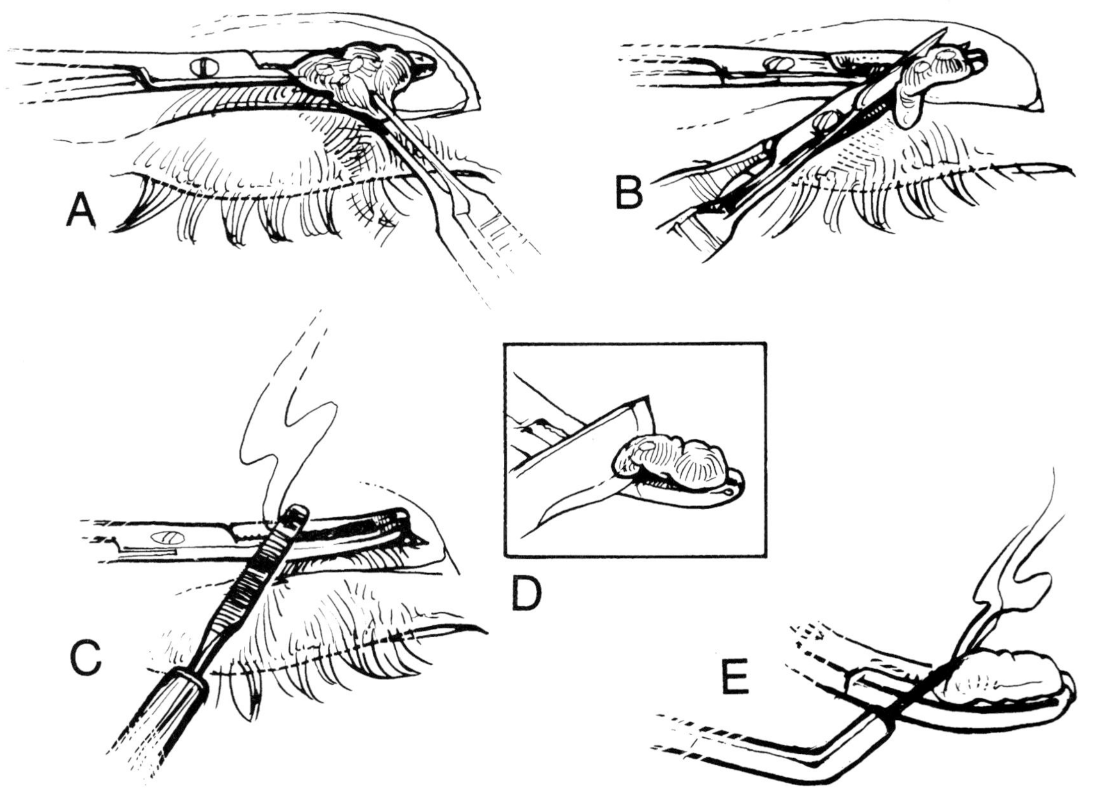

图 5.16 A:用弯止血钳将脂肪固定并(B,D)沿钳子表面切除;C:烧灼钳子基部。务必防止钳子与皮肤接触。在放开钳子之前,用有齿 Adson 镊子夹住脂肪袋的基底部。在脂肪被送回到眼眶之前,要处理好所有的出血点;E:细丝放射外科电极可同时用于脂肪切除和凝固止血。

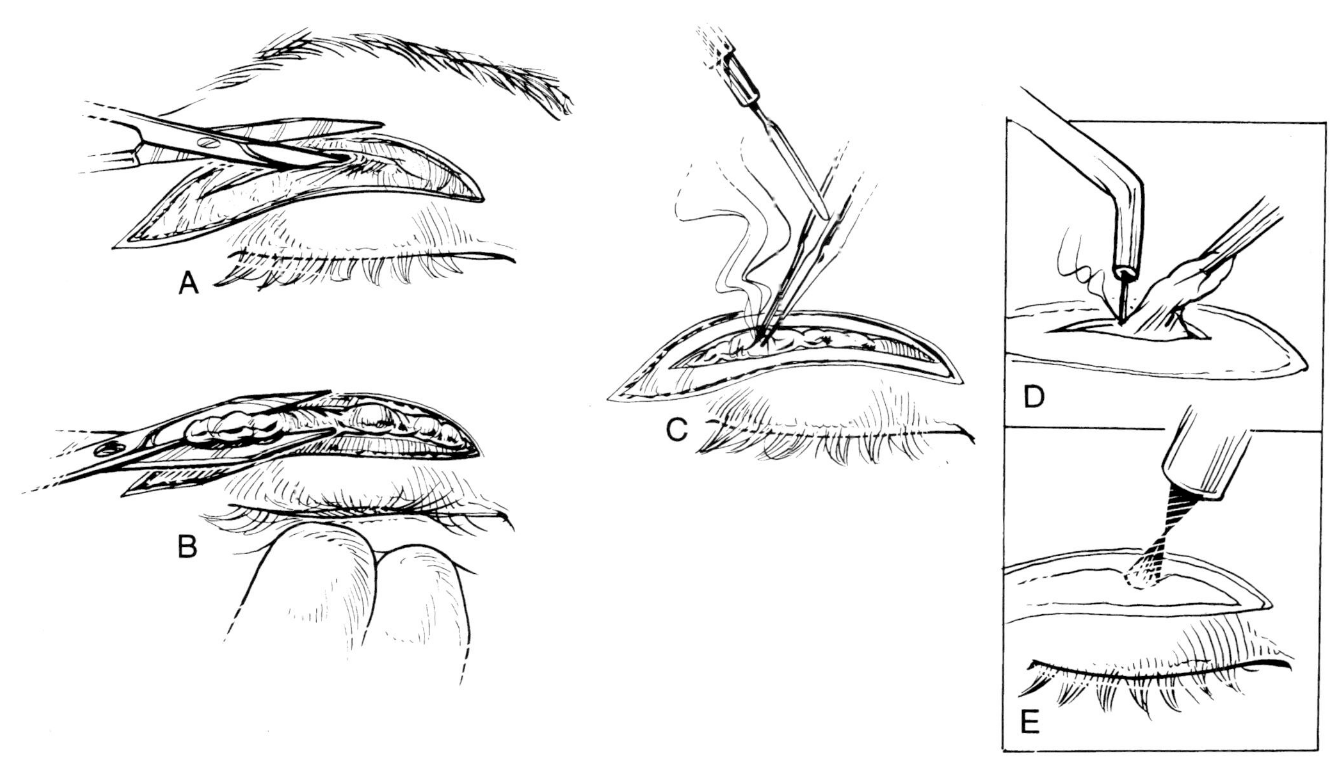

图 5.17　A:横向扩大间隔切口;B、D:用 Wesscott 剪或细丝放射外科电极切除脱出的脂肪;C:发现血管时,用镊子夹住并用放射外科电极接触镊子;E:也可用散焦 CO_2 激光切除。

增加脂肪脱垂。切除脱垂的脂肪。当在脂肪袋中发现大的血管时,使用烙器或散焦 CO_2 激光(图 5.17A~E)。在使用放射外科机械时,用细镊子夹住血管。然后用电极接触镊子(使用切割、止血或混合波形具有相等的效果)。鼻侧脂肪袋通常有更多的血管,在切除脂肪时看到的大血管需要进行烧灼。双极烙器(图 5.18)或放射外科器械与散焦 CO_2 激光机头都可用于切除脱垂的脂肪。

内侧膨出

矫正上睑内侧膨出可能是一个难题。它可能是由内侧脂肪袋脱出、内眼角皮肤过多下垂或继发于眉内侧下垂的明显的皮肤松弛引起的。切除这一部位的皮肤需要敏锐的观察和精确的判断。如果只摘除内侧脂肪袋,则不需要切除皮肤,因为形成凹陷的上窝轮廓所需要的皮肤与手术前突出的外形所需的皮肤一样多。此外,脂肪垫切除后会引起皮下收缩,特别是在使用 CO_2 激光蒸发掉脂肪时。

然而,如果未察觉到眉内侧下垂,就会引起最大的困难,此时切除皮肤只会使内侧膨出和眉下垂更加明显。为了有效地矫正,在睑切除术前必须先做眉抬高术。但眉抬高术中侵害性的皮肤切除会引起严重的睑松弛和兔眼。

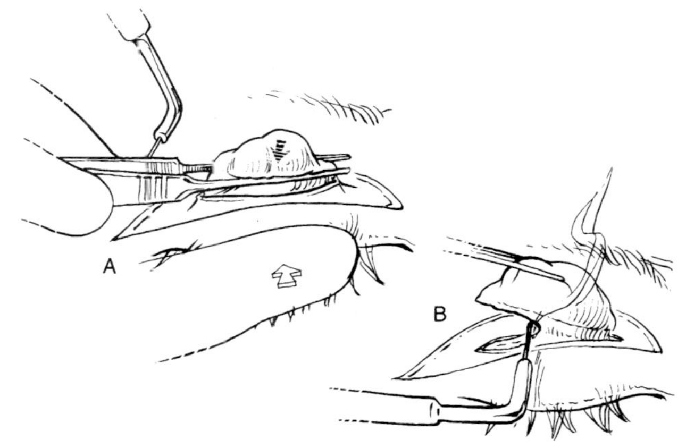

图 5.18　间隔打开后,如果不用 CO_2 激光,可用一把双极镊子夹住脱垂的脂肪再将其切除。用细丝放射外科电极(使用混合波形)从根部切除脱出的脂肪不会有出血。

上泪点鼻侧的皮肤切除术

皮肤新月形切除延伸至上泪点鼻侧可能引起眼睑前板鼻侧垂直方向上的缩短,而不能有效地矫正鼻侧膨出。对于这种情况,增加皮肤切除面积而不使它垂直缩短的技术是很有用的。CO_2 激光换肤术可减少鼻侧皮肤过多而不延伸睑皱褶切口。

Burrow 三角切除术

在切除的皮肤上界鼻侧端向外侧几毫米处(确切的距离和长度取决于内侧膨出的位置),做一与切除上缘垂直的切口。从下方掏出邻近的组织,将皮瓣重叠。

切除三角形底的宽度取决于按以下原则所需重叠的量:减少内侧皮肤过多而不引起上窝鼻旁或内侧部分过度向鼻侧收缩,并不破坏内眦角或上泪点。重叠的部分以三角形的方式剪除,将底部原切口部位靠近使切口顶点指向内上方向。用间断缝合方式关闭缺口。

内侧 W-成形术

根据内侧膨出部位的需要,将上睑皮肤切除的上部和下部向鼻侧更远的地方扩大(内侧远于上泪点)。两个切口不以曲线形直接接合,而以 W-成形术的形式接合。由于在切口的鼻侧形成两个三角形区域,这样可显著减少垂直方向的收缩。从切口的上内侧开始,以 60°角向下外方切开。从切口的下内侧起,以 60°角向上外方切开。两个成角度的切口交汇成一点。此处不必将下部掏空,因为掏空的操作方法可能引起瘢痕收缩和切口下陷。

激光换肤术

这是我们在处理鼻至上泪点皮肤过多时所选择的方法。在眉内侧固定和内侧脂肪成形术后,残存的内侧多余皮肤可用间隔前皮肤激光换肤术加以解决,并可根据需要向鼻侧扩展。

颞侧延伸切除术

如果上睑皮肤过多仅限于上睑范围内,就无必要进一步向颞侧扩大切口,可以使切口在眶外缘的内侧成锐角地逐渐变窄。外侧眉抬高术未予矫正的残存的轻度颞侧突冠或超过睑外侧缝的过多折叠可采取将上睑切口适度向外侧延伸超出眶外缘的措施解决。如果颞侧的突冠巨大,则宜用眉抬高术、前额或全面部 CO_2 激光换肤术或皱纹切除术。为了避免破坏眶周围淋巴管、不留神接触下睑切口和使锐利的外眦角变圆或变形,切除的下缘应至少在睑外侧缝以上 4 mm。颞侧切除的形状取决于被切除组织的外形。下缘可以紧接笑纹或水平的静态张力线,或可轻度向上形成一定角度。这一切口只要伸延不超过眶外侧缘几毫米,就容易隐蔽于睑皱褶切口内。

睑皱褶成形术和切口的关闭

同时切除轮匝肌和间隔前皮肤可增强上睑皱褶的形成。然而在上睑增厚和臃肿的病人中,需要附加另外的操作法。用烧灼烙器熔接轮匝肌的断裂端可促进皮下组织纤维化并加深上睑皱褶(图 5.19)。若有必要,CO_2 激光收缩睑板前和间隔前轮匝肌也可进一步形成所需部位的上睑皱褶-折叠复合物的界线。此外还可以使用缝合技术。如果病人上睑皱褶过低,则将切口下缘的皮肤向上固定到提肌腱膜的下缘可以提高皱褶而且也可使皱褶更加明显。3 或 4 针间断缝合可以形成皱褶。然后可以用 6-0 黑丝线或 6-0 尼龙线缝合以关闭切口,也可代之以连续式、锁定式、间断式或皮下等方式缝合。如果用皮下方式缝合,则宜用 6-0 尼龙线。在切口的中线上缝线环的下方应放置一缝线塑性树脂固定膜,以便拆除缝线遇到困难时,可以将树脂膜抬高并从中线剪断缝线,使拆线更容易。对于有 CO_2 激光切口和做过眼睑皮肤换肤术的病人,我们宁愿使用 6-0 黑丝线做间断缝合。

伴真性脱垂的处理

对于有严重皮肤松弛的病例,睑折叠明显过多可能掩盖上睑缘并使垂向睑口变窄,形成假性下垂。为测定真正的垂向睑口(上睑缘到下睑缘的距离),首先必须将折叠回缩到原位。相反,上睑皮肤过多本身并不使垂向睑口变窄。然而,皮肤松弛常伴发真性睑下垂。如果手术前没有意识到或医师认为垂向睑口变窄是由睑软组织过多引起的,则手术后将会出现睑口不对称。此外,为了补偿,重要的是要证实是否存在由假性睑下垂和真性睑下垂引起的上半周视野缩小。继发于大的提肌腱膜断裂伴睑皱褶明显升高和间隔回缩进入上窝的睑下垂可能掩盖睑折叠过多。若将提肌腱膜接到睑板后,睑折叠过多和脂肪垫脱垂即可变得更明显。

为矫正腱膜断裂和减轻睑下垂的外部提肌腱膜修复术

画出上睑成形术的切口。为避免提肌不能运动,仅给予足以切开和修复提肌腱所需的局部麻醉即可。在预先画定的睑皱褶切口部位经皮下注射 0.5 mL 1%利多卡因加 1∶200 000 肾上腺素。在上睑睫毛上方中线内,皮下注射 0.1 mL 同样的麻醉液。如果希望在灰线内放置一条 4-0 上睑牵拉丝线,这样的麻醉可使这一部位无痛。夹住牵拉缝线,将其拉至消毒过的脱垂的下方,固定上睑,使其保持最大限度的伸展。用 Bard Parker 手术刀、Wesscott 剪、细丝放射外科电极或 0.2 mm CO_2 激光机头切开睑皱褶切口。将皮瓣向下扩展到睫毛毛囊水平。用一小型耙状器具将皮瓣拉回,切除一条 5 mm 宽的睑板前轮匝肌,暴露睑板前表面(图 5.20)。用钝器和利器解剖扩展皮-肌瓣,

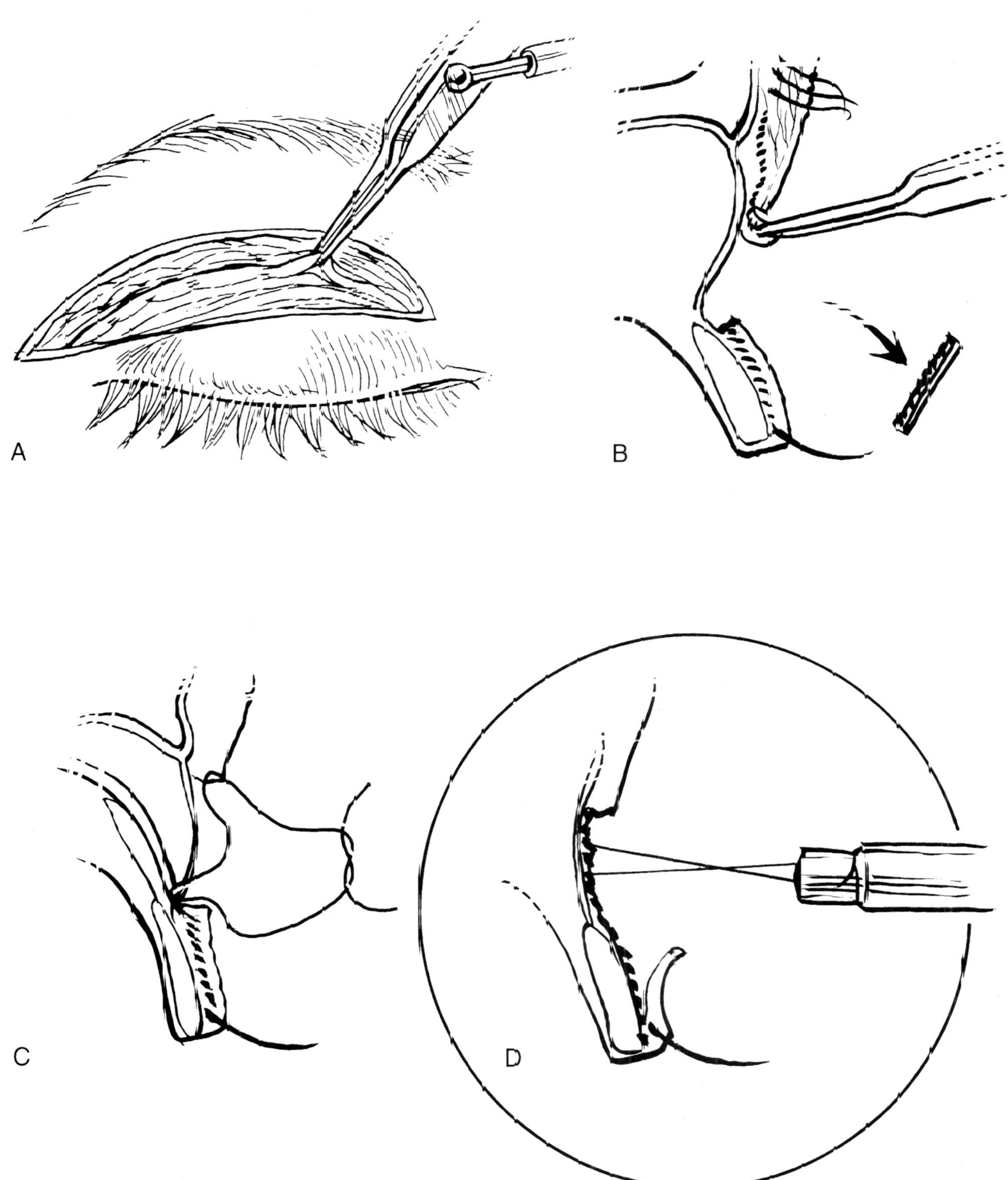

图 5.19　通过熔接切除的轮匝肌的断端、缝合到提肌腱膜或用散焦 CO_2 激光收缩轮匝肌和间隔,可以增强上睑皱褶。

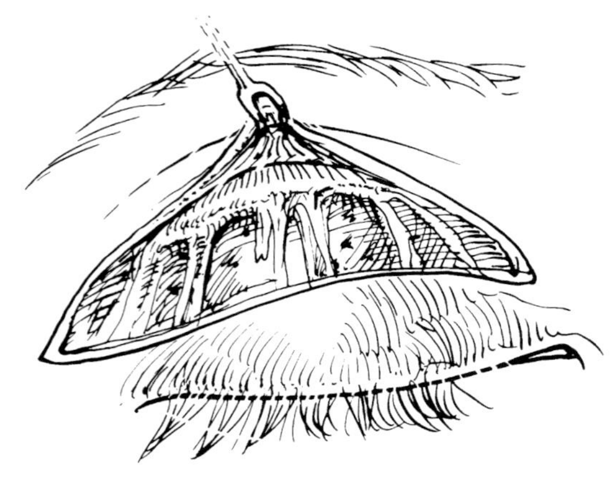

图 5.20 将皮瓣向前牵拉，切除一条 5 mm 宽的睑板前轮匝肌。这一操作步骤使睑板前表面暴露，提供了固定腱膜的平面，并可防止提肌修复和徙前术后出现的上睑增厚。

暴露眶间隔前表面。如果提肌腱膜断开，在睑板上缘可以看到眼眶肌。这可很容易地通过恰好位于睑板上缘上方的明显的血管连拱来鉴别。在眼眶肌上方几毫米处可看到发白的提肌腱膜的下端。但是，如果腱膜下端向上回缩，只有在打开间隔并将脱垂的眶脂肪去除后才能见到它。腱膜的位置可用以下几种方式确定：让病人向上和向下看，观察腱膜的移动，夹住它的下端，在向上凝视时会感到有拉力。有时眶间隔可能与提肌腱膜相混淆。轻轻按压眼球应该引起腱膜前脂肪膨出并使间隔变形。由于间隔与提肌腱膜在下方融合，故可在向上和向下凝视时有些移动。当夹住间隔并向下拉时，很容易在眶上缘触到它粘连在弓形缘上。一旦切开眶间隔，应该很清楚地看到腱膜前脂肪。而提肌腱膜不粘连到弓形缘而且深达腱膜前脂肪垫。当抓住腱膜向下拉时，在上窝不可能触到它。

在睑板前上 1/3 和下 2/3 结合处用 6-0 黑丝线做 3 针褥式缝合。为了确保不发生由于不留心而将缝线穿过睑板全层，可将睑翻上。松开牵拉睑的缝线。褥式缝合的每一针缝线要从提肌腱膜下端上方 1～2 mm 处穿过（图 5.21）。每一针褥式缝合的一头系在一个 4-0 丝线垫的上方。这一丝线垫可用于去除 6-0 褥式缝合丝线而且有助于调整睑的水平和轮廓。请病人上下凝视。待睑水平和轮廓调整好后，将丝线垫从褥式缝合的缝线下抽出，与缝线的另一头打结。如果发现睑下垂而不留心使缝线通过眶间隔或存在腱膜-间隔粘连，不管出现哪种情况，都必须拆除缝线；必须松解与眶间隔的所有粘连；然后再重新缝合。其次，用 1％利多卡因和 1:200 000 肾上腺素再一次做睑浸润麻醉。进行皮-肌和脂肪切除。用一系列 6-0 黑丝线做间断缝合关闭切口并造成上睑皱褶，使切口两边缘贴近并咬住提肌腱膜的下端（图 5.22）。

Fasnella Servat 手术：矫正轻度的下垂

虽然提肌腱膜手术是我们的选择方案，如果在手术前将两滴 2.5％羟甲唑啉滴于上睑结膜，将上睑抬高到期望的水平，那么就有可能采用一项有效的替代技术——睑板结膜眼眶肌切开术伴眼眶肌徙前术（Fasanella Servat 手术）。画出皮-肌睑成形术切口。双角膜局部应用 0.1％地卡因。将 1 mL 2％利多卡因加 1:200 000 肾上腺素注射到眶上切迹正下方眶上缘后 10 mm 处。这一眶上部位的神经阻滞将使上睑的中间 2/3 麻木。局部阻滞可用沿睑皱褶皮下浸润和睑板上缘上方结膜下浸润相同的麻醉剂溶液进行补充。同时角膜上应放置不透明的保护罩。

完成皮-肌切除。用 Desmarres 牵拉器或弯止血钳将上睑上翻（图 5.23A）。用有齿 Adson 钳夹住睑板上缘并拉向上方，这样，将眼眶肌与提肌腱膜分开。将弯止血钳凹面向下，在外翻的睑板上缘上方 4 mm 处，夹住睑板鼻侧一半。夹住的组织包括 4 mm 睑板、8 mm 结膜和 4 mm 眼眶肌（图 5.23B）。如果对羟甲唑啉反应过强，切除组织的量会减少 1～2 mm。如果反应程度在最佳反应以下，会多切除 1～2 mm 眼眶肌。第二把弯止血钳以相同的方式夹住睑板颞侧一

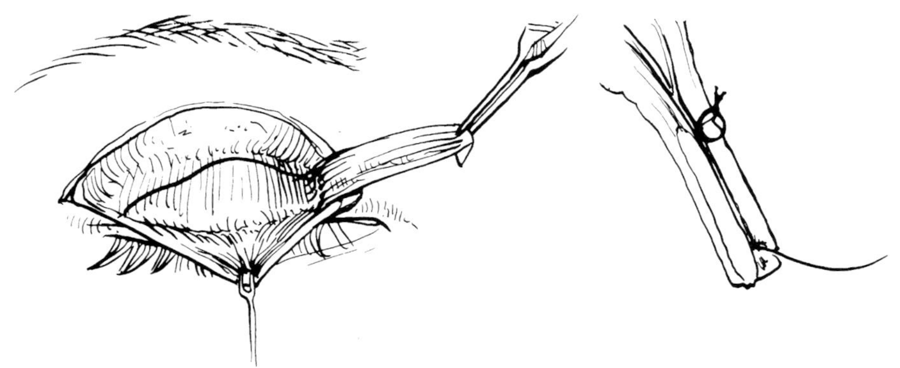

图 5.21 形成睑皱褶，在关闭切口时要包含前面的提肌腱膜下端。

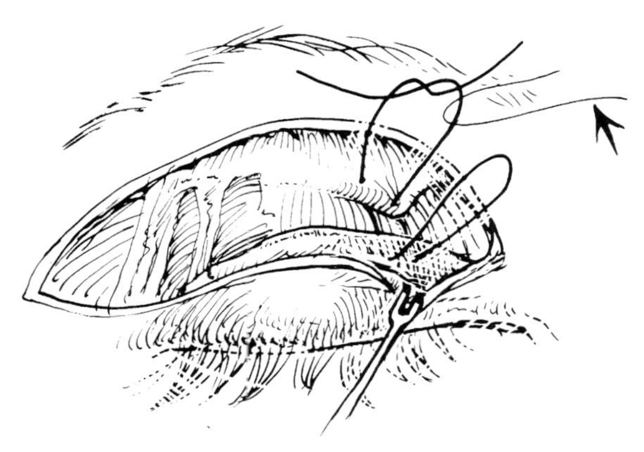

图5.22　用6-0黑丝线做褥式缝合,将断裂的提肌腱膜下端固定到睑板前表面上。

半。注意在两把钳子结合部不要形成峰状。用C-2针,5-0尼龙线从睑皱褶鼻侧进入皮肤,通过睑全层厚度,穿透鼻侧睑板和睑结膜,从钳子下方穿出。用连续褥式缝合方式从鼻侧沿钳子向颞侧缝合,直达睑板颞侧端。每一针的入口紧接前一针的出口(为了尽量减少暴露的缝线环),进针角度为45°(有利于拆线)并且尽可能拉紧以达到止血的目的(为避免手术后睑回缩)(图5.23C)。最后一针缝线从夹住睑结膜的外侧穿过睑全层,在颞侧睑皱褶的皮肤穿出。松开鼻侧钳子,颞侧睑仍用颞侧的钳子固定。将钳子外侧的鼻侧组织从钳子夹的印迹处切除(图5.23D)。注意不要剪断缝线。用有齿Adson钳夹住睑板上缘的颞侧。松开颞侧止血钳。沿夹子的印迹切除颞侧的睑板、结膜和眼眶肌。将睑翻转过来,用Adson钳子柄将后板弄平。将5-0尼龙缝线的鼻侧端和颞侧端向内侧和外侧牵拉,确信缝线能毫无困难地抽出。然后关闭睑成形术切口,再将上述缝线鼻侧端和颞侧端相互打一松结。这一Fasanella缝线结如果打得太紧可能引起睑上缘中央突出成峰状。

其他上睑轮廓异常

不光滑、圆顶状上睑突出是眶脂肪脱垂。轻压眼球,在特征性部位突出的组织团块明显加大是脂肪脱垂的特征。一般的睑板腺囊肿是局限性的、坚硬的,通常伴有皮肤或睑结膜炎性体征,而且位于睑板上方。额筛骨的黏液囊肿经常呈圆顶状团块出现在上沟内侧,在某些情况下它看起来可能像内侧脂肪袋。

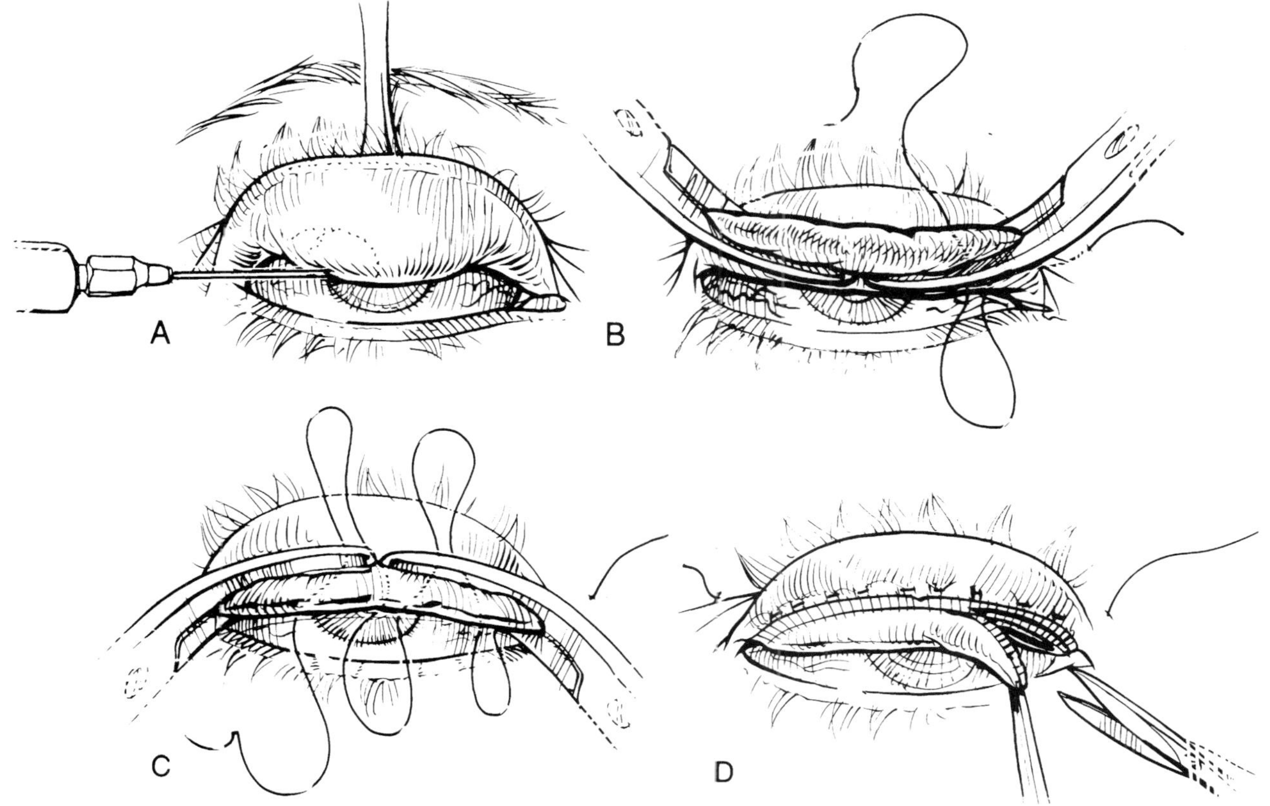

图5.23　A:将上睑外翻至Desmarres牵拉器上面;B:弯止血钳凹面向下,在睑板上缘上方4 mm处夹住组织。其中包括结膜、睑板和眼眶肌。从睑皱褶穿过一条5-0单股缝线,穿透睑全层厚度,从夹住的睑结膜表面穿出;C:做连续褥式缝合至夹住组织的外侧端,使每一针的入口紧挨前一针的出口,留下极少缝线暴露出来;为了易于拆除,进出针方向应和皮肤成45°角;D:从钳子夹住组织留下压迹的外缘将组织切除。

但黏液囊肿坚硬，通常不能压缩而且靠近眶内上缘。颧额或鼻额缝的皮样或上皮样囊肿，特别是已经脱出和被炎性的假性囊包绕的，可能以上睑颞侧或鼻侧半满肿胀的形式出现；或者作为一个分离的团块，酷似颞侧或鼻侧脂肪袋。然而，它们也可能比较坚硬、不可压缩，而且可能或不能触到与眶缘粘连。泪腺眶叶肿瘤可能以睑颞侧肿块的形式出现。它们可能是坚硬、不可压缩的，粘连到眶缘并伴有下垂和前突。

与整容睑成形术关系最大的是泪腺睑叶脱垂。这是上睑外侧部柔软、可压缩、可移动的肿块，在这一部位不存在明显的颞侧脂肪袋。它可以在检查者手指间滚动，可以是单侧或双侧的。将睑翻上，可见灰白色的肿物，位于睑板上外侧缘。泪腺脱垂可能与结节病同时发生，可能伴有肥胖、体重迅速增加、反复发生睑水肿、甲状腺活性增高状态或斯耶格伦病，或可以是常见于非裔美国人的伴浅眼眶的正常解剖学变异。

泪腺分泌物通常正常，属良性病变。对于这些病人，在睑成形术后为达到整容效果，宜进行重新悬吊术或 CO_2 激光泪腺回缩。

泪腺重新悬吊术

上睑皮-肌切除后，扩展皮-肌瓣，暴露眶间隔。切开间隔。泪腺睑叶暴露于眶侧缘鼻侧，泪腺窝前方。用钝器解剖方法暴露泪腺窝的骨膜。将不吸收的缝线(4-0 Polydek、4-0 普罗纶或 4-0 Mersilene)两端的每一端缝入脱垂的泪腺的前表面。然后将泪腺缝线的每一端在眶缘后方穿过泪腺窝骨膜(图 5.24)。如果这步操作不能将泪腺充分地重新悬吊而使其回缩到泪窝中，则可在颞侧眶缘上方靠后的部位钻两个孔，将缝线两端分别穿过两孔，拉紧并打结。用 CO_2 激光回缩泪腺睑叶是一个替代的方法。暴露腺体后用 CPG(计算机定形器)重新定形它的前表面，使它前方的轮廓扁平。这一操作可与缝线悬吊互相补偿。最后关闭睑成形术切口。

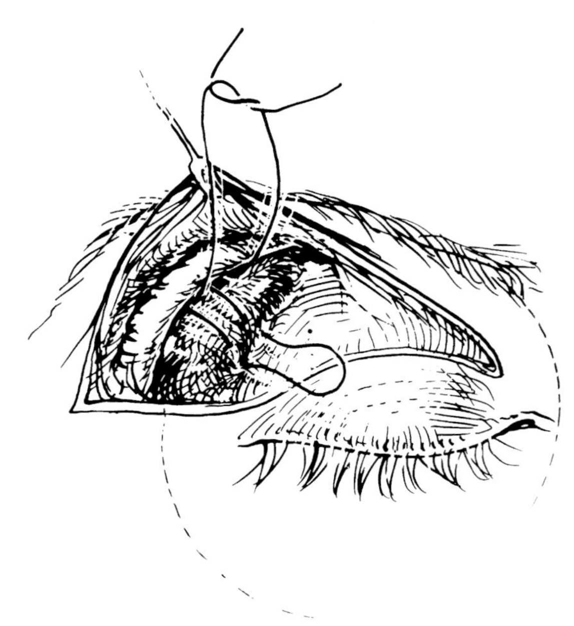

图 5.24 脱垂的泪腺可以用不吸收的缝线做褥式缝合，使其重新悬吊到泪窝的骨膜上。

第 6 章

下睑:解剖学和手术技巧

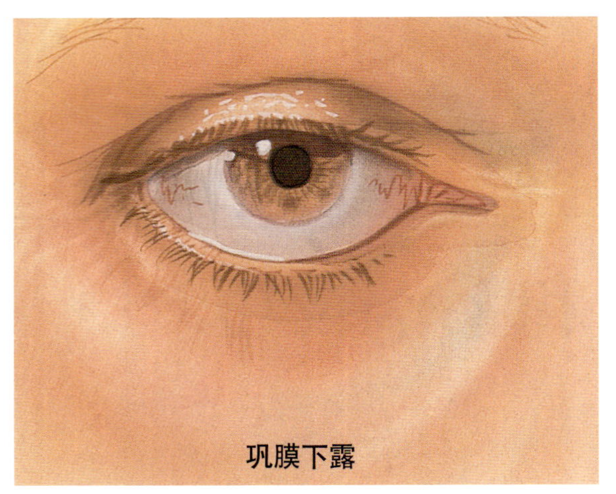

巩膜下露

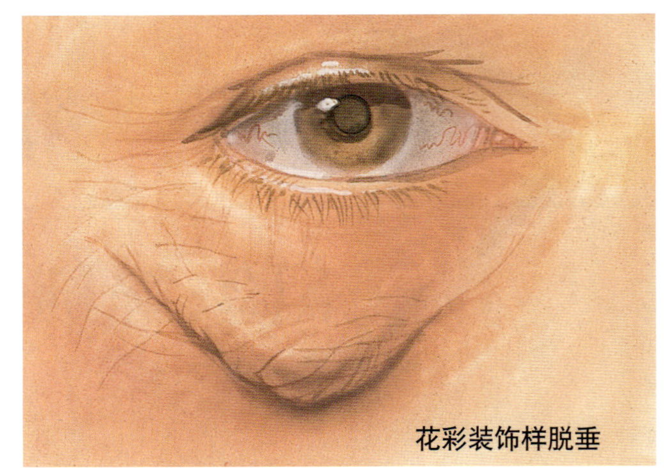

花彩装饰样脱垂

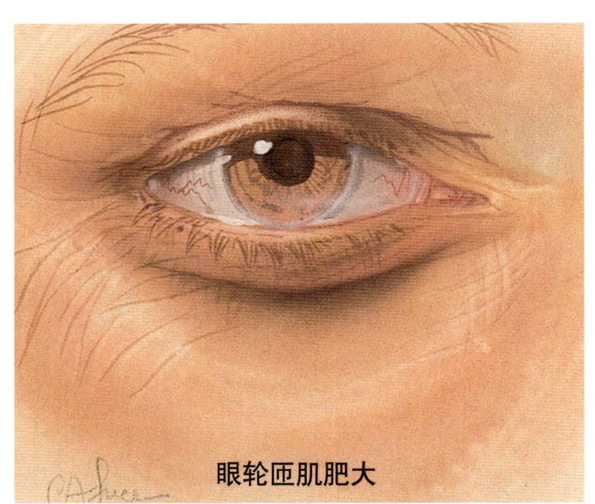

眼轮匝肌肥大

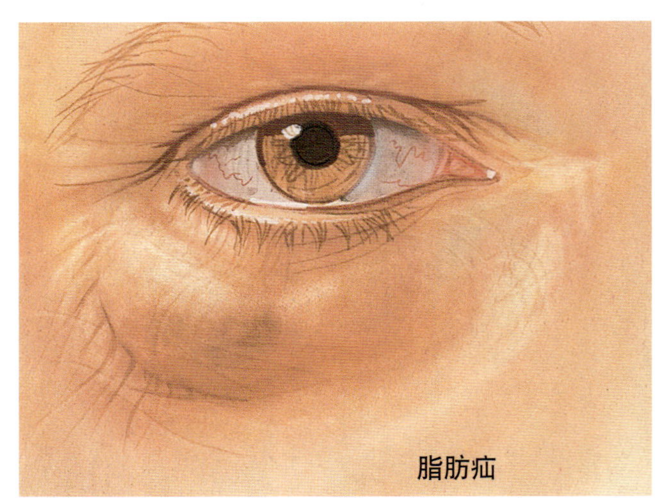

脂肪疝

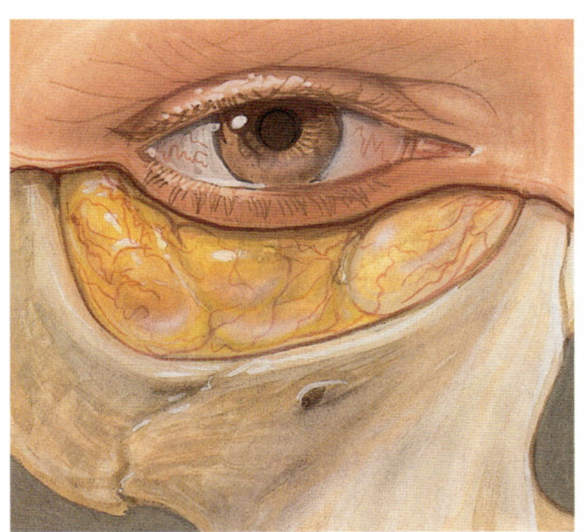

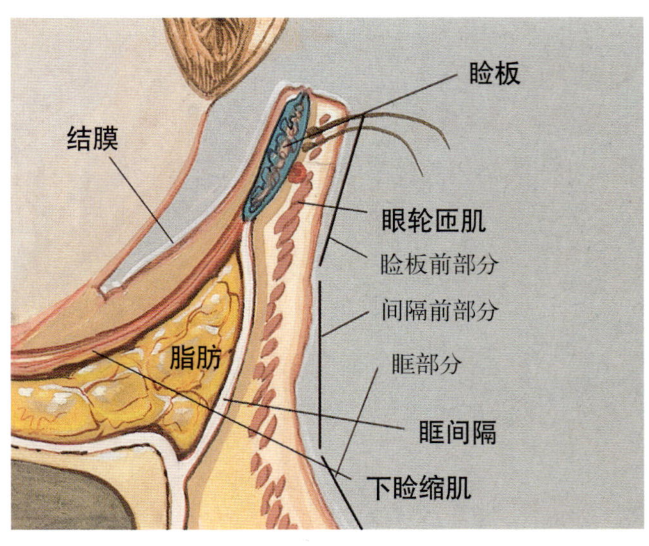

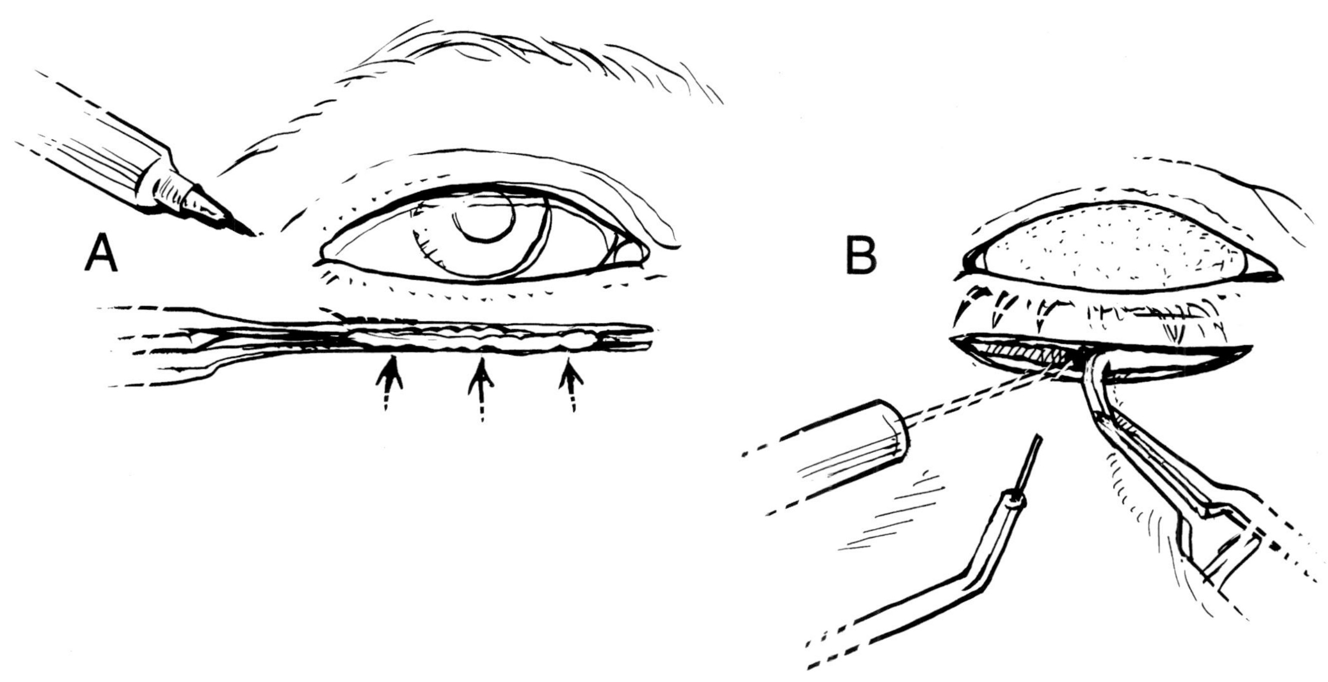

图 6.8 A:在那些极为罕见的下睑皮肤极度增多的病例中,采用激光换肤术 3 个月后,在下睑皱褶处夹起多余的皮肤并画线;B:用 CO_2 激光或放射外科电极切除多余的皮肤。

肪袋。内收则加重颞侧脂肪袋。眼向上翻可加重下脂肪袋。这些操作检查方法不会加重由睑水肿引起的隆凸。家族性易感因素、间隔软弱或真性间隔疝可能是脂肪前脱垂和继发性睑外形异常的原因。由于病人仰卧在手术台时,脂肪袋可能不明显,因此手术前确定并指明脂肪垫脱垂的部位和程度是非常重要的(图 6.12A、B)。

脂肪垫脱垂可单独地或共同地影响每一个腔隙。中间和鼻侧脂肪袋被下斜肌分开。中间和外侧脂肪袋被下斜肌的弓形扩展支分开。颞侧脂肪垫脱垂可能问题较多。如果睑切口向颞侧扩展不充分,则脂肪垫切除可能会不完全并残留畸形。在表面脂肪垫的后方,可能存在继发的深部颞侧脂肪垫。不精心的医生可能在手术后才发现他(她)和病人在手术前已经仔细研究过的睑凸出在手术后并未完全改善。除去浅层颞侧脂肪垫后,为了取得满意的结果,需要再次

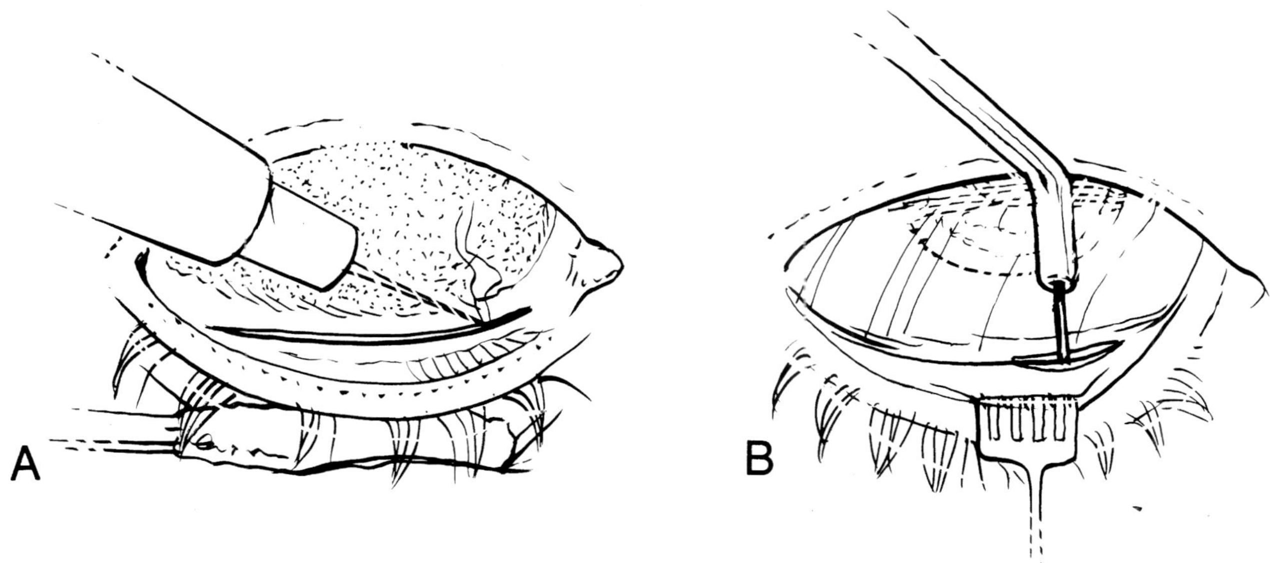

图 6.9 A、B:牵拉下睑缘,轻压眼球,使脂肪突出。用 CO_2 激光(A)或放射外科电极(B)在下睑缘和下穹窿之间,突出的上方切开睑结膜。

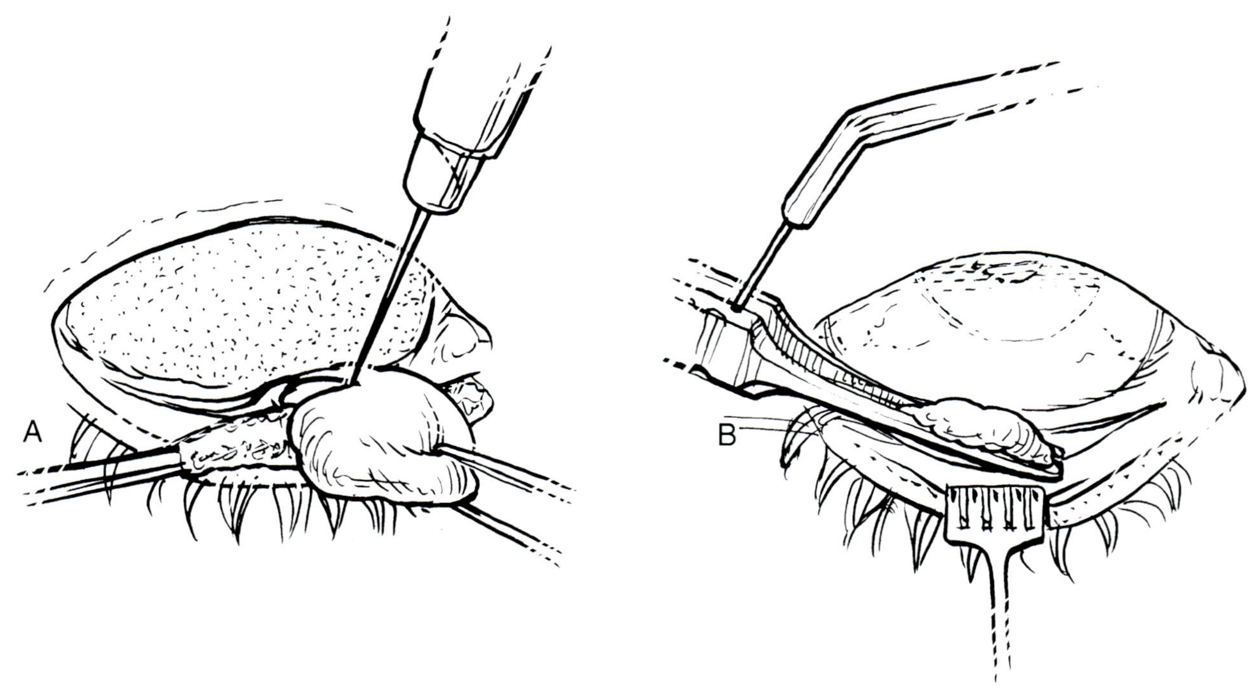

图 6.10 A:在脱垂的眶脂肪表面放置一支浸湿的棉拭子,用 CO_2 激光将其横切;B:如果用放射外科手术方法切除脂肪,需用镊子夹住所有血管或切除脂肪的基底部,然后使电极接触镊子。

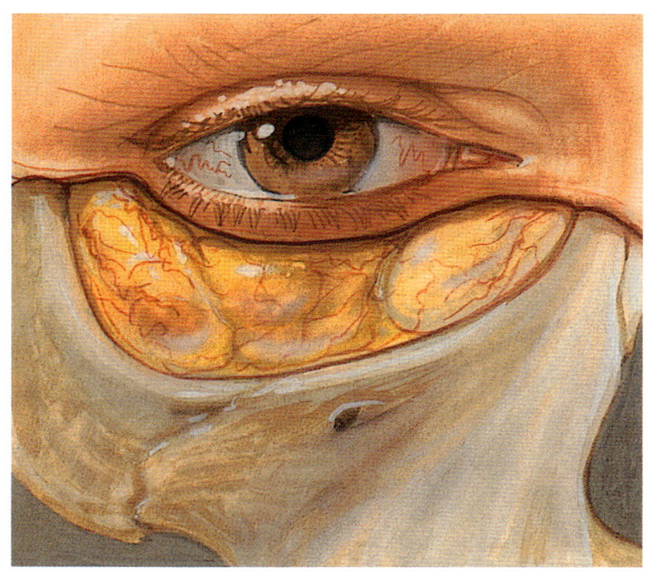

图 6.11 三个下睑脂肪袋可能以孤立的形式存在。

手术除去脱垂的继发脂肪垫。

医师可以选择脂肪切除和成形的方法。夹住脱垂的眶脂肪,切掉并烧灼残留部分是长期以来被医师们所接受的安全的技术(图 6.13)。对止血有问题的病人,它仍然是有用的。由于使用放射外科或 CO_2 激光的开关技术精确度更高,损伤性更小,目前已经不太重视钳夹-切割-烧灼的技术了。

可控电池操作的烧灼器具有足够的热度可以用来烧掉眶脂肪内的大血管,但必须小心不要烧着眼睫毛。单极电烧灼器可提供足够的热量使切除脂肪的基底部完全止血,但是病人必须着地,而且从理论上来说有电流通过眼睛神经传导和在着地点烧伤病人的可能性。也可以应用双极电烧灼器,它不需病人着地,而且也不冒电火花(图 6.14)。

钳夹-切割-烧灼技术

在隆凸的上方切开下睑缩肌。轻压眼球。当明黄色的中间脂肪袋蘑菇样脱出来以后,用弯止血钳夹住它的基底部。割去突出于钳子表面的脂肪。如果病人正在给予吸氧,则在烧灼或使用激光前必须关掉氧气。火花可能烧着病人的眼眉、眼睫毛或鼻毛。用电烧灼器(为了适度烧焦但不产生火花需调至适当的水平)或放射外科电极接触钳子的脂肪垫基底部表面。注意避免烧灼器或钳子接触到睑缘。在放开钳子之前,用有齿 Adson 镊子夹住脂肪垫的基底部。如果发现出血点,将其重新夹住并烧灼,然后再送回到眶的深部(见图 6.13)。

再次轻压眼球。将任何再次出现的脱垂脂肪夹住,切割掉并烧灼。以类似的方式,在脂肪隆凸的上方切开缩肌,暴露外侧和鼻侧脂肪袋,并钳夹、切割和烧灼掉。鼻侧脂肪袋的脂肪较白,质地较稠厚,而且血管比其他脂肪袋丰富。切勿侵害性地挑开脂肪从眶内拉出;这样操作可增加眼球后出血的可能性并引起下沟变深。

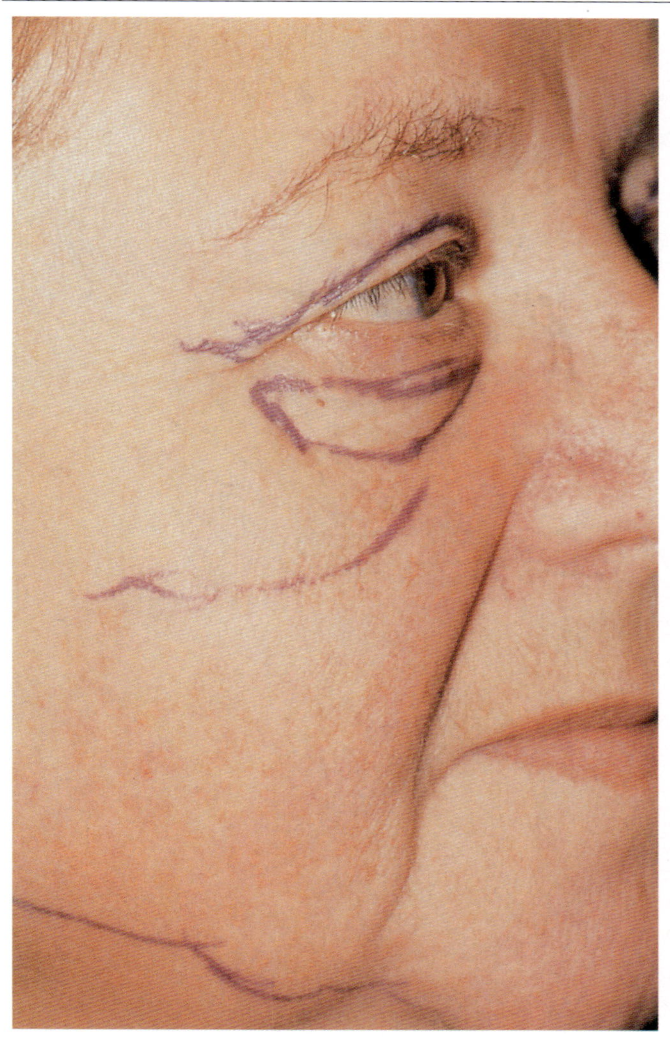
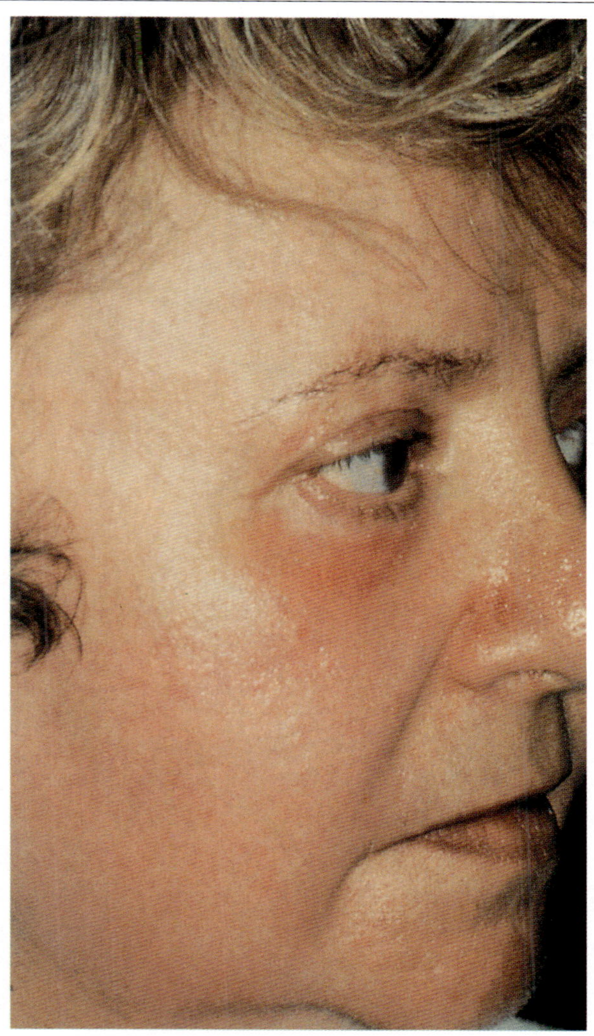

图 6.12　A:这位 56 岁的妇女在进入手术室前,已经描绘出下睑脂肪脱垂和颧部充盈;B:下睑和上睑成形术以及全面部激光换肤术 3 周后,她的眼睑和外貌得到改善,但存在轻度的红斑。

开天切除术

广泛切开下睑结膜和缩肌,暴露每一个脂肪垫的前表面。轻压眼球使脂肪明显脱垂,用有齿 Adson 镊子夹住脱垂的脂肪将其固定。用 Wesscott 剪、可控烧灼器、放射外科电极或 0.2 mm CO_2 激光机头松解睑板粘连并修整未夹住的脂肪。

很容易见到大血管,可将其夹住并烧灼。当发现大血管时,用镊子夹住然后用放射外科电极或散焦 0.2 mm CO_2 激光机头将其烧掉。在鼻侧更常发现血管。轻压眼球,将脂肪修剪成流线型,不用钳夹和烧灼即可取得很精确的结果。脂肪袋的完全显现暴露使这项技术变得更为安全而且十分有效。

颧部花彩装饰样脱垂

颧部花彩装饰样脱垂在过去是最难矫正的畸形(图 6.15)。单独使用标准的睑成形技术并不足以矫正这种畸形。必须应用 CO_2 激光且附加其他的方法。

过度增多的下睑皮肤和轮匝肌像波浪状花边一样下垂到下眶缘以下,通过睫毛下睑切开的切除术(图 6.16A～D)得不到控制。在历史上,睫毛下切开的下睑成形术伴经皮下扩展至眶下缘,在手术后会特征性地留有皮下水肿袋,而且在颧骨隆凸以上会残留过多的皮肤。在残留的炎性脱垂部位注射醋酸甲泼尼龙(Depo-Medrol)可以减少畸形。从皮肤-肌肉皮瓣下扩展分离。在外侧睑缝进行骨膜固定并在内侧将颧轮匝肌下脂肪悬吊于眶下缘已在前面进行过描述,它可减轻花彩装饰样脱垂(图 6.17A～C)。用皮下肌腱膜系统(SMAS)(Ellman International 公司,纽约州休利特市)折襞术和经皮肤下扩展做皱纹切除术,可为睑-颧复合物提供向上方的附加支持作用,而且也可以减少颧皮肤过多。颧脱垂部位 CO_2 激光换肤术可以明显减轻轻度至中度畸形;通常需要使用最大功率进行 2 次或 3 次照射(图 6.18;也见图 6.12)。

残留的颧部花彩装饰样脱垂用直接切除术加以矫正(图 6.19A、B)。直接切除下颧部花彩装饰样脱

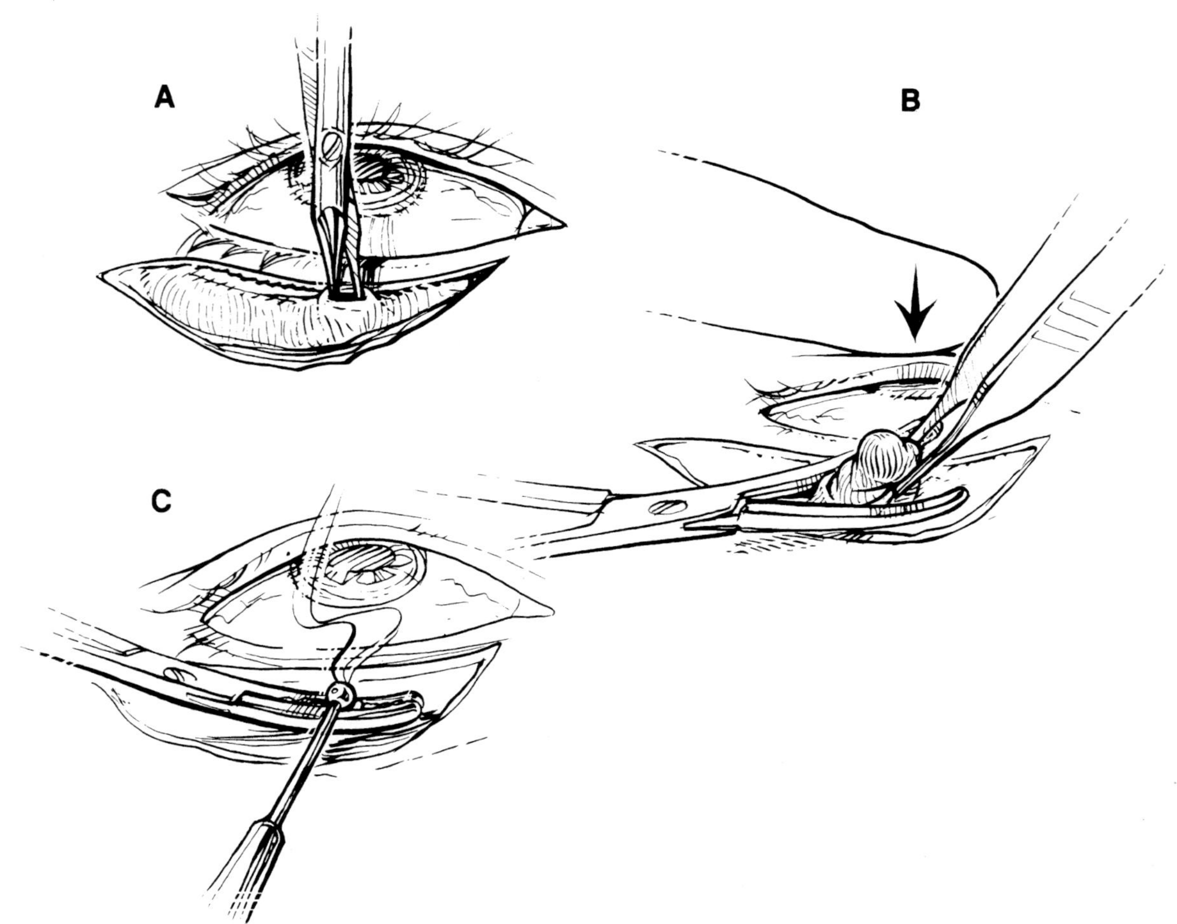

图 6.13 我们很少使用经皮的下睑成形术和切除脂肪袋的钳夹、切割和烧灼技术。

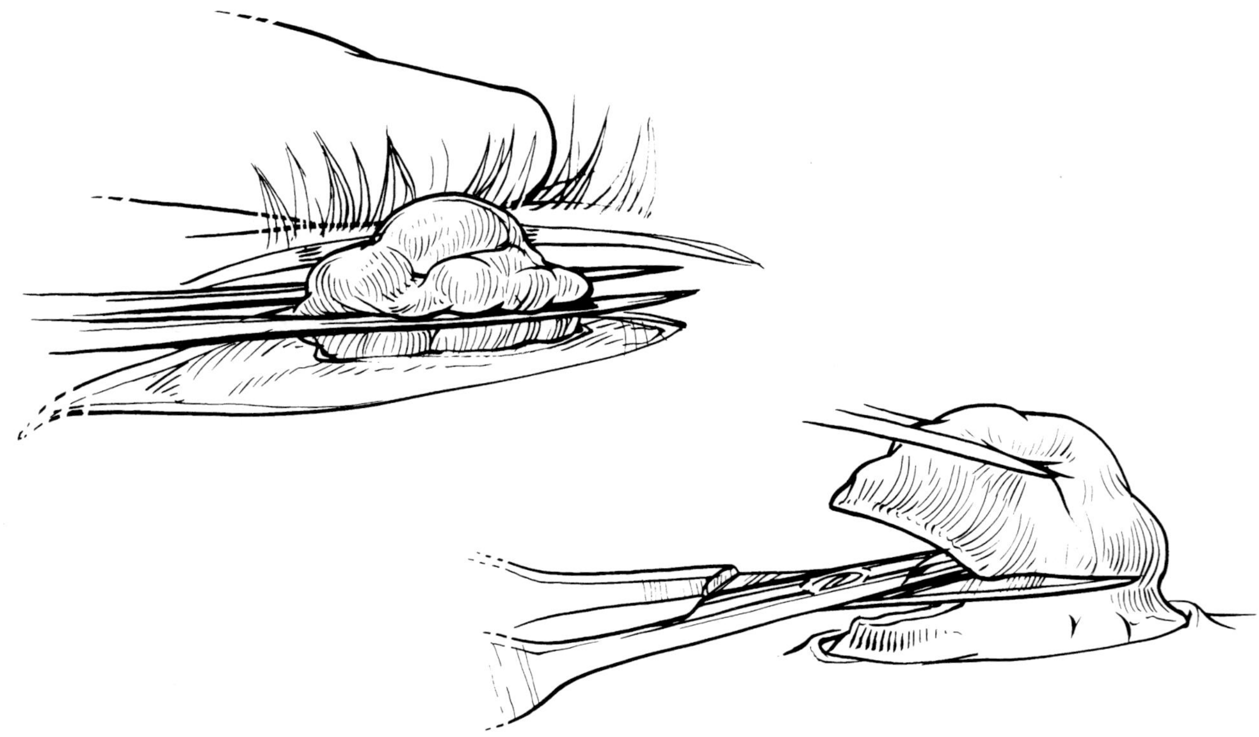

图 6.14 用一把双极的镊子夹住脱垂的眶脂肪。这样将减小脂肪的隆凸，然后可以沿烧灼的边缘修剪。

垂可有效地消除多余的下颧，但也会给病人留下不可掩饰的瘢痕。在大多数情况下，这种瘢痕可用 CO_2 激光换肤术加以处置。

颧部花彩装饰样脱垂用亚甲蓝进行划界，同时向鼻侧和颞侧逐渐变细，画出一椭圆形的切除区（图 6.19A）。用有齿的 Adson 镊子夹持切口，使切口在垂直方向扩大，同时仔细观察下睑缘以确保切除后不使下睑缘失真。在计划的切除区的皮下注射利多卡因加1∶200 000肾上腺素。切开已划定的花彩装饰样脱垂的切口。然后可以切除颧前和下颧的脂肪袋。此区用 CO_2 激光或 Er∶YAG 激光做换肤术。用 6-0 尼龙缝线对切口做间断缝合。

颧袋

无对照的病史曾描述过孤立的颧骨隆凸水平或该水平以下的脂肪袋。如果这种脂肪袋与睑板后脂肪相连接，则可通过经结膜进路进行成形术。它可能伴有或不伴有皮肤和轮匝肌花彩装饰样脱垂。如果伴有，可用从睫毛下切开扩展分离的方法进行矫正，但在大多数情况下，直接将多余的颧部皮肤进行椭圆形切除或仅仅为了切除脂肪而做直接颧切开是更有效的。CO_2 激光换肤术对这种畸形的矫正是无能为力的。主要缺点仍然是切口分离和颧骨隆凸上方的瘢痕，这种瘢痕以后需要行激光换肤术。

下睑水平松弛伴有或不伴有明显的外翻

下睑松弛使下睑被动地从眼球前表面脱垂大于 6 mm，可容易地引起手术后睑外翻或睑缘回缩。这尤其与当代经皮肤下睑成形术有关。然而，经结膜进入的手术却可减少下睑缘移位的危险，但在进行下睑换肤术前，必须处理好任何下睑缘松弛。

矫正轻度至中度下睑缘和眼周腱松弛：外眦折襞术

大部分有一定程度下睑缘松弛的睑成形术的病人可以用外眦折襞术得到矫正。这种手术的侵害性极小而且有效，同时能保持外眦角和睑外侧缝原封不动。这对下睑松弛不明显的病人，在进行下睑换肤术时是一种极好的预防性技术。

在眶缘外侧上面做一 4 mm 的上睑皱褶外切口。暴露眶缘骨膜（图 6.20A）。在下睑外侧睫毛下做一 2 mm 切口。从下睑睑结膜通过睫毛下切口，用 4-0 普罗纶线做双臂褥式缝合。缝线的每一臂再穿入睫毛下切口，指向外侧方和上方，束住外眦腱再通过上睑皱褶切口出来。然后将缝线的每一臂固定到眶缘外侧骨膜上。将缝线打结并扎紧，直到睑缘与眼球处于适当的对合位置（图 6.20B）。关闭皮肤切口。

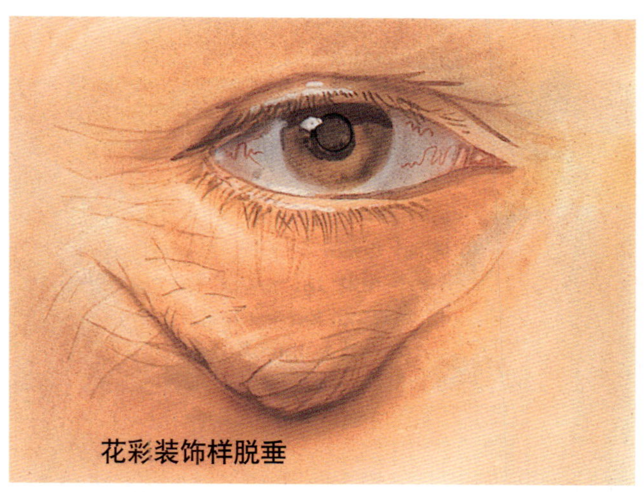

图 6.15　使用 CO_2 激光整容手术以前，颧部花彩装饰样脱垂非常难以矫正。

矫正外眦腱松弛：外侧睑板条状切除术

外眦角略微变圆或下睑 S-形变形伴颞侧垂向睑口增加是外眦腱松弛的指征。向鼻侧牵拉下睑缘使水平睑口变窄并使外眦角靠近颞侧缘是明显的外眦腱松弛的结果（图 6.21A）。如果松弛明显，则不能用眼角折襞术矫正。

在睑外侧缝上方从外眦角到外眶缘做一 10～12 mm 水平切口。用放射外科电极或 0.2 mm CO_2 激光机头做外眦切开术。外眦腱的下脚及其骨膜附着处于眶外侧缘后方 5 mm Whitnall 眶结节处，用钝器和锐器剖开后可以暴露出来。从骨膜附着处将外眦腱下脚切断，将断裂的下睑拉向颞侧并在与外眶缘重叠的部位做 V 字形切割。睑缘和睫毛线颞侧切除至切迹。在睑板下和睑缘切迹的颞侧部位做轮匝肌、睑缩肌和结膜的倒置三角形切除。保留一长条睑板（图 6.21B）。切除向颞侧越过眶缘的睑板。

此时，可进行下睑经结膜的睑成形术，然后再重新固定外眦腱。用双臂-0 普罗纶缝线在距颞侧缘 4 mm 的鼻侧穿过睑板条。将双臂缝线的每一臂从骨膜下向外侧穿到眶外缘的后方，尽可能接近 Whitnall 外侧眶结节，然后向上穿过外眦腱的上脚，最后从眶外缘外上方穿出（图 6.21C）。扎紧这一褥式缝合线并使下睑与眼球保持适宜的位置，修尖外眦角，抬高颞侧下睑的水平，这样也许会轻度加宽水平睑口。

内眦腱松弛

内眦部位是解剖学中极其复杂的区域。在这一区域中做手术是相当困难的，应该由熟悉解剖细节、技术难点和手术中特殊危险性的外科医师去做。在无明显的内眦外翻或泪点外翻的情况下，可以用向外侧牵拉下睑缘的方法而发现。当存在内眦腱松弛时，

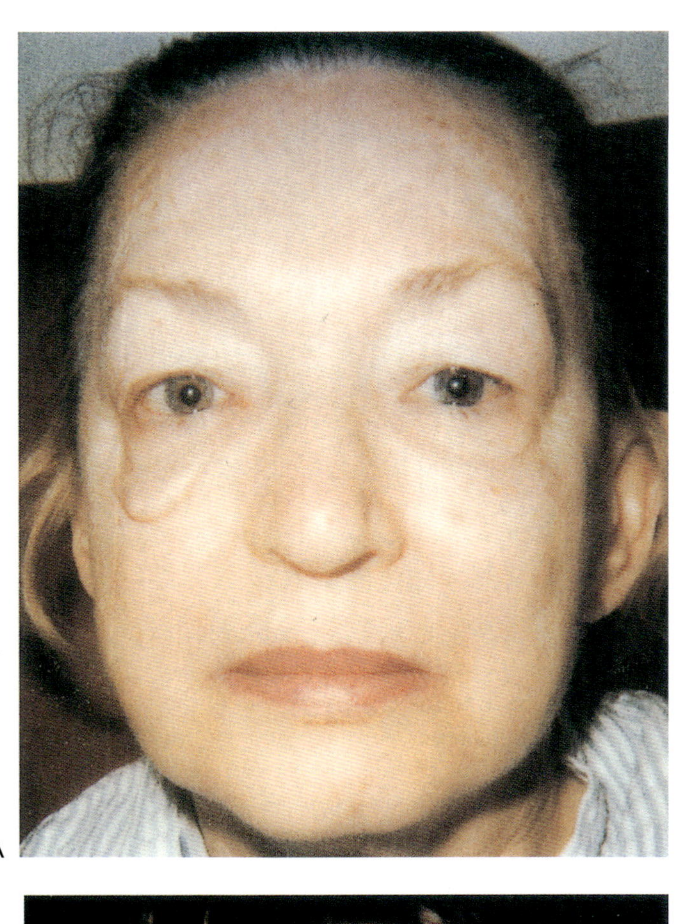
A

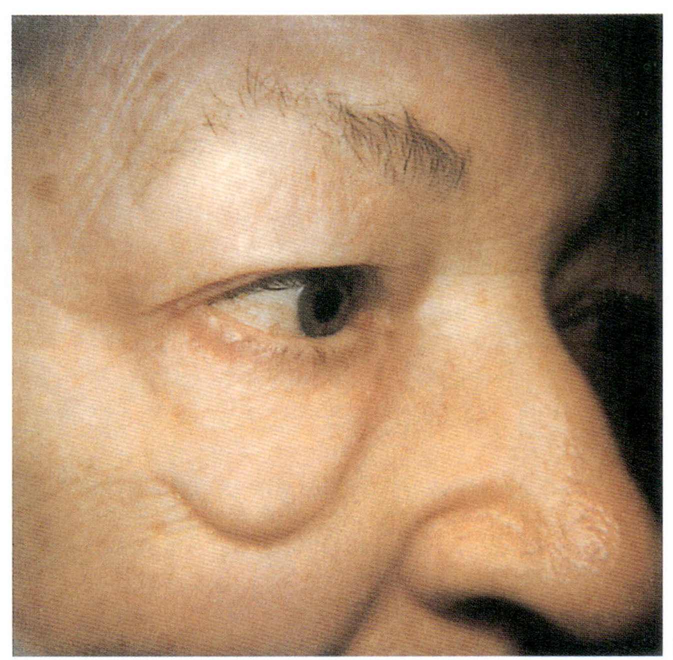
B

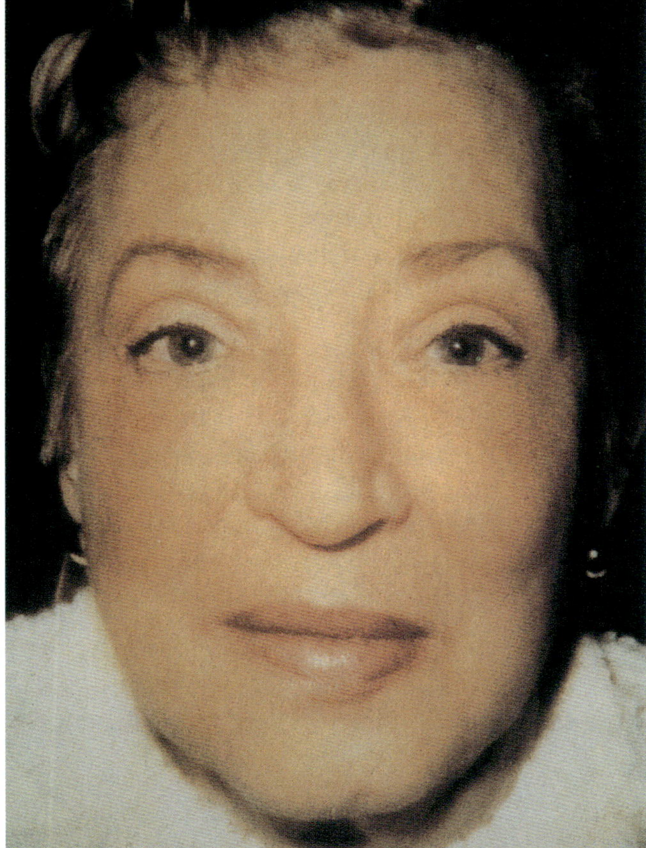
C

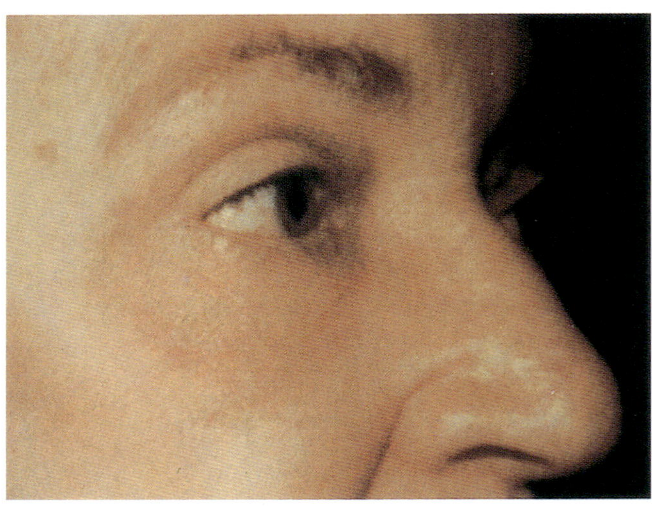
D

图 6.16 A、B:这位 62 岁的妇女有明显的右颧部花彩装饰样脱垂。多次甲状腺检查未能揭示任何异常;C、D:经上睑和下睑修整、直接切除花彩装饰样脱垂和换肤术后,有明显的改善。

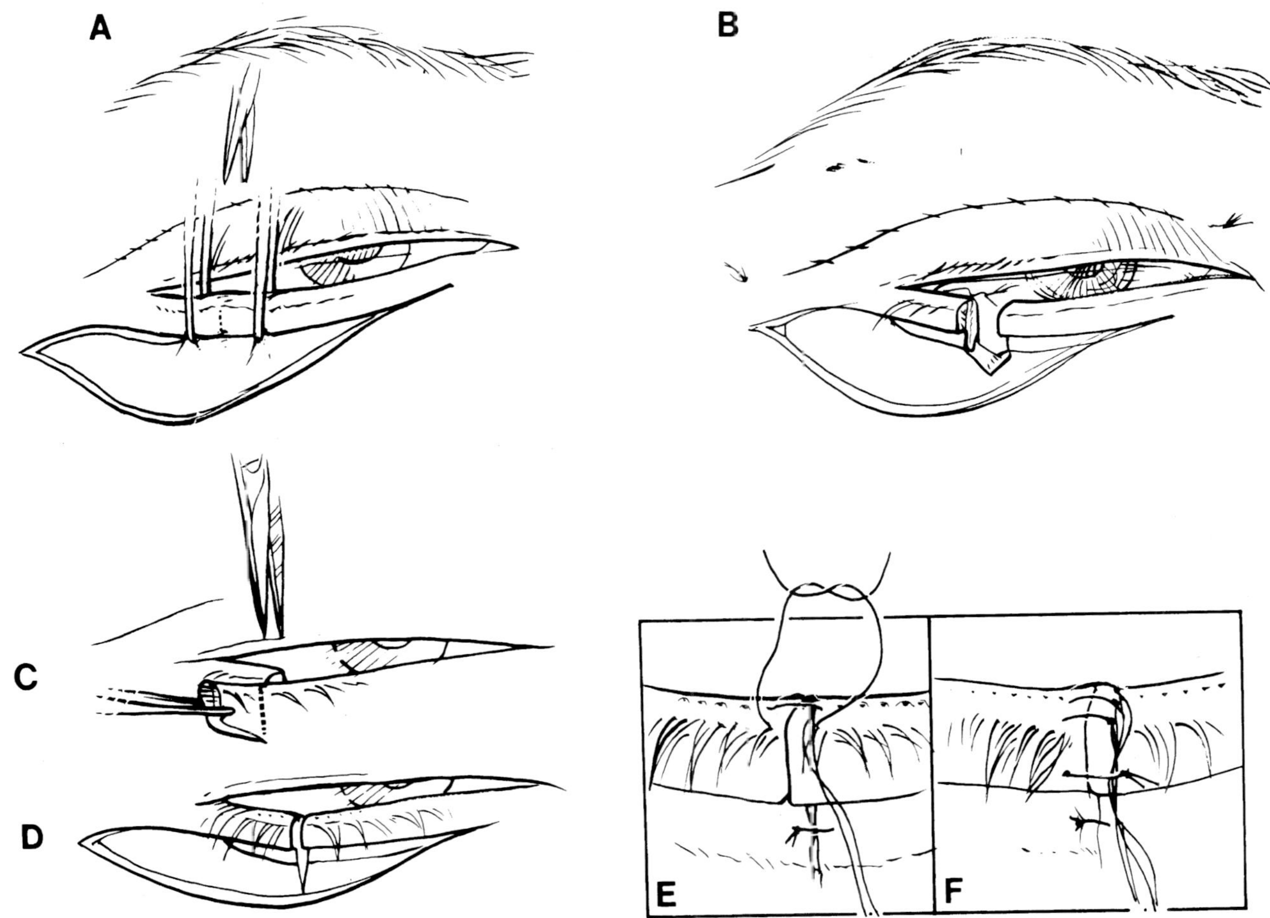

图 6.22　A:在颞侧 1/3 和鼻侧 2/3 交界处做下睑缘水平缩短;B:倒置的五边形、楔形切除适用于精确的下睑吻合术;C、D:用重叠两断端,使睑缘与眼球适当对合的方法确定切除的宽度;E、F:用 6-0 黑丝线做三个间断缝合修复睑缘,三次缝合的位置分别位于睑板腺孔、灰线和睫线。缝线末端留长一些并将其共同置于前板缝线下。

上睑睑成形术

因为亚洲人上睑解剖学有各种各样的变异，因此应用于白种人病人的常规技术可能不能取得理想的结果。有三种情况值得特别注意：睑皱褶-折叠复合物、眦上折叠和水平睑口的角度与宽度。

我们的大部分亚裔病人特别注重他们睑皱褶-折叠复合物的高度、深度、长度和对称性。他们的要求和期望是非常具体的，也是非常确切的。即使是微小的改变也要尽最大的努力去进行处理（图 8.1A、B）。我们还感到源于不同文化的病人有着不同的审美观，而且对眼睑的迷人之处有不同的看法。因此，我们建议仅在睑皱褶-折叠复合物的高度和外形上做微妙的、非常自然的改变。我们不推荐加深上窝或改变外眦角。

睑皱褶-折叠复合物

也许最重要的是睑皱褶-折叠复合物。亚裔病人睑折叠增加有多种原因：

- 睑折叠往往完全掩盖了睑皱褶。提肌腱膜前扩张较弱或不存在，不像白种人病人，或向下附着远至接近睑缘（表 8.1）。
- 界限不清或有脱垂的腱膜前脂肪垫（睑板前脂肪垫不受眶间隔约束），也可能有丰富的皮下脂肪沉着。
- 可能有组织过多、松弛或伴有睑板附着点低的间隔扩大。
- 通常有皮下脂肪明显增多（图 8.2）。

只有在睑折叠回缩时，下睑皱褶才明显（图 8.3A、B）。睑皱褶可能根本不存在，或只能在接近白种人的睑水平才可见。在睑皱褶位于睑缘上方 6 mm 或 6 mm 以上时，可见双眼皮。当其位于睑缘以上 4 mm 以内时，即为单眼皮。

在中国人、日本人、韩国人和菲律宾人中有明显的人种学差异。这些病人中每一个病人的手术过程必须因人而异。病人必须清楚：上睑皮肤和轮匝肌切除可能形成一个睑皱褶并可能使睑西方化。许多病人特别想要西化他们的眼睑（图 8.4A～C）。一些人想要双眼皮而不改变他们的种族特征。另一些人抱怨厚重的眼睑，他们只想多切除一些，但不想改变他们的外貌（图 8.5A、B）。后一组病人是真正睑下垂的病人，他们不想改变上睑的特征；皮肤的切口必须较低，不管是原先存在皱褶的病人还是不存在皱褶的病人，切口不高于睫毛上方 4～5 mm（见图 8.3A、B）。对于这群病人，若可能的话，间隔和腱膜前脂肪应该原封不动地保留下来。

对于想要做双眼皮而又不想西化的病人，睑皱褶应界定于睫毛以上 4～5 mm 处。进行包含间隔前脂肪组织的皮肤-肌肉切除术（图 8.6A 和图 8.7A）。打开间隔至皮肤-肌肉切除的全宽度。轻压眼球以促使脂肪脱垂，保守地将它们切除或用 CO_2 激光蒸发（图 8.7B）。任何大血管应予烧灼或蒸发掉。可见提肌腱膜。为了提供睑板前扁平的外形和避免睑皱褶重复，应切除 4 mm 条状睑板前轮匝肌。这一操作方法可能会切断提肌腱膜的下缘。将腱膜下缘固定于睑板前表面，位置应于睑板高度的中间，用 6-0 黑丝线做三针间断缝合（图 8.6B，和图 8.7C）。为了确信能保持合适的睑水平和外形，请病人睁开或闭上眼睛仔细观察。

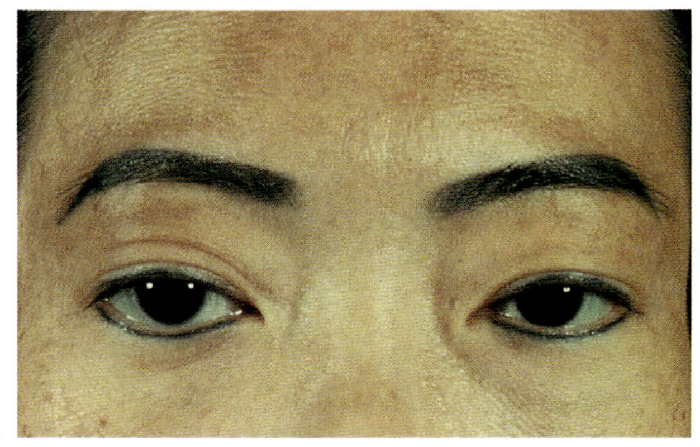
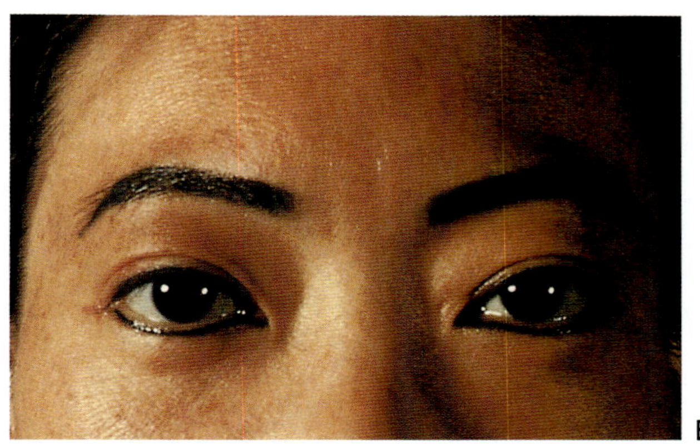

图 8.1 A:这位 32 岁的日本妇女有上睑皱襞-折叠复合物不对称。她的右上睑有多个皱襞,而且左上睑皱襞低;B:右上睑皱襞形成,左上睑皱襞抬高。

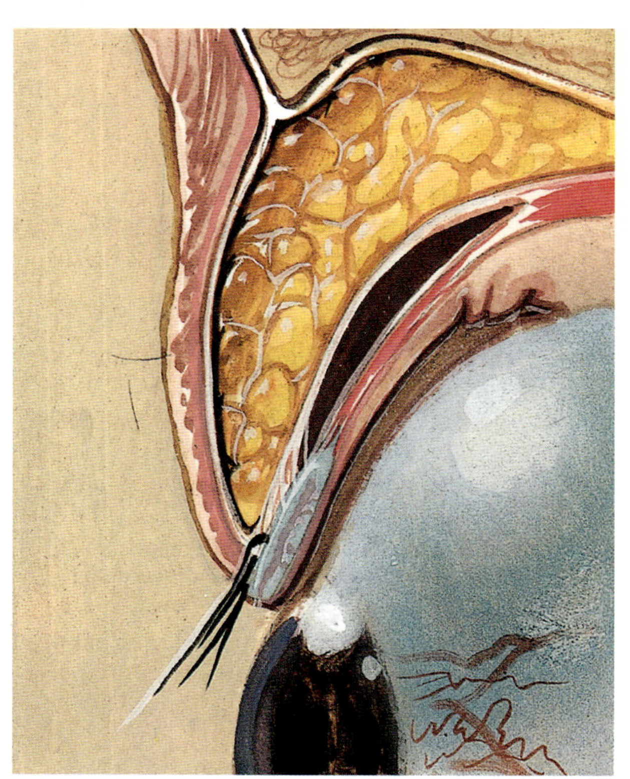

图 8.2 眶间隔扩张伴提肌腱膜附着点低和向前附着于皮肤不足产生亚洲人上睑低或缺乏睑皱襞的特征。

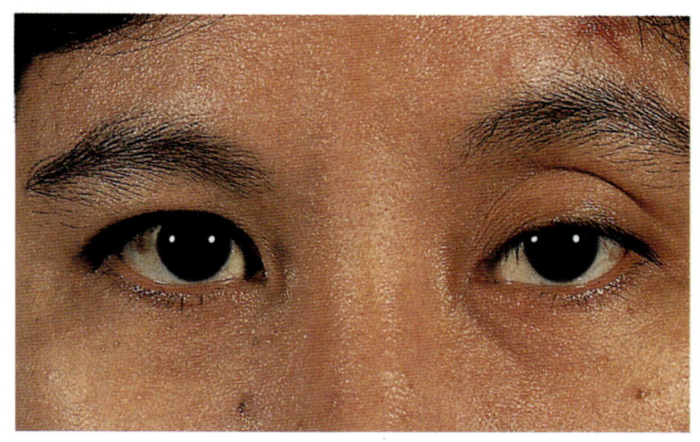
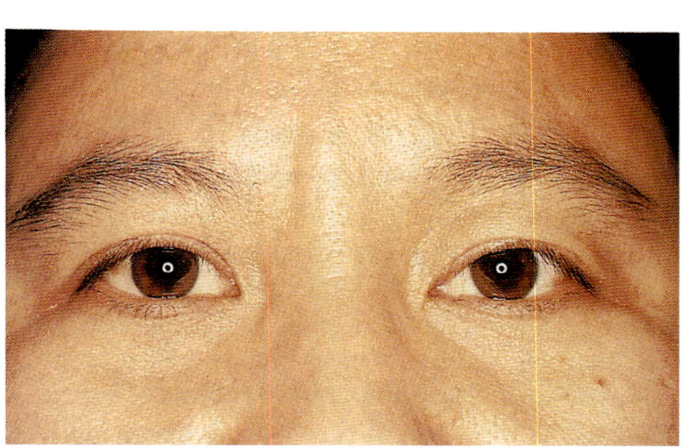

图 8.3 A:这位 27 岁的菲律宾妇女存在右上睑睑皱襞低、左上睑皱襞回缩和左上睑下垂。睑皱襞不对称比她轻度的下垂更明显;B:用经低睑皱襞切口提高提肌腱膜矫正她的左上睑下垂使她重新恢复了眼睑的对称性。

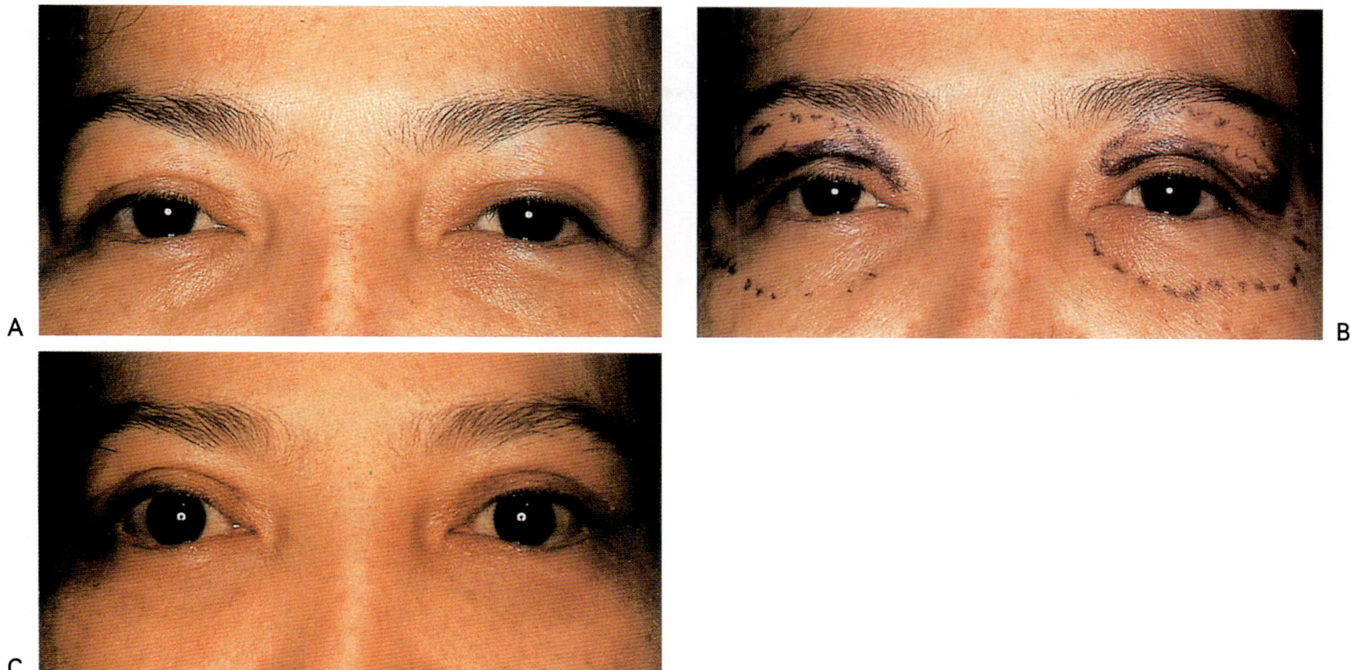

图 8.4　A:这位 34 岁的华人妇女在来我们诊所前做过睑皱褶手术。但留有上睑太厚重和下睑太松弛;B:计划为她做上睑保守的脂肪成形术,不另做皮肤切除;下睑经结膜的脂肪成形术和激光换肤术;C:这些手术后,她的睑外形有所改善。

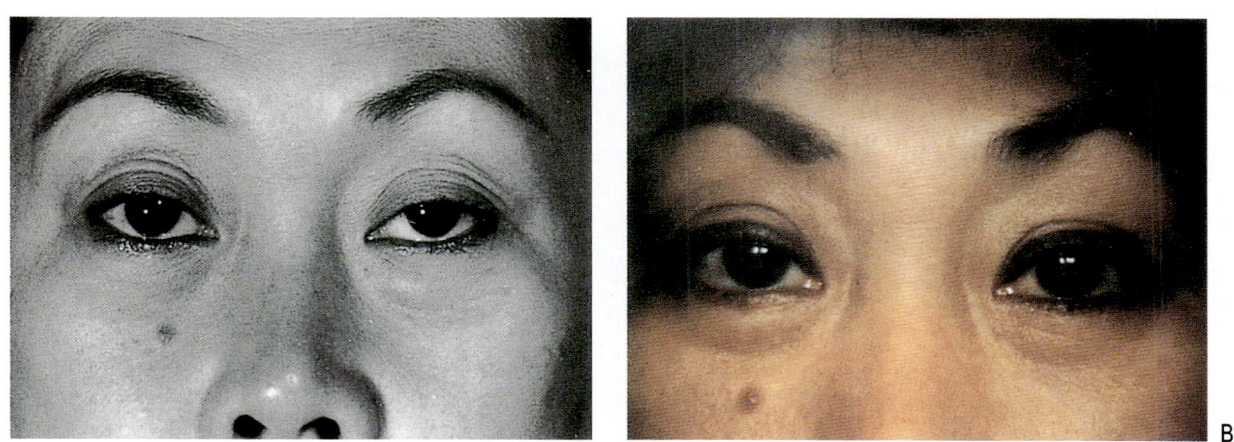

图 8.5　A:这位 40 岁的菲律宾妇女主诉上睑厚重和下睑丰满。她有上睑下垂伴睑皱褶不对称和明显的下睑脂肪袋脱垂;B:提肌腱膜徙前术、睑皱褶重建术和下睑睑成形术后,取得极好的睑水平和外形而没有改变她的种族特征。

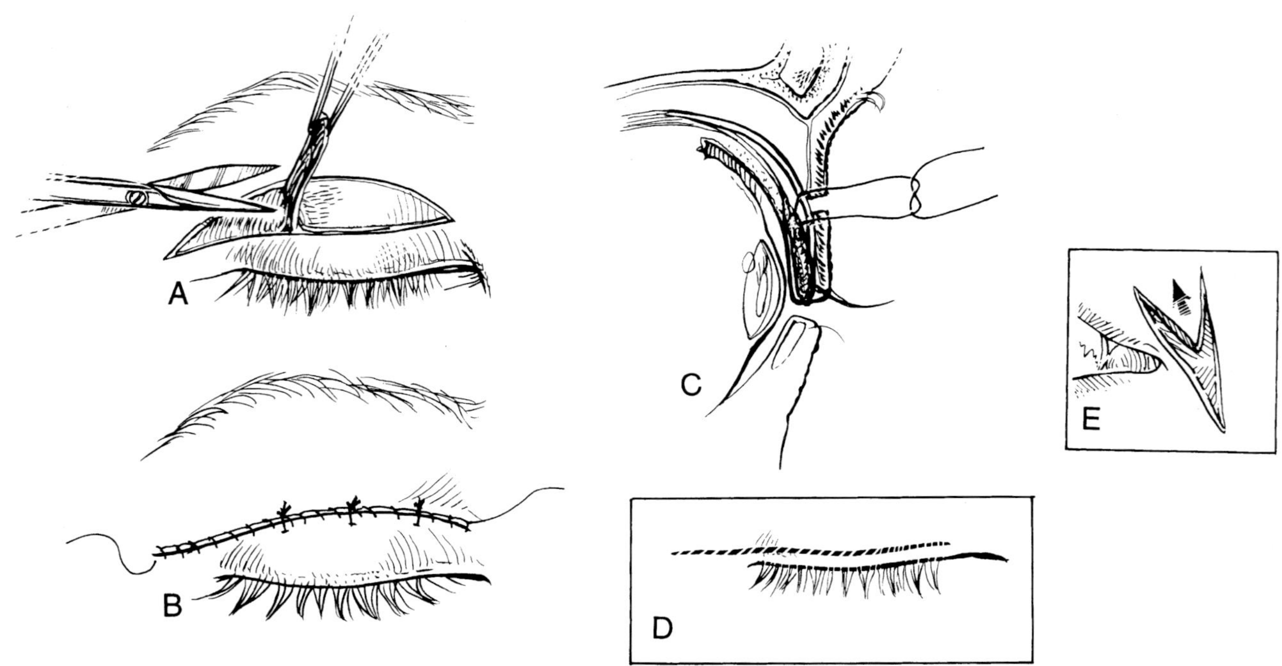

图 8.6 A:如果除了缺乏睑皱褶外还还存在睑折叠增大,可在想要的睑皱褶水平处做皮肤-肌肉切除术;B、C:可以采用睑皱褶成形术并将提肌腱膜前缘一起缝合的方法关闭切口;D:如果计划做上睑切除或矫正下垂而不西化,可以采取较低的睑皱褶切口;E:为了减少眦上睑板肌,可使用 V-Y 成形术。

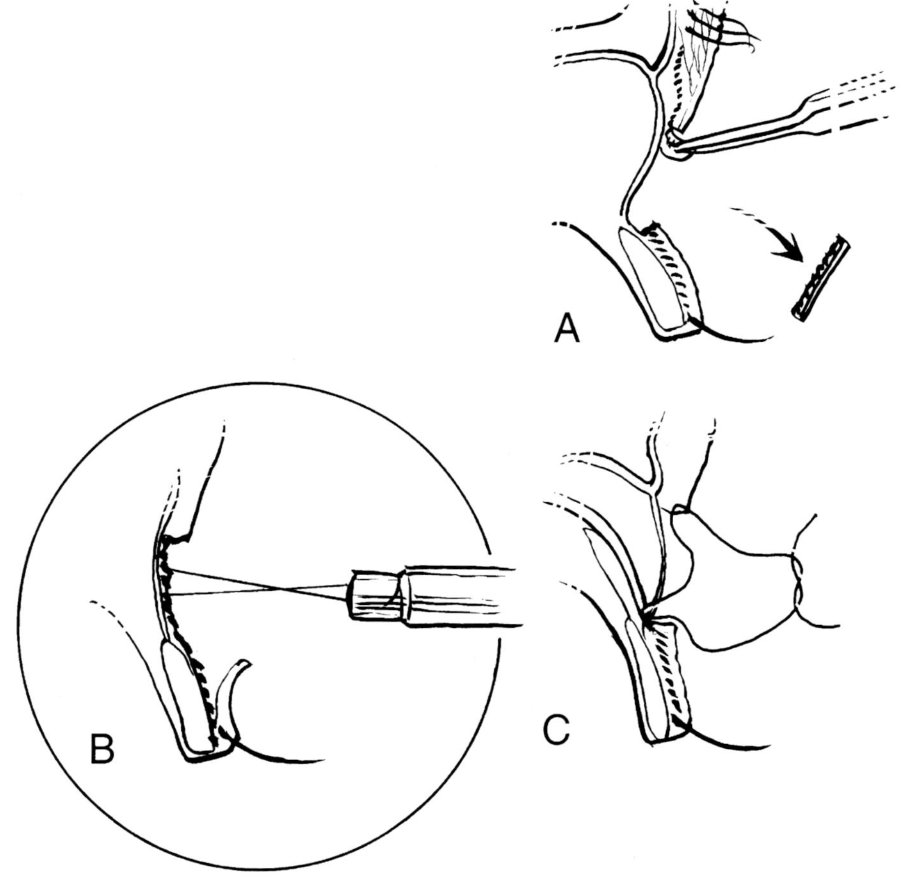

图 8.7 形成睑皱褶。A:肌皮切除术;B:CO_2 激光收缩腱膜前和皮下脂肪和眶间隔;C:切口关闭同时固定缝合提肌腱膜。

表 8.1　单眼皮亚裔病人睑折叠明显(睑皱褶模糊)的原因

提肌腱膜附着过低
腱膜前扩展不足
睑板前脂肪过多或间隔无力
皮下脂肪

用 6-0 黑丝线做三针缝合将伤口分为 4 段后,再用 6-0 尼龙线做连续闭锁缝合关闭切口,同时将重新接上的提肌腱膜的下缘关闭在切口内(图 8.6B、C)。

除了完全缺乏上睑皱褶的病人以外,我们不再使用全厚度可吸收的褥式缝合去形成睑皱褶。用这种方式形成的睑皱褶较深,甚至在向下凝视时,看上去也会不自然。

眦上折叠

眦上睑板肌是中国北方和韩国病人最具特征的折叠。由于折叠掩盖了鼻侧睑缘,故在颞侧有界限清楚的睑皱褶而鼻侧没有。如果病人想使鼻侧的睑皱褶更明显,可在眦上折叠成形术后用将上睑成形术的切口向鼻侧扩展超过上泪点的方法改变眦上睑板肌。用 6-0 黑丝线做间断缝合,并用 V-Y 成形术的方法关闭切口(图 8.6E)。

由于亚裔病人有较大形成增生性瘢痕的倾向,因而内眦折叠的矫正应特别小心处理,医师应有丰富的经验并注意长期随访。

在眦上睫状上肌的眦上折叠从眼眉经过内眦到达泪囊。眦上睑肌折叠从鼻侧睑板前扩展至泪嵴前方。

眦上睑肌和睫状上肌,具有上睑和下睑成分,可用双反向 Z-成形术或上下 V-Y 成形术来矫正。

在下睑,睫下切口向鼻侧扩展到下泪点,并在与折叠下部平行的鼻侧最末端形成 V 字。

外眦的改造

外眦角有很多种族性的变异。如果想要改变外眦角的方向,可以通过改变外眦睫的附着点和方向来实现。

下睑睑成形术

在亚裔病人中下睑脂肪脱垂是极为常见的。经结膜的方法很适于这些病人。采用这种方法可避免形成增生性瘢痕和改变睑口轮廓的可能性(见图 8.4A～C 和图 8.5A、B)。

眼睑换肤术

通常,亚裔病人没有像白种人那样深的眼睑皱纹。然而,眼睑换肤术通常仍然是适应证而且能成功地实施(见图 8.4A～C)。当打算做换肤术时,用脱色因子和 α-羟基酸(AHA)脱皮做术前准备是有帮助的。病人必须认识到他们可能经历一短暂的手术后斑点样色素沉着时期;而且在炎症期过去后,脱色因子、AHA 脱皮和避免阳光暴露可能是需要的。

第 9 章

黑肤色病人睑成形术

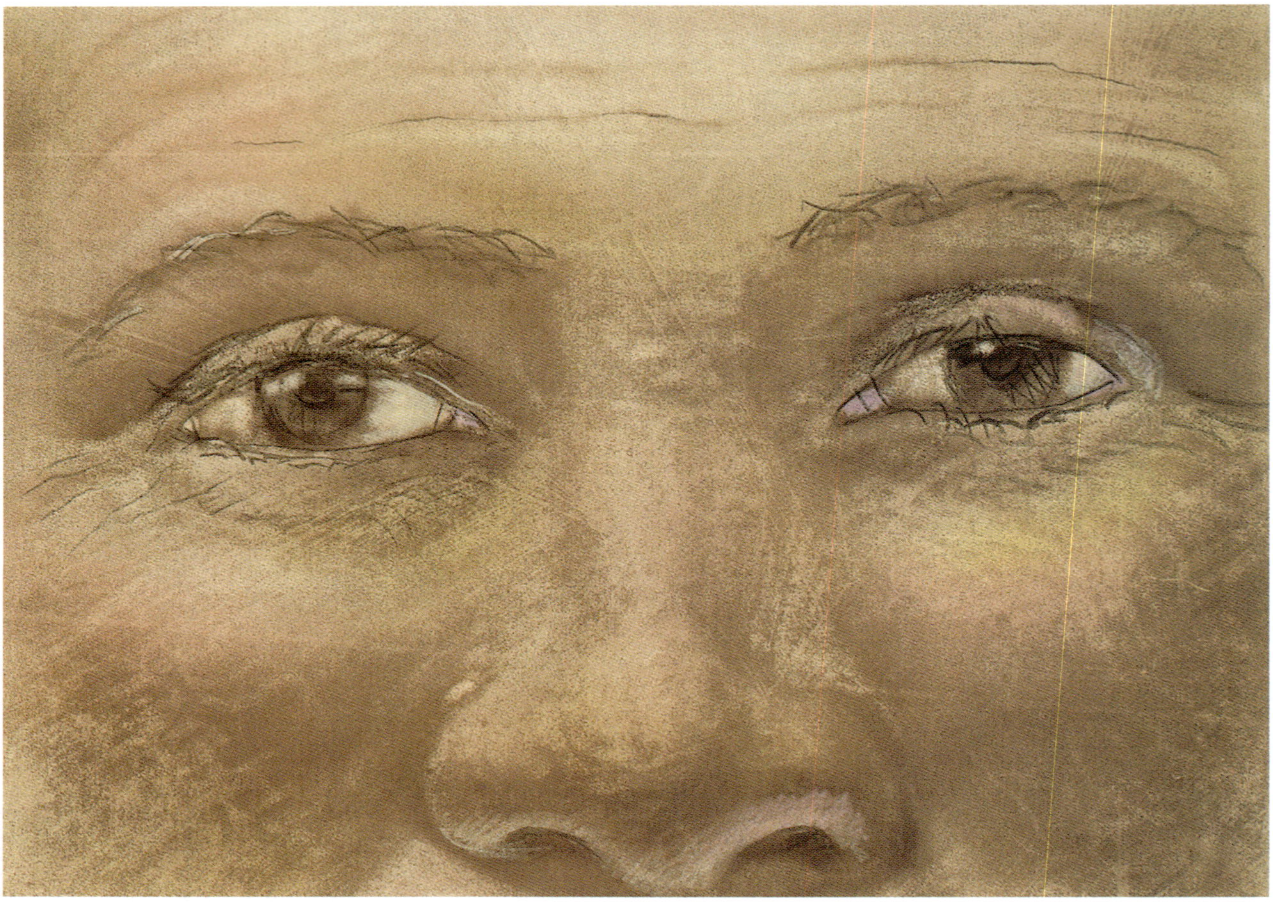

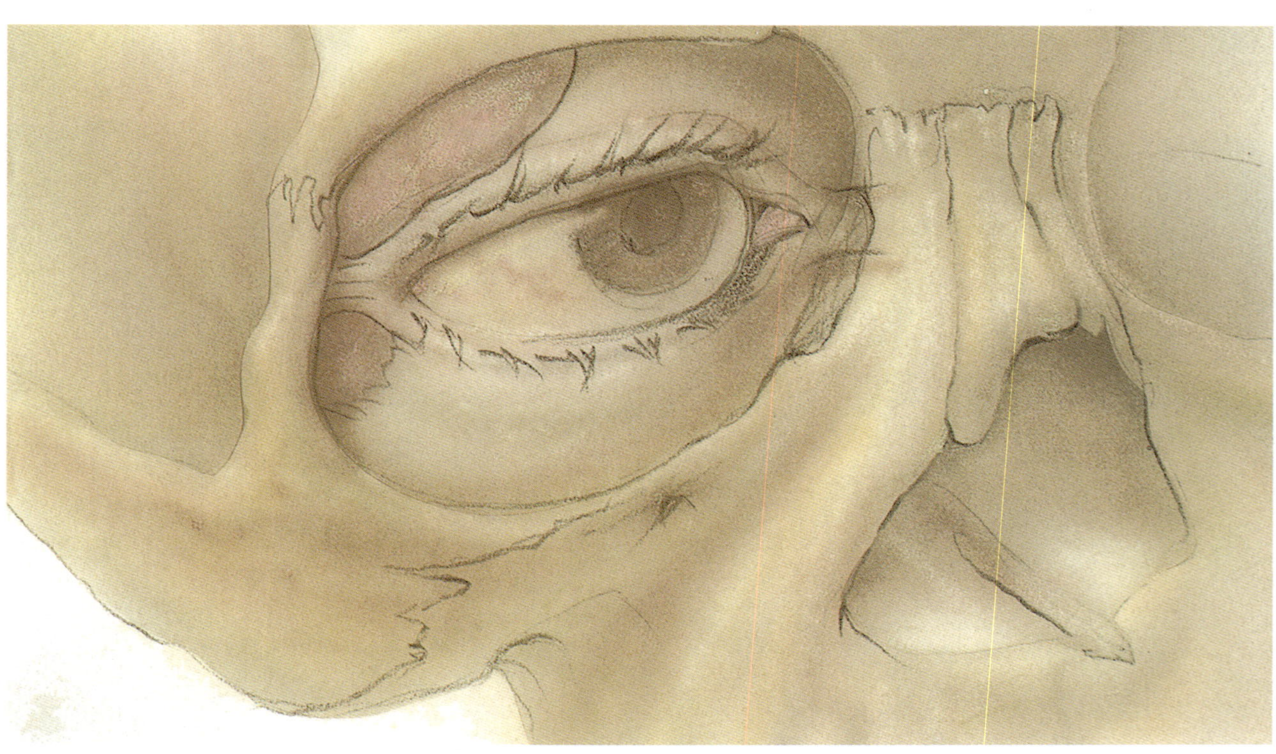

非洲血统人的眼周解剖学有特殊的复杂的变异，对这些人群需特别注意的是：伴有泪腺脱垂的浅眼眶和下睑巩膜下露(表 9.1)。充分认识这些变异将会增加手术成功的可能性(图 9.1)。

表 9.1　非洲血统人的特征性复杂的眼周解剖学

眼眶浅	相对性颧发育不良
泪腺脱垂	相对性眼突出
下睑回缩	

上睑睑成形术

上睑颞侧臃肿经常是泪腺增大或脱垂的标志。通常，黑肤色病人的上睑成形术需要更具侵害性的脂肪成形，更仔细地修复眉脂肪袋并重新复位脱垂的泪腺(图 9.2A、B)。

因为皮肤较薄，上睑瘢痕疙瘩或增生性瘢痕的可能性几乎为零。面部或身体其他部位的瘢痕疙瘩病史不是上睑睑成形术的禁忌证(图 9.3A、B)。

下睑睑成形术

眼眶浅、巩膜下露和颧部发育不良等解剖学上的复杂问题可使下睑睑成形术遇到很多麻烦。重要的是应避免下睑移位变形。经结膜的方法最大限度地减少了下睑回缩的可能性并避免了增生性皮肤瘢痕(图 9.4A、B)。

眼眶浅和相对性颧发育不良对医师来说应该是一个警示，如果不打算填充颧部，为了取得预期的下睑轮廓，需要进行更具侵害性的脂肪成形术。因为眼球经常向前到达眶侧缘，折襞外眦腱不可能适当地抬高下睑缘，甚至可能将睑缘向下拉。对于有明显的下睑回缩和相对性眼突出的病人，应该考虑下睑颞肌筋膜悬吊和(或)眶侧缘徙前术。在大部分病人中，最可接受的选择是进行经结膜的睑成形术而保留睑缘原位不动。

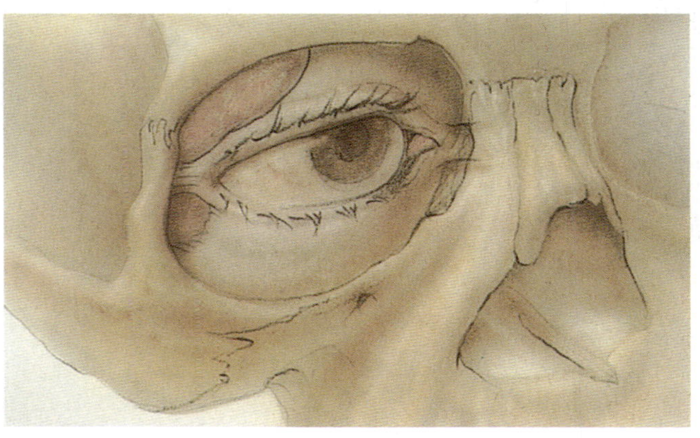

图 9.1　非洲血统病人眼周解剖学特征包括眼眶浅、泪腺脱垂、巩膜下露、相对性颧发育不良和相对性眼突出。

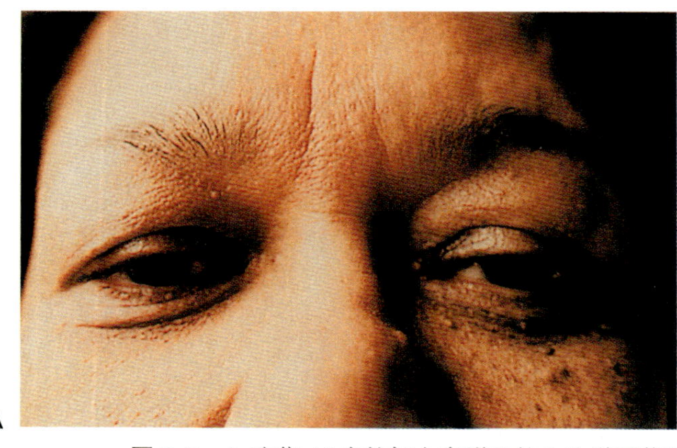
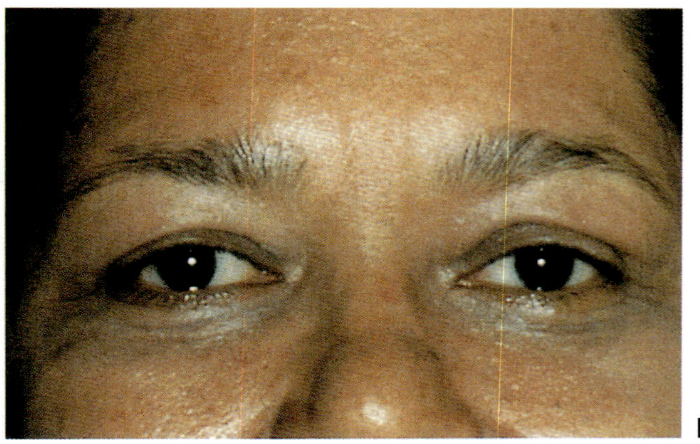

图 9.2 A:这位 46 岁的妇女有明显的上睑增厚伴颞侧膨胀、明显的下睑皱纹伴黑质性丘疹性皮肤病;B:经过保守的上睑肌皮切除术、脂肪成形术、激光泪腺睑叶成形术和眼周激光换肤术后,她的睑外形得到改善。

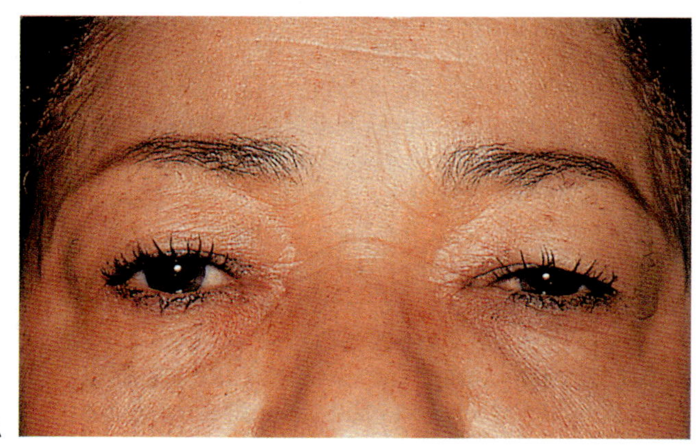
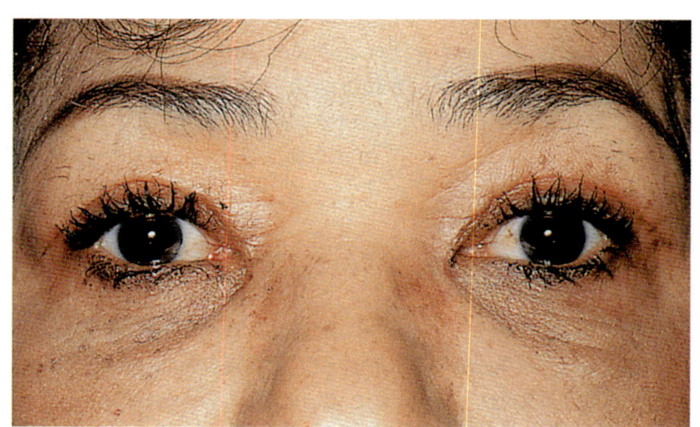

图 9.3 A、B:手术后第 6 天刚拆除缝线后,这位 47 岁的妇女经过上睑肌皮切除术、脂肪成形术和下睑经结膜的睑成形术后,她的睑外形显出明显的改善,而且炎性反应极轻。

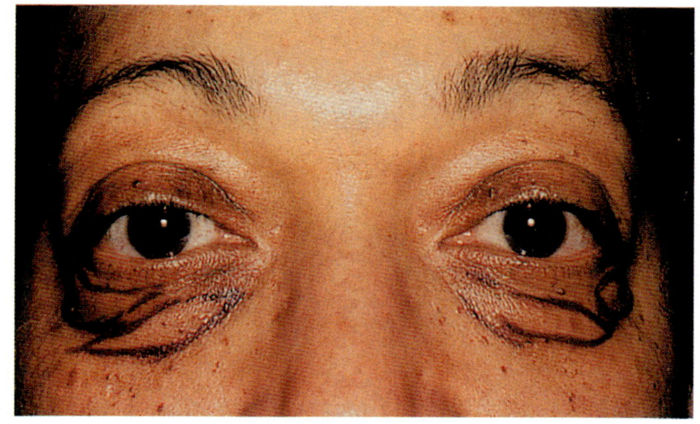
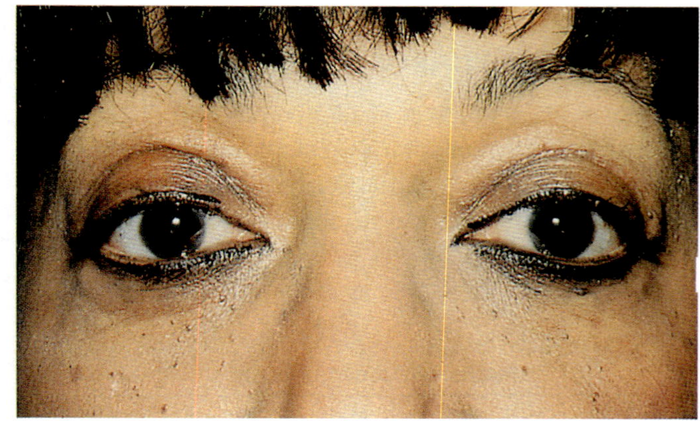

图 9.4 A:这位 45 岁妇女的上睑颞侧膨胀是泪腺脱垂或增大的迹象。她有眼突出和轻度的颞侧下睑回缩;B:在睑成形术伴泪腺睑叶激光收缩后,她的上睑轮廓的界限有所改善。经结膜进入下睑脂肪袋伴下睑缩肌切除术使她的睑外形和睑水平得到改善。

第 10 章

并发症：诊断和治疗

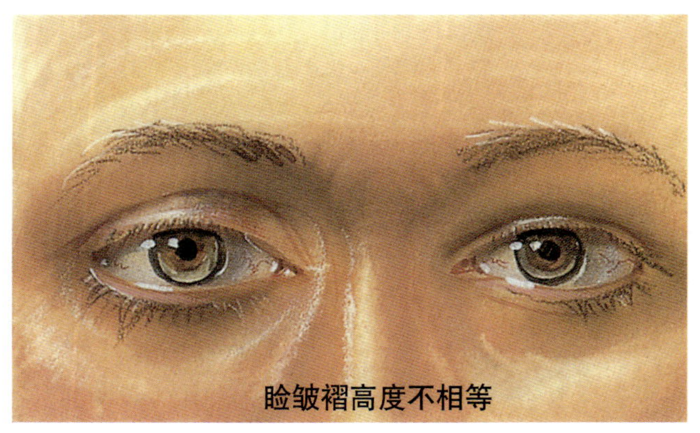
睑皱褶高度不相等

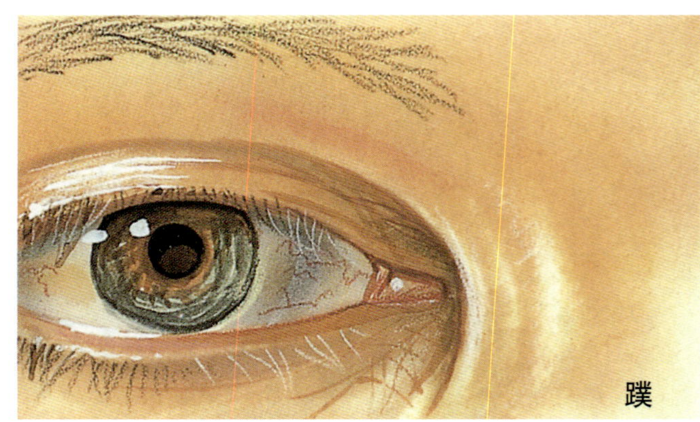
蹼

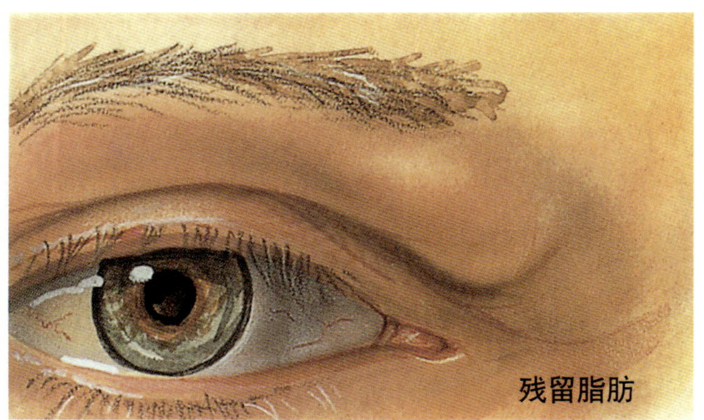
残留脂肪

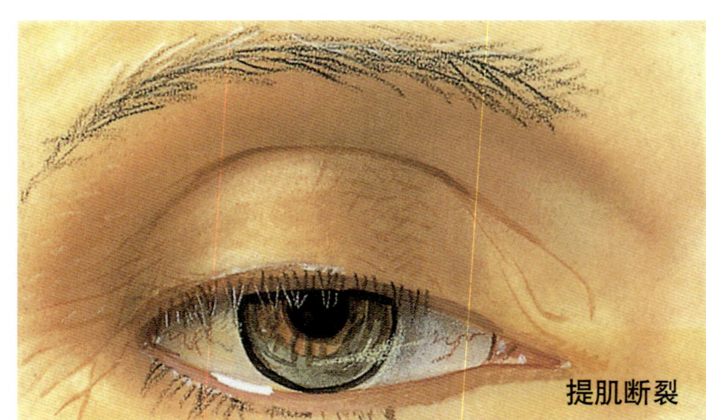
提肌断裂

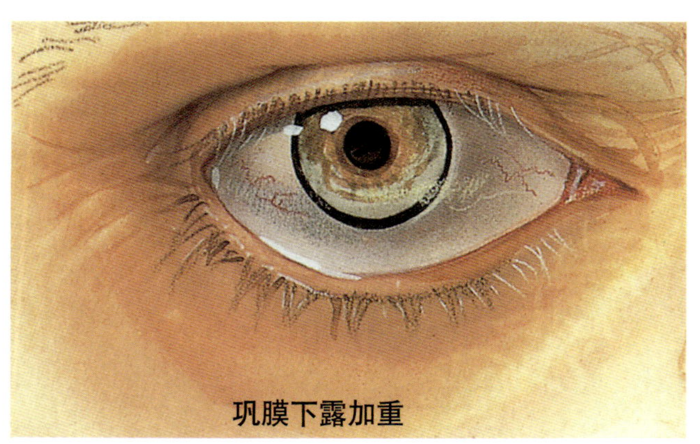
巩膜下露加重

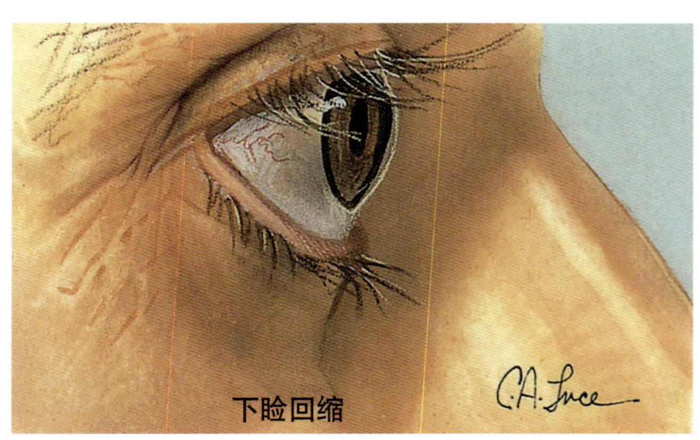
下睑回缩

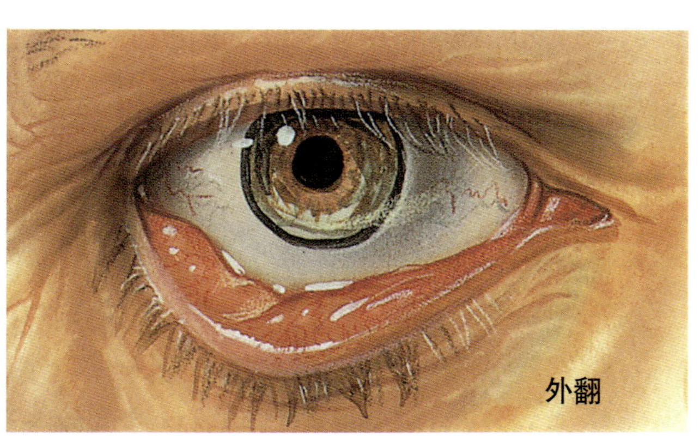
外翻

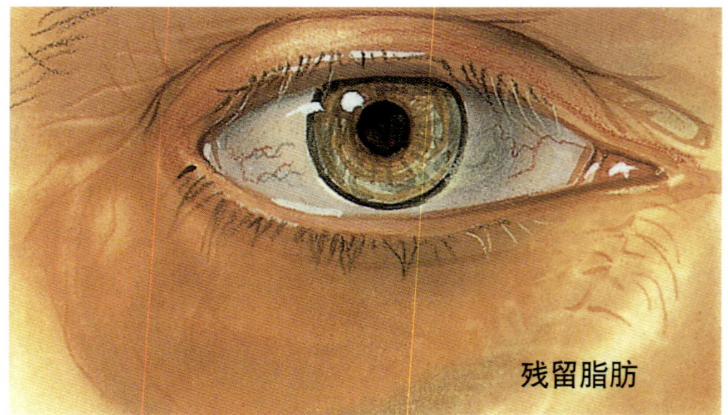
残留脂肪

上睑

缝线隧道/包涵囊肿

虽然形成了不少缝线隧道，但我们却极少见到。我们用6-0黑丝线做间断缝合，保留在原处5天。对施行上睑肌皮切除术和 CO_2 激光换肤术的病人，过早拆除缝线可能导致伤口裂开。

丝线或可吸收的缝线留在原位时间太长可能在缝合线中产生小的囊肿。沿着缝合线的包涵囊肿可能是由于切除皮肤后残留小块上皮组织包埋在缝线上引起的。我们认为，于手术后的头5天在伤口表面大量应用软膏将会减少包涵囊肿发生的频数。如果发生，可在无局部浸润麻醉条件下用11号手术刀除去覆盖的皮肤或做造口术。

皮肤切除不足

如果不伴有眉下垂、鼻侧超过上泪点、睑迟滞或兔眼，则睑成形术后留下令人不满意的上睑皮肤折叠过多，可以再做一次皮肤-肌肉切除术或激光换肤术加以矫正。用良好睑功能的良好整容效果转变到以牺牲睑功能为代价去获取更好的整容效果是不明智的。

眼睑激光换肤技术为眼睑去皱美容引入了新的方法。调整上睑肌皮切除的量和增加激光换肤可以增加整容的效果，且能减少发生睑迟滞或兔眼的机会。伴有轻度眉下移的轻度残留颞侧突冠可以用经睑成形术的内部悬吊得到适当的矫正。

伴有中度眉下移的中度残留颞侧突冠可以用直接眉成形术获得满意的矫正。鼻侧皮肤超过上泪点不适宜用睑皱褶切除术切除，为了获得改善，在进行内侧修复(如W-成形术)或激光换肤时可能需要做内侧眉抬高术。

皮肤切除过多

保守的肌皮切除术和激光换肤术处理上睑的方法已经极大地减少了这一并发症的机会。向下凝视时上睑迟滞和试图闭眼时出现兔眼是皮肤切除过多和前板缩短的体征。通过超量切除的方法可以矫正睑皱褶-折叠复合物。泪膜和角膜上皮可能受累并需终生局部润滑治疗。

没有认出的眉下垂可能是上睑皮肤过多切除的原因。重复性睑切除会将眉进一步向下牵拉并出现残留上睑皮肤过多的外貌。尔后若将眉抬高到适当水平则会加重睑迟滞和兔眼。补救的方法是用游离皮肤植皮补充前板的不足(图10.1A～C)。睑成形术后，如果不先做去皱术，耳后的皮肤是最适合的供体。耳后皮肤的色泽、纹理和厚度即使在植皮后变薄的情况下，也不会与上睑皮肤精确地相匹配。在开始做睑成形术期间，如果存在有皮肤切除过多的疑问，应将切除的皮肤用浸过生理盐水的纱布包起来，置于冰箱内保存。这样即使在手术后1周，它仍可用来作为游离皮肤植皮。

上睑回缩

睑迟滞、兔眼和(或)巩膜上露在无皮肤切除过多时极少发生。这些现象的出现可能是由于手术后提肌腱膜纤维化(无明确原因或继发于腱膜和间隔的烧灼)或由于提肌腱膜和眶隔之间的粘连(继发于明显的术后炎症或手术中过度烧灼)所致。

睑成形术后睑回缩的矫正需要探查伤口，松解皮肤-轮匝肌层和提肌腱膜与间隔之间所有的粘连，并将睑向下牵拉用牵引缝合术缝合到颧骨隆凸5～7天。严重的长期病例可能需要切除提肌腱膜，可切除或不

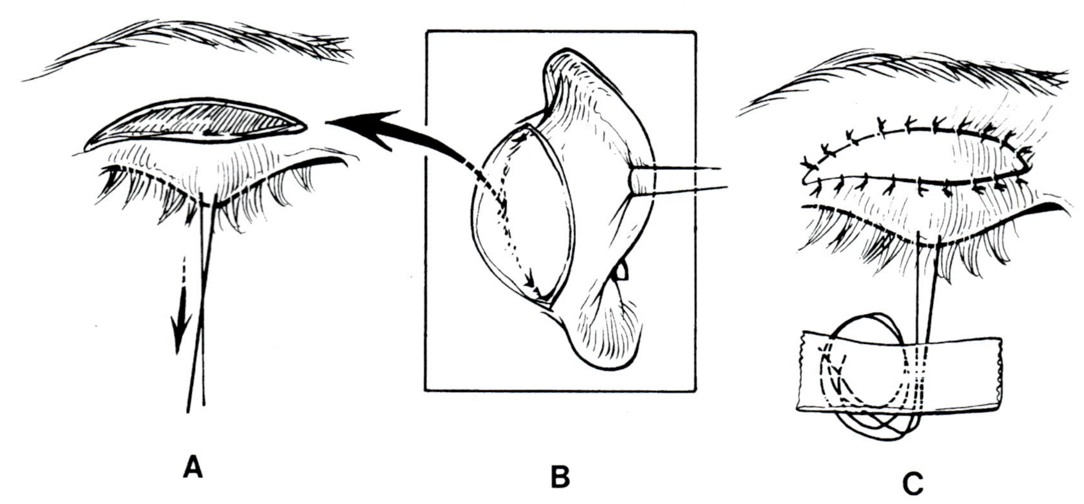

图 10.1 A:切开原先的切口部位,在灰线中放置一条 4-0 黑丝线作为牵拉缝线,使上睑保持拉紧的状态;B:将一块同样尺寸的耳后植皮瓣放在上睑缺损部位;C:修剪皮瓣,使其边缘与受部伤口边缘吻合。将牵拉缝线固定于颧部,使睑保持稳定。

切除自体颞肌筋膜、自体阔筋膜、睑板或耳软骨间隔物。如果有继发性瘢痕样变化,可能需要耳郭皮肤植皮。

睑下垂

继发于手术后睑水肿的短暂机械性下垂或侵害性脂肪切除和烧灼后的提肌麻痹通常不需要治疗,在几周内可以恢复。过宽地切除睑板前轮匝肌可能不留心地引起提肌腱膜裂开(图 10.2)。在手术过程中立即进行提肌腱膜缺损直接修补术是最有效的而且是矫正睑成形术后提肌腱膜断裂的可靠技术。对于没有明显提肌腱膜缺陷的持续睑下垂,在打算做手术修复以前应该至少观察 3 个月。如果滴入两滴 2.5% 的苯福林以后,下垂的睑明显抬高,则可试图做伴眼眶肌徙前术(Fasanella Servat 手术)的睑板结膜眼眶肌切除术。

睑皱褶不对称或位置不适当

睑皱褶是重要的手术和整容标志。不管睑口是否相等,睑皱褶不对称总是最显而易见的(图 10.3)。在睫线上 8～12 mm 以内完全缺乏睑皱褶表明提肌腱膜完全断裂或上睑皮肤明显缺乏。这两种情况都是罕见的。比较常见的是从上睑缘到睑皱褶的距离不对称。如果有适量的残存上睑皮肤,则降低睑皱褶比抬高睑皱褶更容易,此时可对睑皱褶较高的眼睑进行手术。在皱褶下方进行适当高度的皮肤-肌肉切除。为了使重建的皱褶位于较低的水平,轮匝肌末端应与皮肤关闭线接近。

上窝不对称

脂肪过多切除可能引起上窝深度不适当。矫正比较困难,但脂肪珠植入术或脂肪蒂皮瓣移植术的使用已取得一定程度的成功。在动物模型中,透明质酸

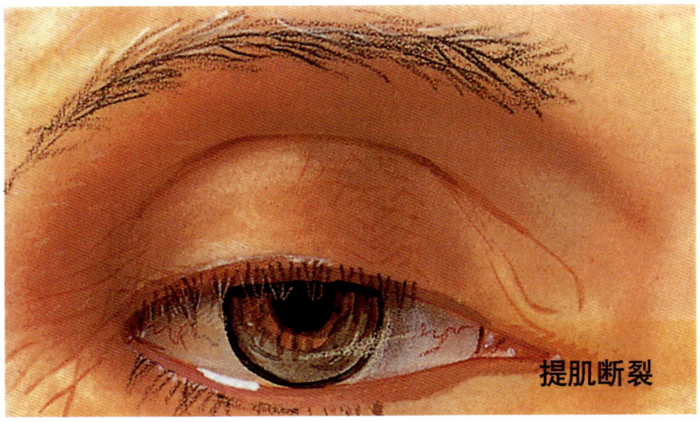

图 10.2 提肌腱膜断裂和下垂罕见于上睑睑成形术后。

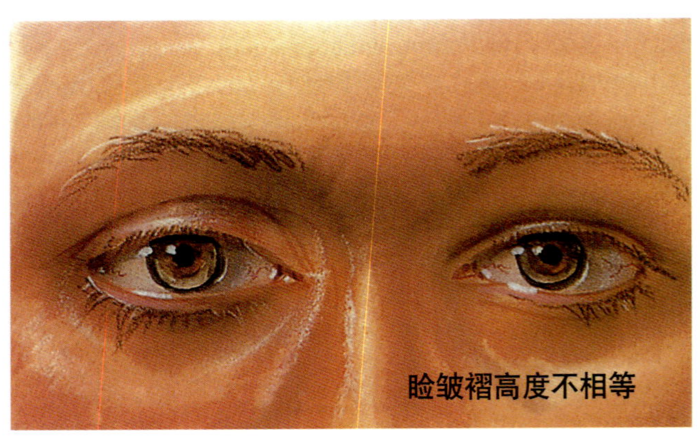

图 10.3 上睑皱褶不对称可见于上睑肌皮切除术后。

胶[如 Hylaform(Biomatrix 公司，法国圣特罗佩市)，Restylane(Q Med 公司，瑞典乌普萨拉市)]已经产生了长期的改善。

残存的上睑脂肪也可能引起上窝的不对称(图 10.4)。

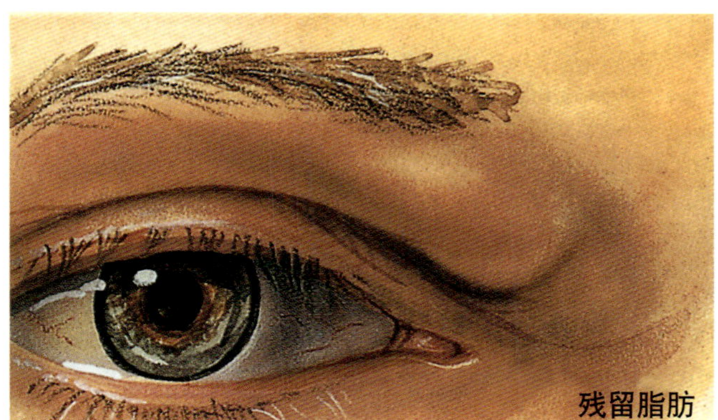

图 10.4 残存的上睑脂肪可能引起上窝不对称。

眼外肌失调

眼上斜肌的滑车和腱在侵害性处理上鼻侧脂肪袋期间可能受到损伤并引起短暂的复视。

前额感觉异常

滑车上、滑车下或眶上神经血管束破坏可能发生在侵害性上鼻侧脂肪袋切除之后。在几个月内前额感觉可恢复正常。

轮匝肌下眉脂肪袋切除术也可能引起眉颞侧和前额短暂的感觉异常。

下睑

血肿

在过去，重力和淋巴引流使下睑血肿比上睑血肿更为常见。轮匝肌和眶脂肪是最常见的出血部位。手术后持续性、活动性出血需要打开伤口，找到出血部位并进行烧灼止血，除去血肿并重新缝合皮睫下切开的伤口。轮匝肌内缓慢的自限性渗血也可能引起血肿。

我们已经将经皮下睑睑成形术从我们的手术方案表中淘汰掉。经结膜下睑睑成形术不再切开轮匝肌，这样就减少了手术后瘀斑和发生血肿的危险性。使用 CO_2 激光伴散焦闭塞血管极大地减少了手术后血肿的发生并实际上消除了手术后出血的可能性。尽管我们从未遇到过，但如果由于血压突然上升而导致明显的术后出血时，应该打开结膜切口并烧灼出血部位进行止血。

结膜水肿

经结膜睑成形术后短暂性结膜水肿可能持续 2～3 天。持续时间较长的结膜水肿可能发生在睑板外侧带悬吊术后。它可能持续 2～3 周，使用类固醇滴剂和淋巴引流按摩可使其得到某些改善。

泪溢

病人主诉泪水充满他们的眼，泪水流到他们的面颊或视物模糊可能是流泪过多。这可能继发于术后眼睑炎症和水肿，结果使眨眼减少并形成短暂的兔眼。如果眨眼形式受到干扰，从而减少了泪水排出的次数或者睑关闭不全已经引起角膜暴露伴角膜炎和上皮缺损，则可能引起泪溢。在白天频繁地使用泪水替代滴剂，在睡前应用润滑软膏可减轻症状。一项可选择的治疗，即暂时性插入泪点栓，可以作为预防性或补充性局部治疗。然而，所有这些症状应该在 2～3 周内解除。在所有的炎症体征已经消退后若仍存在以上主诉，则可能表示存在结构错位，如泪点外翻、睑回缩或干燥性角膜炎。

泪点外翻

睫下皮切开术的淘汰已经明显地减少了下睑睑成形术后泪点错位的发生率。下泪点外翻可能发生在症状不明显的下睑外翻的情况下。在正常情况下，下泪点隐藏在内侧泪湖，易受前板轻度瘢痕变化的影响。泪点外翻可能是轻度内侧皮肤结疤的结果。泪点旋转到泪湖外，呈垂直状或明显的外翻都可能产生泪溢。

在进行下睑激光换肤术时，应小心地避开下泪点前的睑板前皮肤。轻度泪点外翻往往可以通过手术后早期按摩的方法得以矫正。如果泪点错位轻微，甚至可以持续按摩 3 个月，尔后再考虑另外的治疗措施。

如果按摩 3 周后轻度至中度泪点错位没有得到矫正，没有或仅有极轻的睑缘水平松弛，并且没有或仅有极轻的向上凝视时睑缘回缩，则可以使用泪点后睑结膜切除术和黏膜下烧灼术使泪点向后旋转进入泪湖(图 10.5)。睑结膜和球结膜局部应用地卡因。用 2%利多卡因加 1∶200 000 肾上腺素在泪点的鼻侧和下方做皮下和结膜下注射。用泪点扩张器扩张下泪点，并用 00 Bowman 探针插入下泪小管使其缩回并做鉴别。

在泪点下 4 mm 睑结膜上做一横向结膜切口，从泪点鼻侧 4～5 mm 处扩大切口(小心不应将切口扩至泪阜)至泪点颞侧 4～5 mm 处。将结膜切口两边重叠，使泪点向后方旋转。当旋转至足以使下泪点重新进入泪湖时，将睑结膜的切口下缘与切口上缘重叠的部分切除。可以使用 CO_2 激光或细丝放射外科电极(Ellman International 公司,纽约州休利特市)很方便地进行切除并同时止血。额外的黏膜下烧灼和(或)蒸发会加重纤维变性和泪点后旋。使用放射外科电极(切割-止血混合波形)或 0.2 mm CO_2 激光机头最容易进行这项操作并达到完全止血。用 6-0 线做简单的埋入式间断缝合关闭切口。使用睑板腺钳固定睑缘并提供适当的反牵张力和止血,但在睑结膜切除的高度确定后必须将其去掉,并且应特别仔细不要用钳子挤压下泪管。

如果泪点外翻严重,用按摩的方法不能减轻且与下睑缘水平松弛无关,而且如果在向上凝视时有鼻侧睑缘回缩,则为了使泪点从前板瘢痕恢复原位,可能需要耳后游离皮肤植皮术和皮下粘连松解术。如果没有其他瘢痕形成性睑缘变形的证据,可将椭圆形游离皮瓣一片片地植于下睑泪点的前方。

外翻(前板缩短)

在下睑皮肤切除时代,皮肤切除过多引起下睑缘外翻(图 10.6)。面颊部厚重且下垂的病人,脸面中部的软组织过多易使下睑形成外翻,甚至在无侵害性皮肤切除时也易出现。可以想象:侵害性下睑激光换肤术应用于有睑缘松弛的眼睑睑板前皮肤时,像可能引起下睑缘内翻一样也能引起下睑缘外翻。

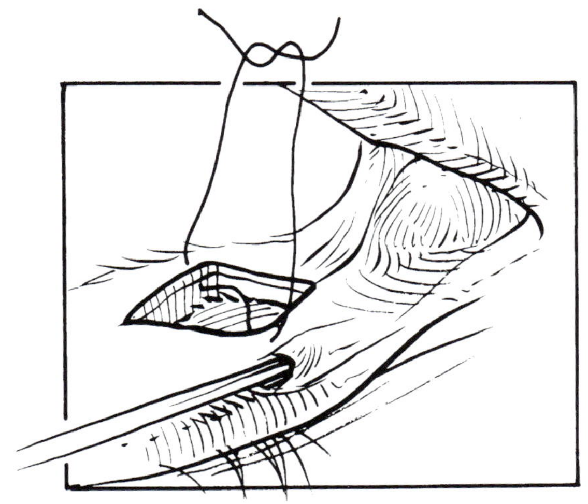

图 10.5　用泪点后睑结膜切除术治疗轻度下泪点外翻。用 Bowman 探针缩回并鉴定泪小管。

轻度睑缘外翻可用按摩法来矫正,每天 4 次,每次至少 5 分钟。按摩疗法应该持续至出现改善时为止。下睑弹性的增加和瘢痕的舒展与软化甚至在治疗 6 个月后才能出现病情的改善。然而,当按摩 6~8 周后仍存在下睑缘错位时,则大部分可能需要手术修复。

轻度下睑缘移位可用外眦腱折襞术矫正。病人

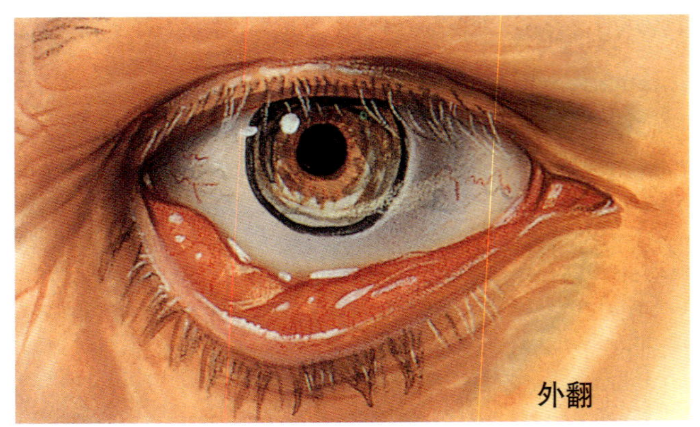

图 10.6　由于应用经结膜的下睑睑成形术,极大地减少了下睑外翻的危险性。

取竖直坐位,医生用他(她)的手指轻轻拉紧外眦并可观察对睑缘位置的影响。

经皮睑成形术后,若下睑外翻长期得不到改善,则应按瘢痕形成性外翻处理。一系列手术后照片有助于医师对改善的程度做出判断并排除主观视觉的偏差。游离皮肤移植是外科矫正的可靠技术。在下睑中线上将一条 4-0 黑丝线穿入灰线并拉出,再将其夹在上方的消毒手术巾上,使睑缘保持稳定并处于最大伸展状态。从泪点下至外眦角做睫下切口。向下松解远至下眶缘的任何皮肤与轮匝肌之间的粘连。这些粘连解除后,向上回缩的睫下切口和切口下缘之间的间隙就是前板短缺的高度,必须予以矫正(图 10.7)。记录椭圆形缺损的形状和尺寸,或用缝合包裹料做一个样板。

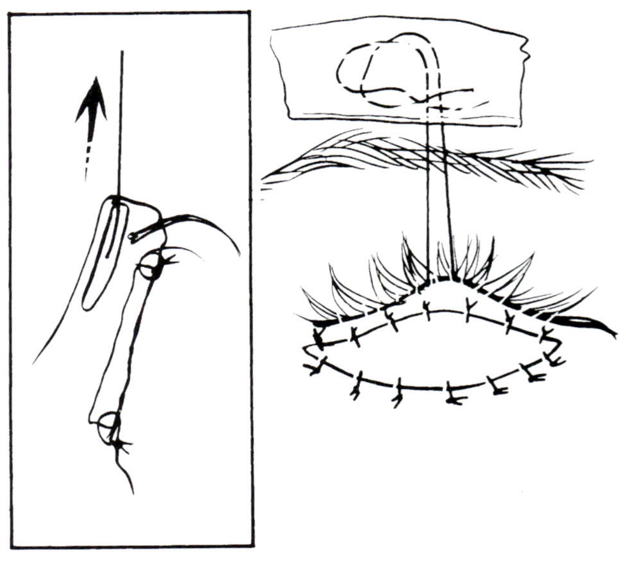

图 10.7　用一条固定在眉上方的牵拉缝线使下睑稳定。用耳后植皮瓣矫正前板缺损。

画出全厚度耳后皮瓣,皮下注射 2% 利多卡因加 1:200 000肾上腺素。尽管皮瓣预计会发生一定程度

的收缩,但如果使用的皮瓣太大,则过多的折叠会使整容性睑成形术病人不满意。然而矫正稍微过度比轻度矫正不足更可取。用 6-0 黑丝线做 4 针基本缝合(上边 2 针,下边 2 针),将皮瓣固定于受皮部位。注意不要将逐渐变窄的皮瓣边缘也放置在受皮部位上,因为边缘部分可能有组织坏死。用 6-0 尼龙缝线做连续闭锁缝合,将皮瓣受体与供体的接合处吻合。去除保护眼罩后,将作为牵拉缝线的 4-0 黑丝线缝到眉上方较厚的皮肤上,保持下睑处于最大伸展状态并固定皮瓣。在皮瓣上刺几个小切口,以便出现血肿时可以引流。在皮瓣上应用类固醇-抗生素复合眼膏。用可调节的卷筒状的 Telfa 压力绷带和两个眼罩进一步固定植皮瓣并防止在受皮床和植皮瓣之间形成血肿。在手术后第二天除去眼罩。5 天后拆除牵拉线和皮瓣缝线。病人应该明白,手术后 3~6 个月后皮瓣和受皮部位的颜色才能完全融合。

对于长期瘢痕性外翻的病例,有睑缘逐渐伸长,需要外眦拉紧,也需要前板游离皮瓣植皮。用一条夹到上方消毒手术巾上的 4-0 黑丝线做牵拉缝线,最大限度地伸展下睑。如果有睫下瘢痕,将其切开;将皮瓣从下面剥离向下远至下眶缘。松解皮下瘢痕并切除。除去牵拉缝线。

外眦腱折襞术能矫正轻度和中度下睑缘松弛。对于较严重的病例,可能需要施行下睑缘外侧楔形切除术伴睑板外侧带悬吊术。

颞侧进行下睑倒五边形切除术。为了精确评估睑是否与眼球对合,应去掉不透明的角膜保护罩,然后再进行五边形切除。为确定倒五边形切除的宽度,可将切开的睑缘两端重叠直到睑缘正好紧贴在眼球上。用 Wesscott 剪在睑缘鼻侧与颞侧重叠点的鼻侧部分做 V 字形切除。留下一条睑板。

睑切除完成后,重新放上角膜保护罩。将睑板外侧带固定到外眶缘内侧的骨膜上。用 6-0 黑丝线在睫线、睑板腺孔和灰线处做间断缝合,使切开的睑缘两端重新对合。缝线末端留 10 mm 长。

用 5-0 铬线做间断缝合,将睑板和结膜作为一层关闭。将牵拉线再次固定在上方。皮瓣模板可以配合使用。将耳后游离皮瓣缝合到受部植皮床上。为了避免手术后伤害角膜上皮,可将睑缘缝线长的末端固定在受皮伤口边缘的上方。去掉角膜保护罩。将牵拉缝线缝到眉上方较厚的皮肤上。用 4-0 铬线做垂直褥式缝合,关闭耳后供皮部位。伤口处应用类固醇-抗生素复合眼膏。在植皮部位用可调节的卷筒状的 Telfa 压力绷带和两个眼罩包扎。卷筒状的 Telfa 绷带也用于耳后供皮部位。

外翻(伴水平松弛)

如果应用皮肤进路的睑成形术或进行睑板前换肤术,则手术前下睑缘或眼周腱水平松弛,可引起手术后睑缘外翻。如果手术前就存在水平松弛,则必须在初次手术期间进行睑缘紧缩或外眦悬吊术。在手术前如果眼睑离眼球在 6~8 mm 以上,即可确定为下睑水平松弛。牵拉鼻侧,如外眦角向颞侧缘移位 2 mm 以上则表明有外眦腱松弛。在手术后早期,可以用外眦腱折襞术完成矫正。此后,长时间的皮肤瘢痕形成可能需要外眦睑板外侧带悬吊术伴下睑缩肌切除术和游离耳后皮瓣移植术。

下睑回缩伴巩膜下露

手术后睑口增宽并伴巩膜下露加重是不希望的结果(图 10.8A、B)。病人除了眼睛外形改变以外,还可引起兔眼。下睑回缩可以不伴外翻。在向上凝视时加重且可能伴睑缘前移位。这种并发症可能由皮肤切除过多引起或在没有切除皮肤的情况下由皮肤瘢痕形成引起。在突眼、浅眼眶、没有诊断出的甲状腺眼病和以前就存在巩膜下露的病人中,下睑回缩可能继发于侵害性睑水平距离缩短。

在行矫正手术前,下睑回缩的原因可能是得不到证实的。在向上凝视时,如果下睑皮肤发紧且达到最大程度的伸张,可能是由于皮肤切除过多或激光换肤

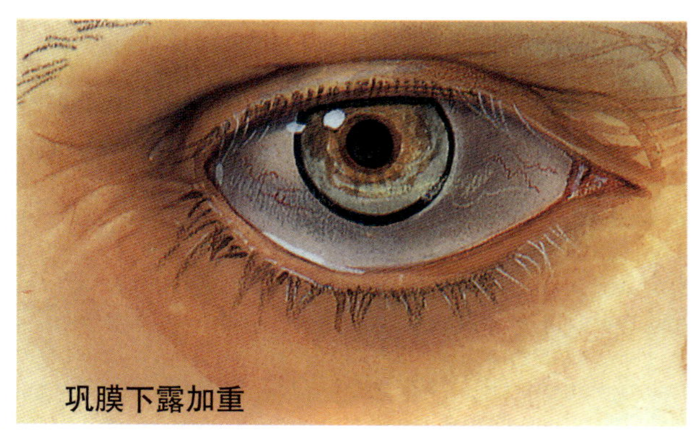

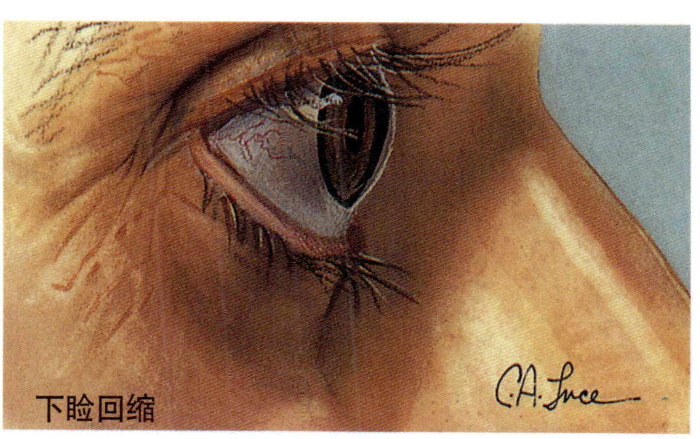

图 10.8 A、B:经结膜的睑成形术已经极大地减少了下睑回缩和加重手术前已存在的巩膜下露的危险性。

术引起的,可用游离皮瓣移植治疗。如果曾经做过水平缩短手术且下睑皮肤足够,但水平睑口轻微缩窄而且手术前的照片就显示有巩膜下露,那么下睑可能已经紧贴于眼球凸出的下表面。因而,在直立位置时,下睑缘不能维持在原位,而进一步向眼球下方滑动。这一并发症的矫正总是不能令人满意的。这时需要行下睑缩肌切除术,可伴或不伴硬腭、黏膜或供体巩膜移植术,并通过外眦折襞术或睑板外侧带悬吊术而直接向上牵拉固定(图 10.9)。手术前巩膜下露是经结膜进路下睑脂肪切除术的最清晰的适应证。

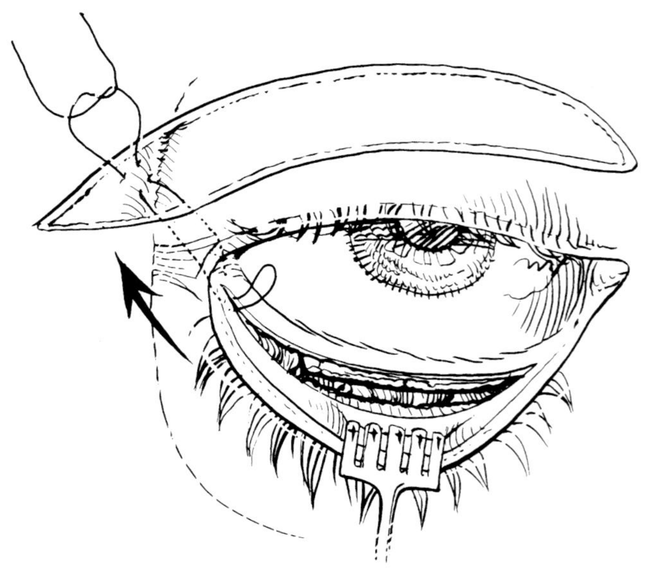

图 10.9 大部分下睑回缩的病人可通过经结膜的下睑缩肌切除术和外眦带悬吊术得到矫正。

外眦角变圆

外眦角任何明显的改变或变形都是显而易见的,所以需要矫正(表 10.1)。下睑皮肤或皮肤-肌肉切除过多,特别是延伸到外眶缘时,可能使外眦角变钝或外眦角向下移位。睑板外侧带断裂或从其眶周附着处撕脱也可能使外眦角变圆。侵害性下睑激光换肤术可能引起下睑回缩、水平睑口变窄和外眦角变圆。

短时间的瘢痕形成性变形不伴有下睑缘和外眦腱松弛的病例可用游离皮瓣移植术得到有效的矫正。长时间的变形并伴有继发性外眦腱和睑缘松弛时,需要进行游离皮瓣移植术并伴睑板外侧带悬吊术和下睑缩肌切除术。伴有外眦角变圆和极少瘢痕的轻度外侧外翻对睑板外侧带悬吊术反应良好,可不再需要游离皮瓣移植术。外眦角向下移位可用上睑皮瓣从颞侧移位至下睑的方法(图 10.10A)并松解皮下瘢痕,切除下睑缩肌和外眦折襞术进行治疗。沿移位的颞侧下睑缘画出下睑睫下切口,尽可能远至外眶缘。与其对应的上睑睫上切口在外眶缘与下切口连接并形成锐角。颞侧三角形移位皮瓣底的高度取决于所期望的抬高外眦角的量。这一皮瓣的上缘以水平线的形式画在所期望的外眦角复位后的水平并与睫上切口相连,形成三角形皮瓣的顶点。切开已划定的切口。从皮下扩开皮瓣,使外眦角、下睑缘和移位皮瓣松动,同时充分松解下面的瘢痕底(图 10.10B)。将皮瓣移位并用 6-0 尼龙线做间断缝合,将皮瓣缝合(图 10.10C)。

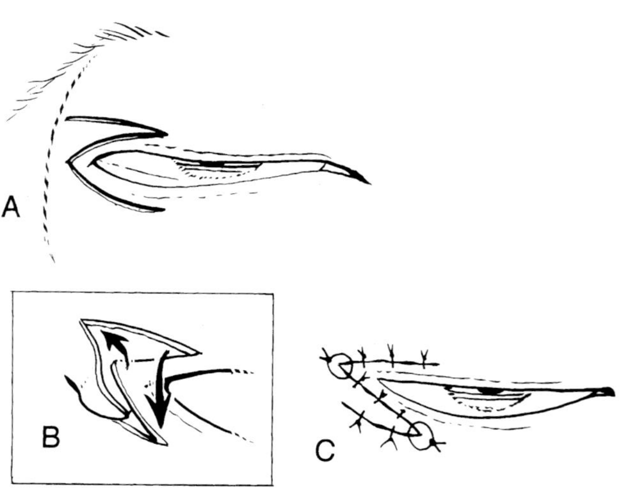

图 10.10 A:外侧上睑横向皮瓣可用于矫正下睑颞侧皮肤缺乏、抬高外眦角和矫正外眦角变圆;B:将皮肤瓣从下方剥离并移位;C:缝合皮瓣时睑和外眦应处的位置。

表 10.1 外眦角变圆的矫正

1. 外眦折襞术
2. 外眦折襞术加下睑缩肌切除术
3. 外眦折襞术、下睑缩肌切除术、外侧皮瓣移位术
4. 外眦折襞术和缩肌切除术加游离皮瓣移植术
5. 睑板外侧带悬吊术和下睑缩肌切除术加游离皮瓣移植术

淋巴水肿

睑成形术后淋巴水肿罕见,但影响整容外科的效果。经结膜的手术方法已经明显地减少了这一并发症。可能减少淋巴水肿的方法是避免将睫下切口向外侧扩张到离睑外侧缝的距离小于 4 mm 和不要将下睑切口与上睑切口连起来。淋巴水肿可能持续至 1 年,有时下睑出现红斑才消退。淋巴引流按摩也能使淋巴水肿暂时减轻,重复性治疗可以产生持续时间较长的改善。

眼外肌失调

睑下斜肌腱从鼻侧和中间下脂肪袋之间通过。进行侵害性脂肪切除时,若不留心这一结构,可能导致腱损伤,其结果是下斜功能减弱。侵害性烧灼这一部位残留的脂肪垫可能引起腱纤维变性。留心下斜肌腱的位置可消除这些并发症的发生。

在进行经结膜睑成形术时,识别下斜肌是特别重要的。当利用这一操作方法时,它更容易暴露和识别。

下窝不对称

经结膜的方法和激光蒸发脱垂脂肪的技术使得评价下睑成形术更加容易并使脂肪成形更加精确。然而,脂肪切除过多可能使下窝形成过深的凹陷。这种凹陷可能难以矫正,但游离脂肪珠的植入或脂肪蒂皮瓣的移植已经取得一定程度的成功。透明质酸胶注射也已经产生了长期效果。

残留的脂肪需要经结膜的探查(图 10.11)。用 CO_2 激光蒸发残留的脂肪袋可以做到非常精确。

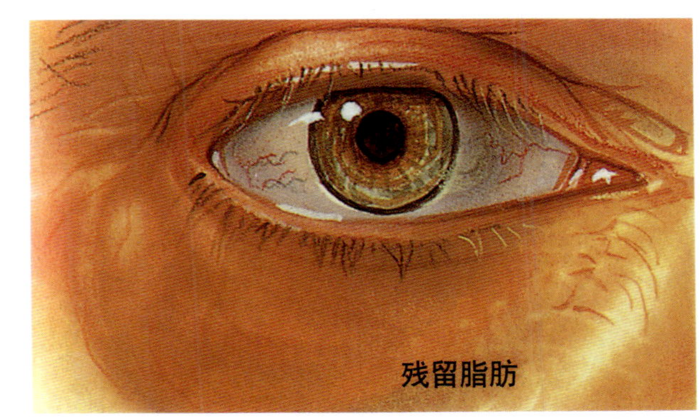

图 10.11　残留的下睑脂肪可以用 CO_2 激光经结膜进路的方法精确地蒸发掉。

第 11 章

激光眼睑美容术

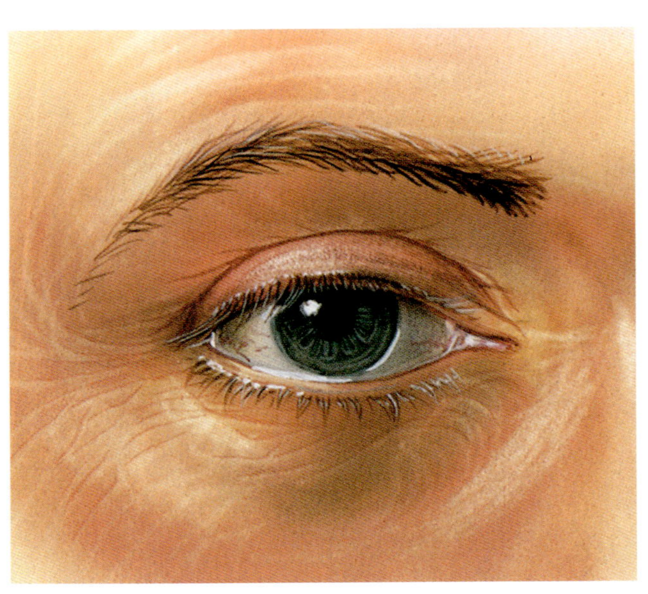

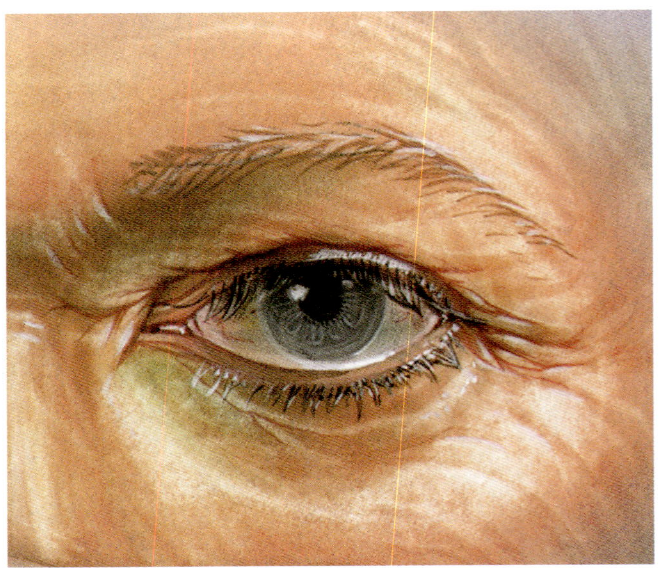

很清楚，CO_2 激光不仅使整容睑成形术更容易进行而且也增进了可能的效果。这一基本上不出血的切开技术与眼睑换肤术相结合[利用计算机图形发生器，再辅以铒：钇铝石榴石(Er：YAG)激光]可能产生以前不可能达到的神奇效果。然而，毫无疑问，为了掌握这一技术并充分理解激光睑成形术的新的审美观，需要有一个学习转变的过程。

学习的第一课是不触及切开和软组织解剖技术。这可以简化成练习使用安装在 0.2 mm 切割机头顶端的瞄准棒。用 CO_2 激光切开时，为了有效地进行切割需要精确地聚焦光束。如果将仪器握得离组织太近或太远，光束就会散焦并会有较多的侧向热扩散，从而影响切割效果。在遇到血管时，应有目的地使光束散焦将血管闭塞；对于直径大于 0.5 mm 的血管这是必需的步骤(图 11.1B)。在切开和解剖时，手术医师务必迅速地移动机头。在一个部位应用激光的时间太长会产生太多的热量并将组织烧焦(图 11.1A)。为此可通过将切口边缘润湿的方法而减少这种情况的发生。激光手术医师还需学习在完全止血的环境下去重新识别解剖学标志。因为在这种情况下组织表面会有新的颜色和纹理。

几乎所有的病人都是激光眼睑整容术和换肤术的候选人。通过适当的术前准备和术后护理，即使是肤色较深的病人也能取得极好的治疗效果。在治疗亚裔和黑肤色病人方面，我们已经取得了大量有价值的经验(图 11.2A、B)。

激光手术医师必须考虑激光的能力并认识它的潜力。因为它易于使用，特别是在换肤时，因此医师必须防止过量地施加激光能量。下睑缘可能特别容易引起移位，所以应该特别仔细地进行激光治疗。直接蒸发腱膜前和轮匝肌下的眉脂肪可有效地恢复治疗部位的轮廓。

腱膜断裂修复后，略微应用散焦 CO_2 激光于腱膜可产生睑缘抬高。当理解和仔细应用这一技巧时可能产生意想不到的效果。然而，如果手术医师未意识到这一作用时，可能出现上睑回缩。

上睑切开技术

机头：0.2 mm。

激光设置：

——皮肤和结膜：5 mJ，5W(超脉冲)(Coherent Medical 公司，加里福尼亚州帕洛阿尔托市)。

——轮匝肌和脂肪：5～8 mJ，5W(超脉冲或连续波)。

肌皮切开和切除

为了保护眼球，在角膜上放置不反光的金属角膜保护罩或在眼睑后放置不反光的金属睑保护板。用 30 号针头做皮下浸润麻醉。通过按摩的方法将注射的一大滴麻醉液充分分散至眼睑，但要避免超过泪点并防止血肿的可能(图 11.3)。

将已经画好的皮肤切口画线稍微润湿并切开。仔细地快速移动机头并保持光束聚焦，避免烧焦切口边缘。为了最大限度地减少侧向热扩散，在切开皮肤和结膜时，最好选择超脉冲而不用连续波形。

第二步切开轮匝肌，夹住肌皮瓣的侧缘，在鼻侧方向横向照射激光，使皮瓣从下方剥离(见图 11.1A)。

脂肪切除和直接蒸发

轻压眼球使脱垂的脂肪向眶间隔膨出。在切开鼻部间隔时，脂肪通过间隔开口涌出。将其抓住并折叠在一浸湿的棉拭子上，然后切除。将残留脂肪直接蒸发掉。为了增强切割和增加止血能力，激光能量可

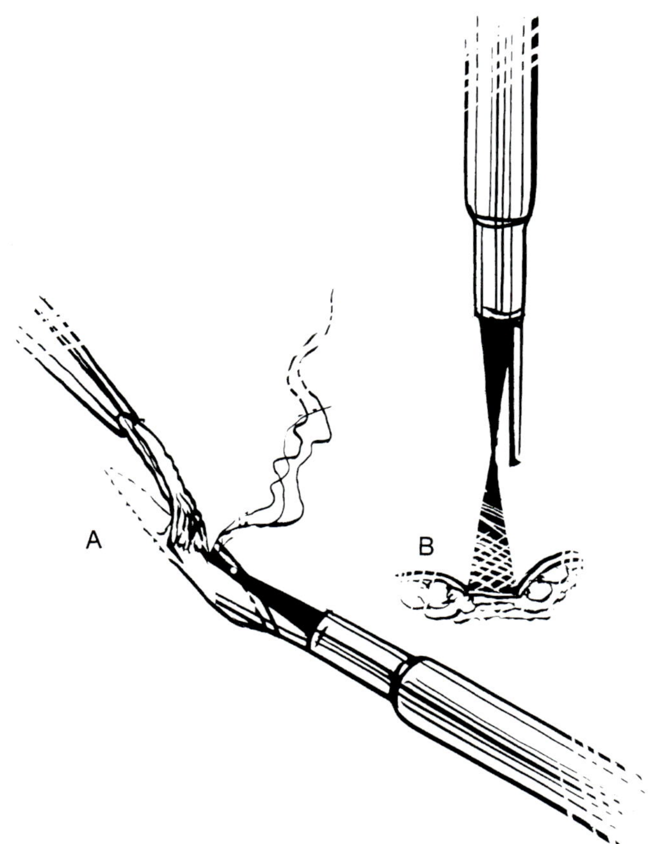

图 11.1 A:在用于切开时,CO_2 激光是极好的切割工具。外科医师必须快速移动机头,避免侧向热扩散;B:从组织移开机头时将激光散焦,可用于闭塞血管和收缩脂肪。

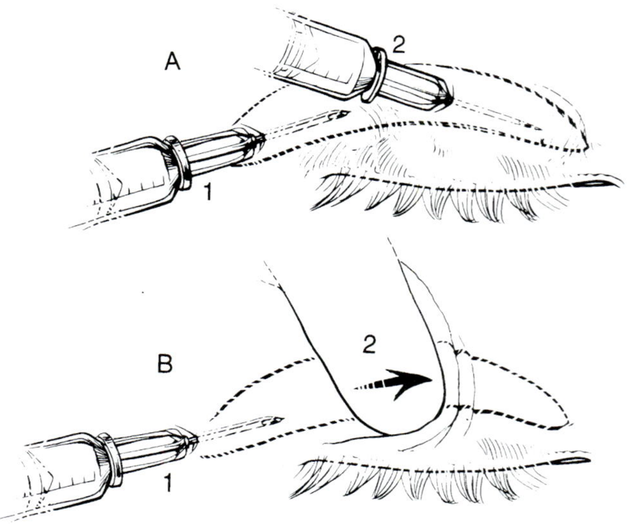

图 11.3 为了最大限度地减少多次皮下浸润造成的损伤,(A)在外侧注射一大滴麻醉液(1),然后做横跨上睑的按摩(2)(B)。

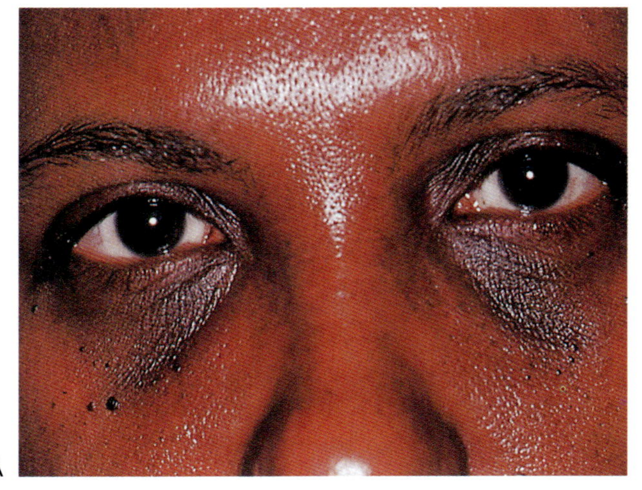
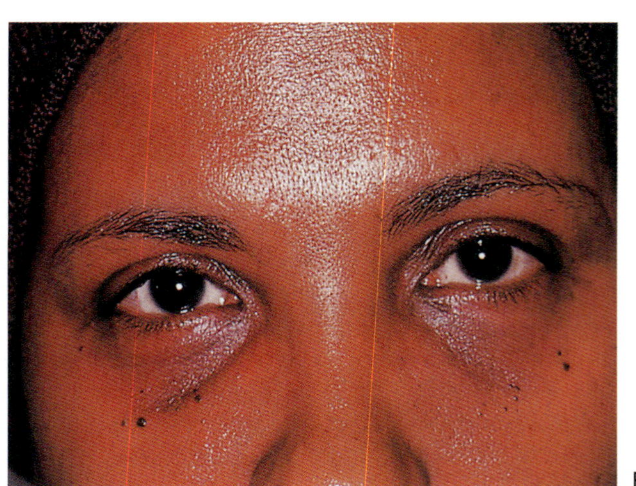

图 11.2 A:这位年轻的黑肤色妇女有下睑色素过度沉着和皮肤纹理粗糙;B:她对局部脱色因子、脱皮术和 CO_2 激光下睑换肤术反应良好。

以增加至 8 mJ，波形可改用连续波形。

向外侧扩张间隔切口，暴露中间脂肪袋。在棉拭子上方将其切除并将残留的脂肪直接蒸发掉。

轮匝肌下脂肪袋（眉脂肪袋）切除

将上睑肌皮瓣向上扩展超过上眶缘 5～10 mm。切除位于轮匝肌下平面内，骨膜前的脂肪。这一脂肪袋血管丰富，当遇到血管时，使切除的底部保持在骨膜水平并用散焦激光闭塞血管，可极大地减少出血。简便的方法是：从外侧开始解剖并在到达眶上束前完成切除过程；这样，可避免眶上麻痹和出血。完成切除后，直接蒸发掉残留的脂肪或粘连的轮匝肌，并可进行内部眉悬吊术（图 11.4）。

下睑切开技术（经结膜）

机头：0.2 mm。

激光设置：

——结膜：5 mJ，5 W（超脉冲）。

——脂肪：5～8 mJ（超脉冲或连续波）。

由于已经充分证明换肤术是十分有效的技术，因而下睑皮肤切除的适应证已极为罕见。我们感到不再有肌皮瓣睫下切除的适应证。对于下睑皮肤明显过多的病人，可以联合应用保守的下睑皱褶向里回缩技术和下睑换肤术。

为保护眼球，放置不反光的金属角膜保护罩。经皮做下眼球周围阻滞麻醉并附加下穹窿局部阻滞。

在下睑板缘和下穹窿间切开结膜。轻压眼球，脱出的脂肪在下睑结膜中形成膨出。切开膨出上方的结膜有利于脱垂脂肪的定位。第二步需要用激光从中间切开下睑缩肌，使脂肪脱出。将中间脂肪袋在润湿的棉拭子上方切除并直接蒸发掉残留的脂肪（图 11.5）。向外侧和鼻侧扩展结膜和下睑缩肌切口，外侧正好止于肉阜。辨别中间和鼻侧脂肪袋之间的下斜肌。切除并蒸发鼻侧脂肪袋。切除并蒸发外侧脂肪袋。轻压眼球并触摸下窝残留脂肪是否均匀。尔后可通过直接蒸发和切除术做脂肪成形术。当外形可接受时，向上拉下睑缘，外科医师同时用手指抚平前板，这一操作程序可以避免任何下睑缩肌粘连的可能。

上睑换肤技术

对于有轻度睑折叠过多但无脂肪脱垂的病人，不用肌皮切除术，仅用上睑换肤术即可有效地恢复上睑的外形并改善皮肤纹理（图 11.6A、B）。

除非睑板前皮肤有异常皱纹，否则在这一部位不做激光治疗。换肤的区域从上睑皱褶扩展至眉，外侧延伸至最外侧的鱼尾纹或变形的笑纹，内侧可以延伸远至鼻梁（图 11.7）。皮肤的质量、皱纹的数量和睑折叠重叠的程度可确定换肤的区域和治疗的效果。

注意不要烧焦眼眉毛。可用不反光金属罩或用无菌润滑剂保护眼眉。使用小方形（图 11.8，图形 3，4 号大小）密度为 5 或 6（图 11.8）。使用 1、2 或 3 次激光照射，在第一次照射时，能量设置范围为 200～300 mJ，第二或第三次照射能量范围为 150～250 mJ；在所有照射中，使用的功率为 60 W。

对于有上睑细小皱纹的病人，当仅需要少量收缩皮肤时，Er：YAG 激光是有用的（5 mm 光斑，2 J，2～3 次照射）。

换肤技巧涉及到综合并有效地利用其多变性。这不仅包括能量（mJ），也涉及每一次照射治疗的面积（图形和图形大小）、速率（瓦数）和密度。我们偏爱超脉冲 CO_2 激光，因为它可以使我们灵活运用这些变化并有较大的安全系数。

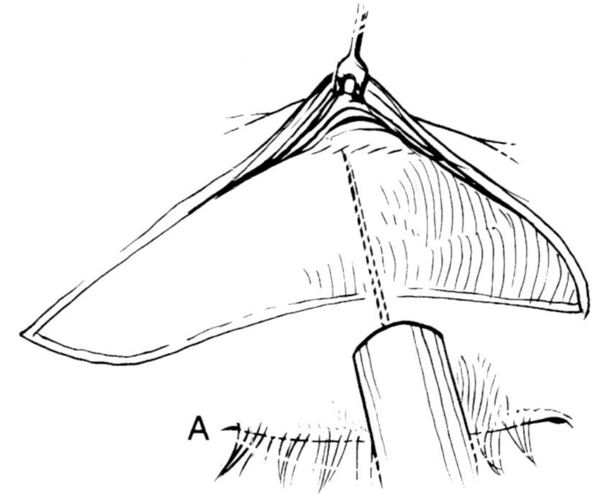

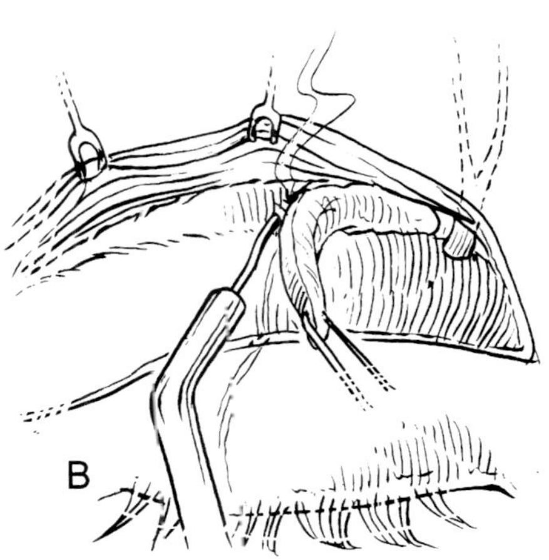

图 11.4　肌皮瓣向上方扩展后，暴露上眶缘，将轮匝肌下眉脂肪袋切除和（或）直接蒸发掉。

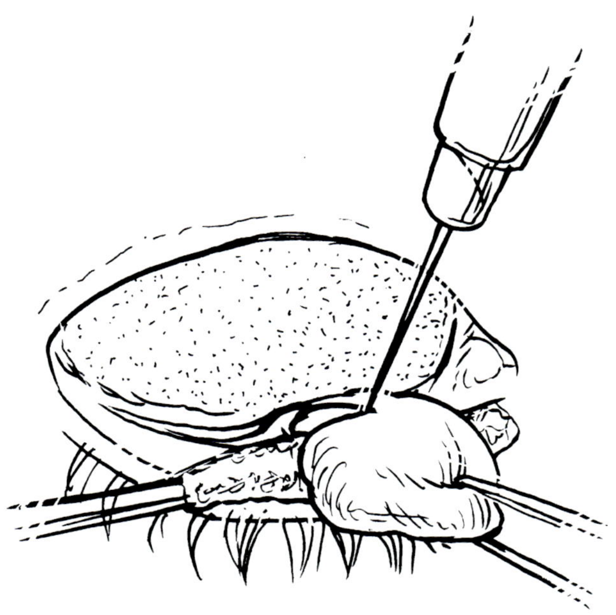

图 11.5 经结膜进路，切除缩肌使脂肪脱出，然后在润湿的棉拭子上方将其切除。残留的脂肪被直接蒸发掉。

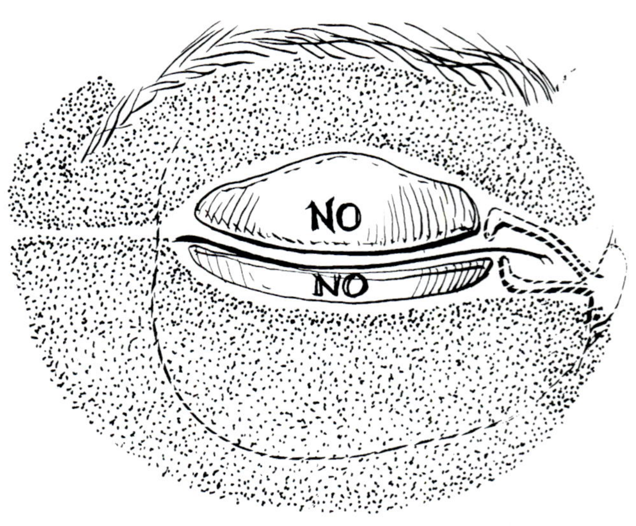

图 11.7 除非睑板前有异常的皱纹，否则当采用 CO_2 激光换肤术时，通常避开这一区域。用 Er:YAG 激光做睑板前换肤术时合并睑缘移位的可能性较小。

下睑换肤技术

与经皮进入下睑的方法相比较，联合运用下睑经结膜脂肪成形术和下睑换肤术可以取得更好的结果并很少发生并发症(图 11.9A～D)。此外，经结膜进路的方法伴下睑换肤术后，也能极大地减少术后下睑回缩的发病率。

在实施下睑换肤术时有几个部位应加以特别注意。如果下睑缘或外眦腱存在有任何水平松弛，则在行下睑皮肤换肤术前应做外眦腱折襞术(表 11.1 和表 11.2)。在做睑板前皮肤换肤时，应使用较低的能量和较低的密度，而且鼻侧泪点下方不进行换肤。下睑睑板前换肤术仅适用于有极度皱纹、明显的皮肤锈蚀样光泽或严重睑板前轮匝肌增生肥大的病人。

表 11.1 下睑换肤:注意的问题

矫正睑缘松弛
靠近睑板前部位要小心
避开泪点前部位
避免过度治疗

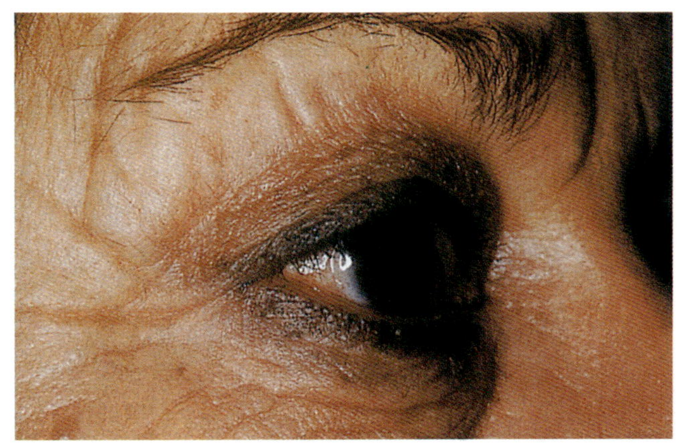

A

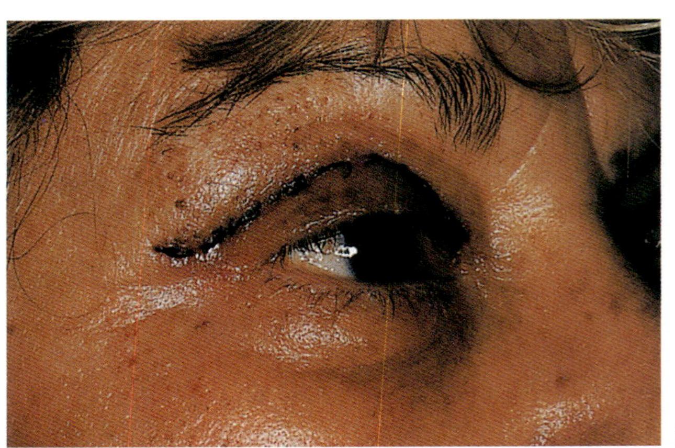

B

图 11.6 A:这位 58 岁的妇女有明显的眼睑皱纹。眼睑皮肤纹理不正常的程度只靠切开技术是不能解决的;B:上睑和下睑经结膜睑成形术伴眼周 CO_2 激光换肤术 2 天后，她的眼睑轮廓和纹理显示出明显的改善。

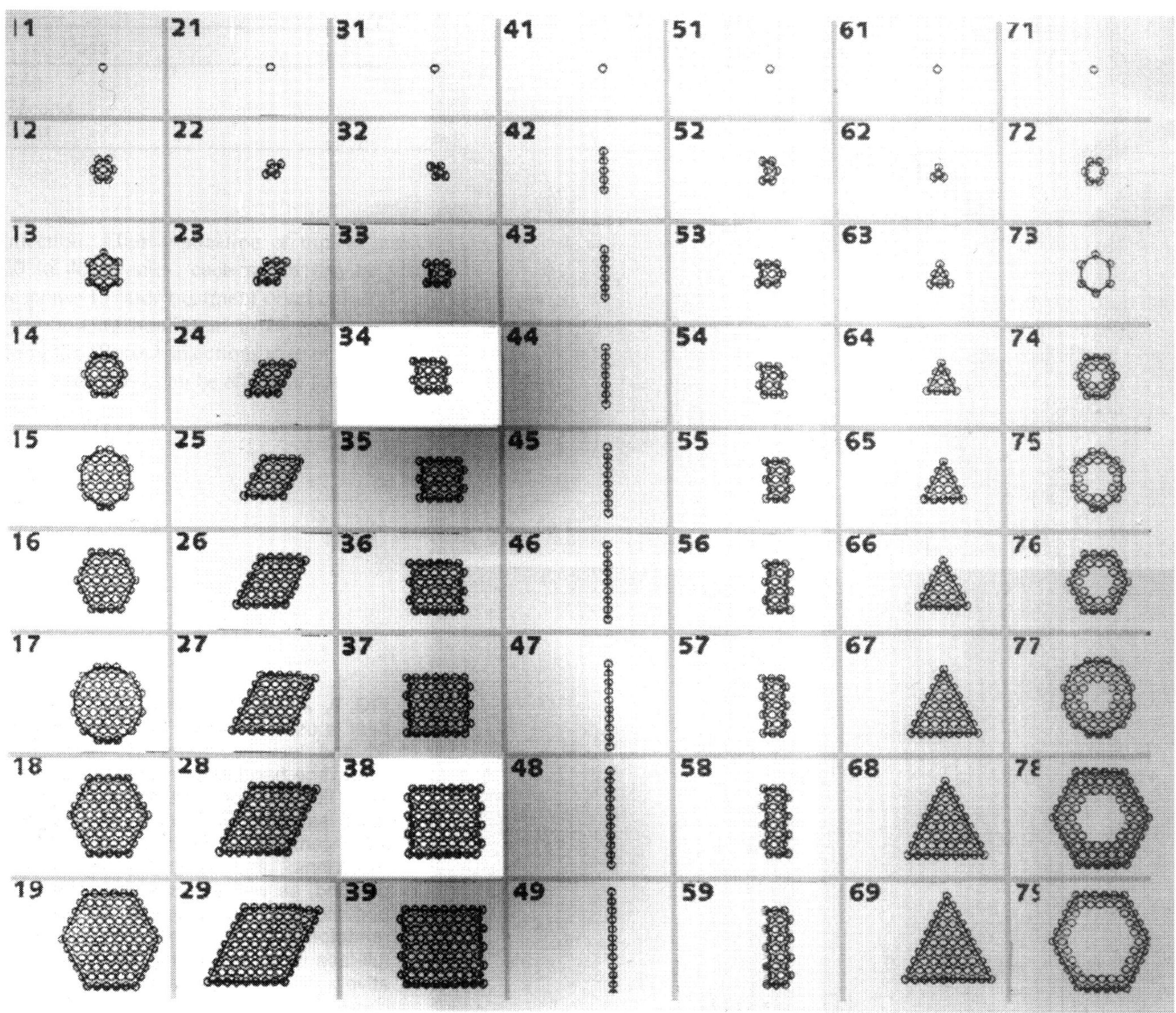

图 11.8　眼睑换肤使用图形 3,4 号大小,密度 5 或 6,能量范围为 150～300 mJ,取决于所希望的皱纹切除或组织绷紧的程度。

表 11.2　下睑松弛的治疗

外眦折襞术
首先进行外眦换肤术
避免做睑板前换肤术

下睑 CO_2 激光换肤所设置的参数与上睑略有不同,第一次照射的能量和密度应随治疗部位而异,治疗睑板前部位时为最小;治疗颧骨前部时可以较大(表 11.3)。治疗下睑微细皱纹时,可使用 Er:YAG 激光。因为使用这种激光皮肤收缩较少。治疗睑板前皮肤时继发下睑缘错位的机会较少。

表 11.3　下睑换肤参数(mJ)

照射次数	睑板前	眶间隔前	颧骨前
第一次	150～200	200～300	250～300
第二次	150	200～300	250～300
第三次	—	150～200	250～300

可选择的眼睑美容技术:Er:YAG 激光

Er:YAG 激光(波长为 2940 μm)可能有益于有细小眼周皱纹的病人。使用 5 mm 光斑,1～2 J 和慢速率(每秒 4 次脉冲),可在无静脉内镇静或皮下注射麻醉药的情况下使用。局部应用麻醉膏 20～40 分钟以后,可看到每一条皱纹并且可以观察到它对激光治疗

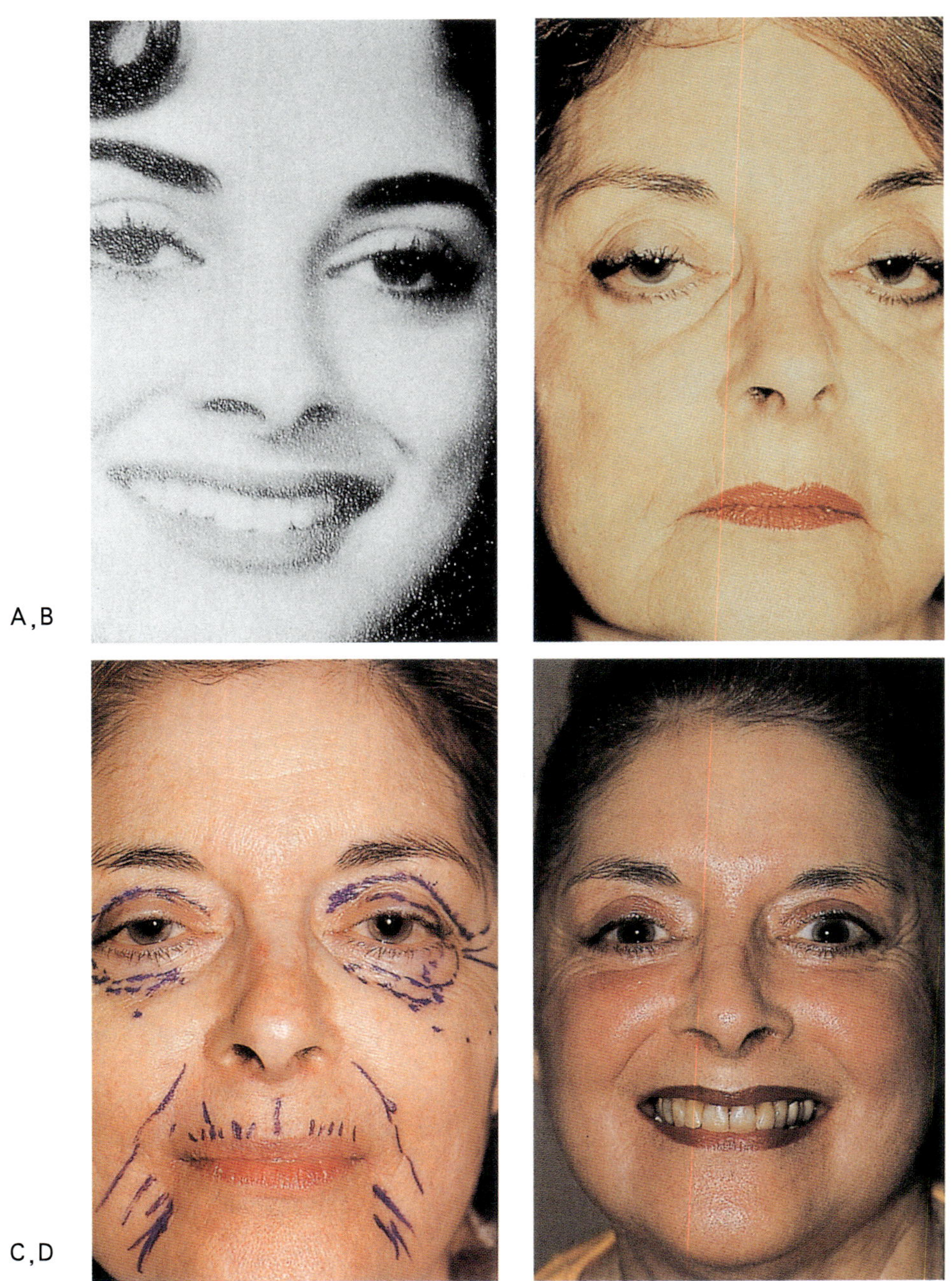

图 11.9 A:这位病人的一幅老照片用于确定欲达到的睑和面部的轮廓;B:手术前,她有双侧上睑下垂、下睑回缩和面部多部位松垂;C:计划进行提肌腱膜徙前术、上睑肌皮切除术和脂肪成形术,同时进行下睑经结膜脂肪成形术、下睑缩肌切除术和外眦成形术,并做全面部激光换肤术;D:手术后,她的睑水平和轮廓得到改善。用经结膜的方法并结合换肤技术抬高了下睑缘,并避免了下睑缘进一步变形。

的反应。

注射 A 型肉毒杆菌毒素提纯的神经毒素复合物(Botox)后,在眼角鱼尾纹处使用 Er:YAG 激光对残留的细小皱纹可能有效。用 5 mm 光斑,1 J 可能需要照射 4～5 次。用 5 mm 光斑,2 J 可能需要照射 2～3 次。

手术后过程与 CO_2 激光换肤术有所不同。可能有些渗血。然而,由于热效应较小,因此恢复的时间将较短。

第 12 章

激光颜面美容术

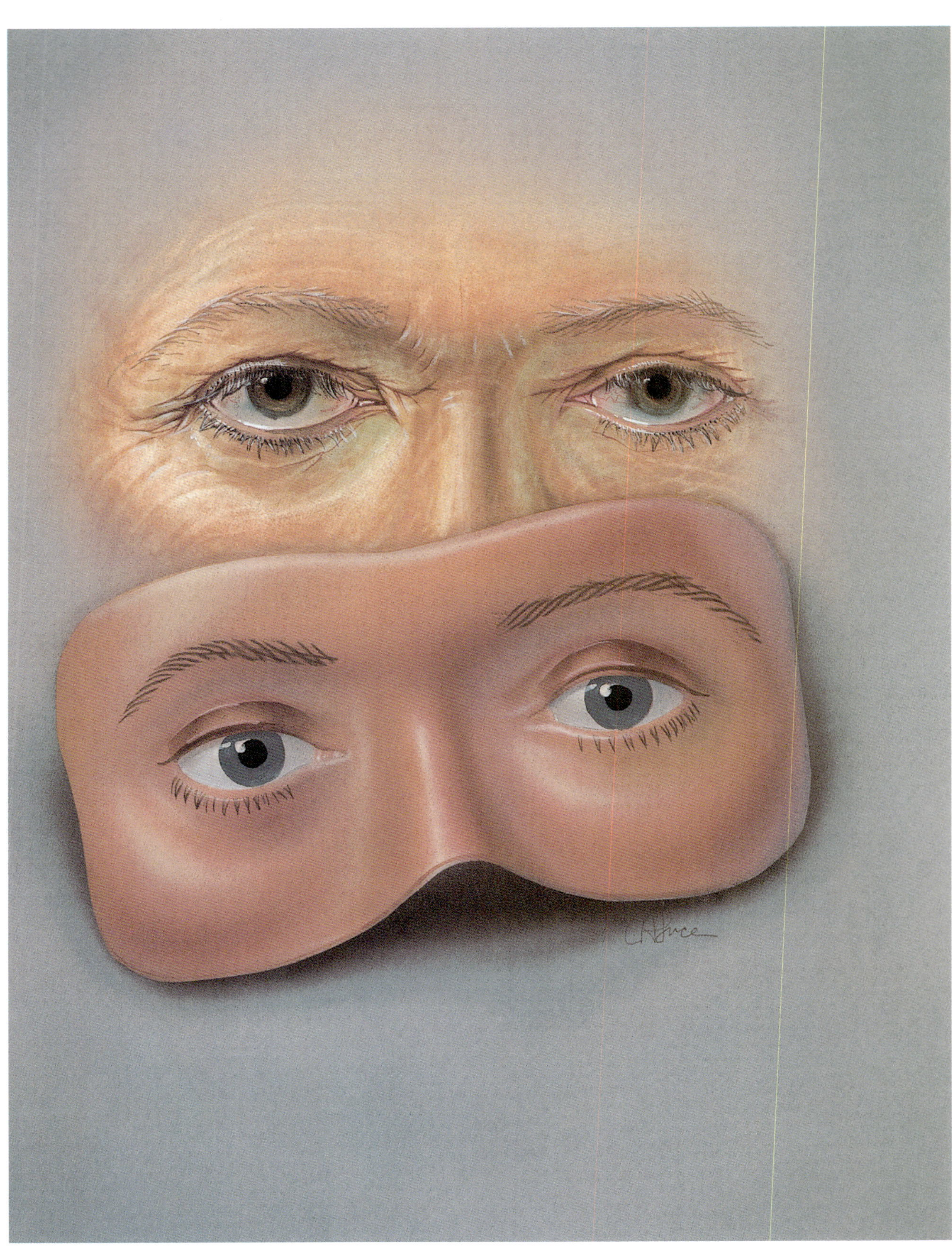

随着 CO_2 激光的面部整容换肤技术的引进，已明显地扩大了对病人的治疗方案（图 12.1A～F）。为了掌握这项技术，美容外科医师必须懂得激光功能的原理及其在美容学中的应用；必须花时间拜师并领会他们从工作经验中获得的洞察力，然后细心地去实践。CO_2 激光换肤术在技术上是简单的，它的应用不限于任何一个医学学科或专业。激光换肤术的困难之处在于掌握这一技术的美学方面的问题。这需要经验和训练。激光只是一个工具，应用它可能受到很大益处，但正如任何外科技术一样，错误地使用这一技术也能产生并发症（图 12.2）。

激光面部美容的一般原理

CO_2 激光面部美容术可在静脉内镇静、局部阻滞和局部浸润麻醉的情况下，在门诊部进行。能高度成功地进行阻滞的神经包括眶上、滑车上、滑车下、眶下、颧面、面和颏神经，这些神经可用局部浸润麻醉加以补充（图 12.3）。

基本原理如下：第一次激光照射脱去皮肤的表皮层；第二次和第三次照射弄平不规则的表面并绷紧真皮层。更凸出的病变需要重复应用单点照射。在进行普遍的换肤术前，应将这些病变蒸发掉。在一次治疗中，我们很少使用 3 次以上的照射，除非是患肥大性酒渣鼻病人和某些痤疮病人。照射超过 3 次会降低安全系数并有损伤深部网状真皮层的危险。外科医师和病人不能受“做得越多越好”这种断言的困扰。将激光照射部位之间皮肤颜色的变化作为真皮层接受激光能量的标志（当达到鹿皮色时，停止治疗）并作为治疗终点的指征并不总是可靠的。

眼周围面部的结构是最脆弱的，应采用与面部其他部位不同的方法进行治疗。关于激光治疗的参数已在第 11 章中做了单独的论述。

治疗的强度应根据皮肤的厚度和光化性损伤的程度进行调整。我们已经发现，光化性损伤越严重，治疗结果越显著，皱纹消除将更明显而且抬高的效果更清楚（图 12.4A～F 和图 12.5A、B）。以前曾做过皱纹切除术但有残留皱纹的病人，在第一次手术后至少 3～6 个月再做皱纹切除术后激光换肤术则效果较好。对皮肤薄而半透明的病人，我们很少用超脉冲 CO_2 激光（Coherent 公司，加里福尼亚州帕洛阿尔托市）进行 2 次以上的照射（表 12.1 和表 12.2）。

采用不同的仪器设备，则选用的换肤参数亦不同。应用脉冲 CO_2 激光和扫描 CO_2 激光时，在使用的能量和照射的次数方面将是不同的。例如，丝触（Silk Touch）（Sharplan Lasers 公司，新泽西州艾伦达尔市）照射 1 次可能等于超脉冲（Coherent Medical 公司，加利福尼亚州帕洛阿尔托市）照射 2 次。

在进行上睑和下睑睑成形术、外眦成形术、提肌腱膜徙前术和眉内部悬吊术的同时，可方便而有效地实施全面部 CO_2 激光换肤术（图 12.6A、B）。在换肤术前 1 周或在换肤结束时注射 A 型肉毒杆菌毒素提纯的神经毒素复合物（Botox）可以增进眉间、眼外角皱纹和前额（动力性皱纹）的美容效果。

全面部激光换肤术包含面部的每一个部位，包括上睑和下睑、鼻和唇（图 12.7）。如果有光化性唇炎的证据，可以进行外露的唇黏膜换肤术。如果耳垂有光化性改变或伸长，也可以换肤。在全面部换肤时，我们用每次激光照射治疗较大的面积。应用计算机控制的图形发生器（CPG）时（图 12.8），我们使用图形 3，8 号或 9 号大小，密度为 6。用丝触（Silk Touch）激光时，我们采用直径为 9 mm 或 12 mm 的光斑。换肤时要像羽毛样逐渐深入到头皮，在下颌处要像羽毛样超过下颌转折 2 mm 以上；这样可以使皮肤纹理形成过

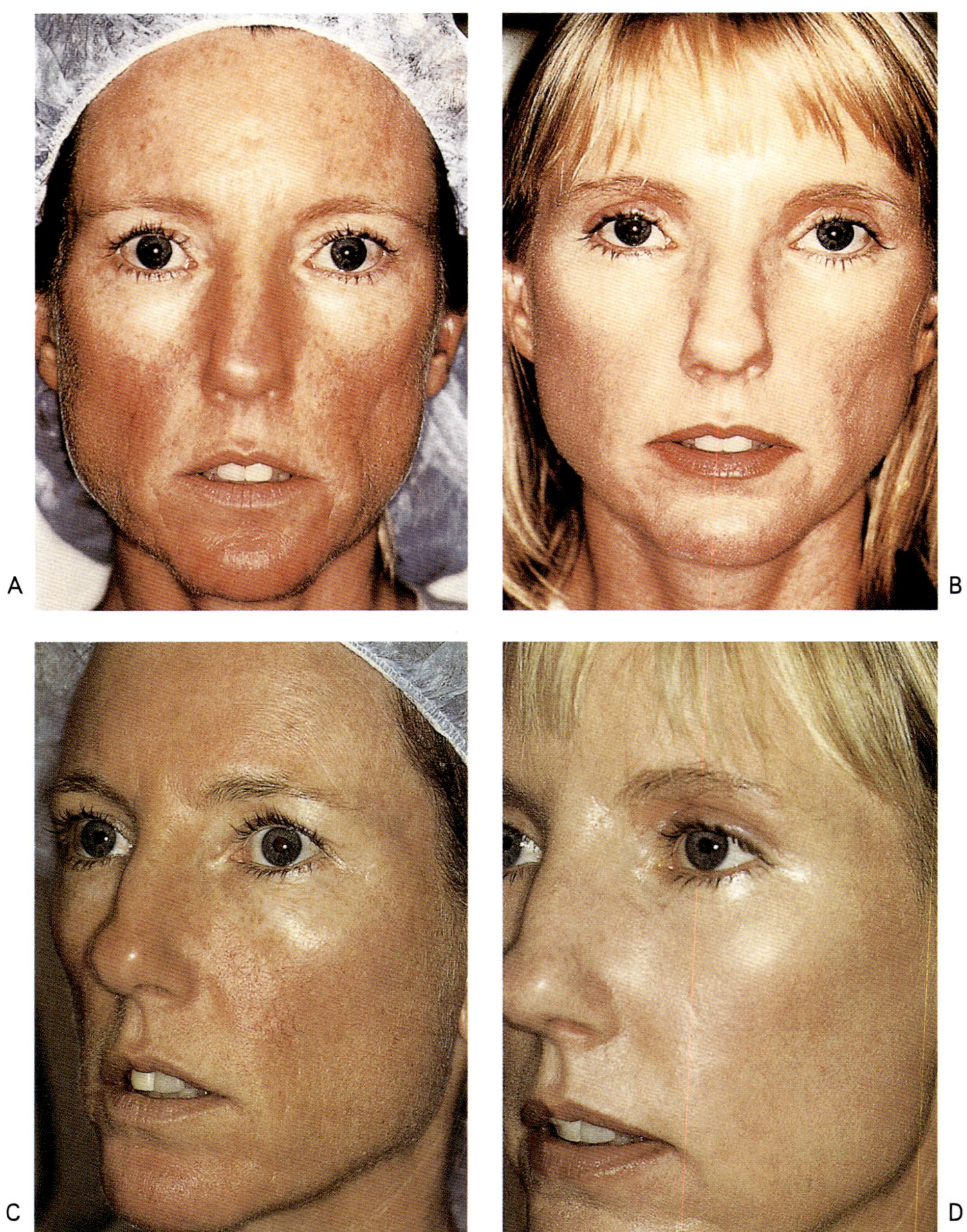

图 12.1 A:这位 33 岁妇人有严重的光化性损伤和中度痤疮瘢痕;B:在上睑雕饰术、下睑经结膜脂肪成形术和全面部 CO_2 激光换肤术(面部:图形 3,8 号大小,密度 6,300 mJ,2 次照射,第三次仅照射痤疮瘢痕部位;眼部:图形 3,4 号大小,密度 6,第一次照射用 250 mJ,第二次照射用 200mJ)后 2 周,她的外貌显示出明显的改善。这是一幅化妆后的照片;C、D:斜侧位观。

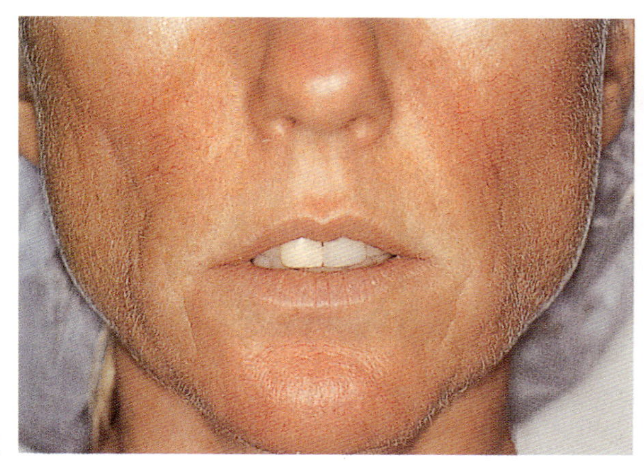

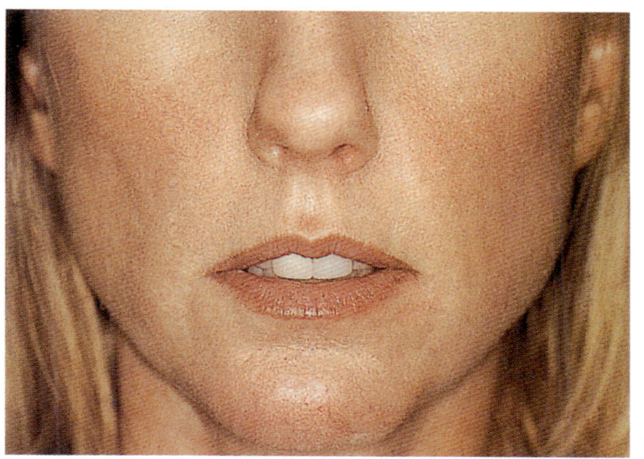

图 12.1(续)　E、F:下面部观。

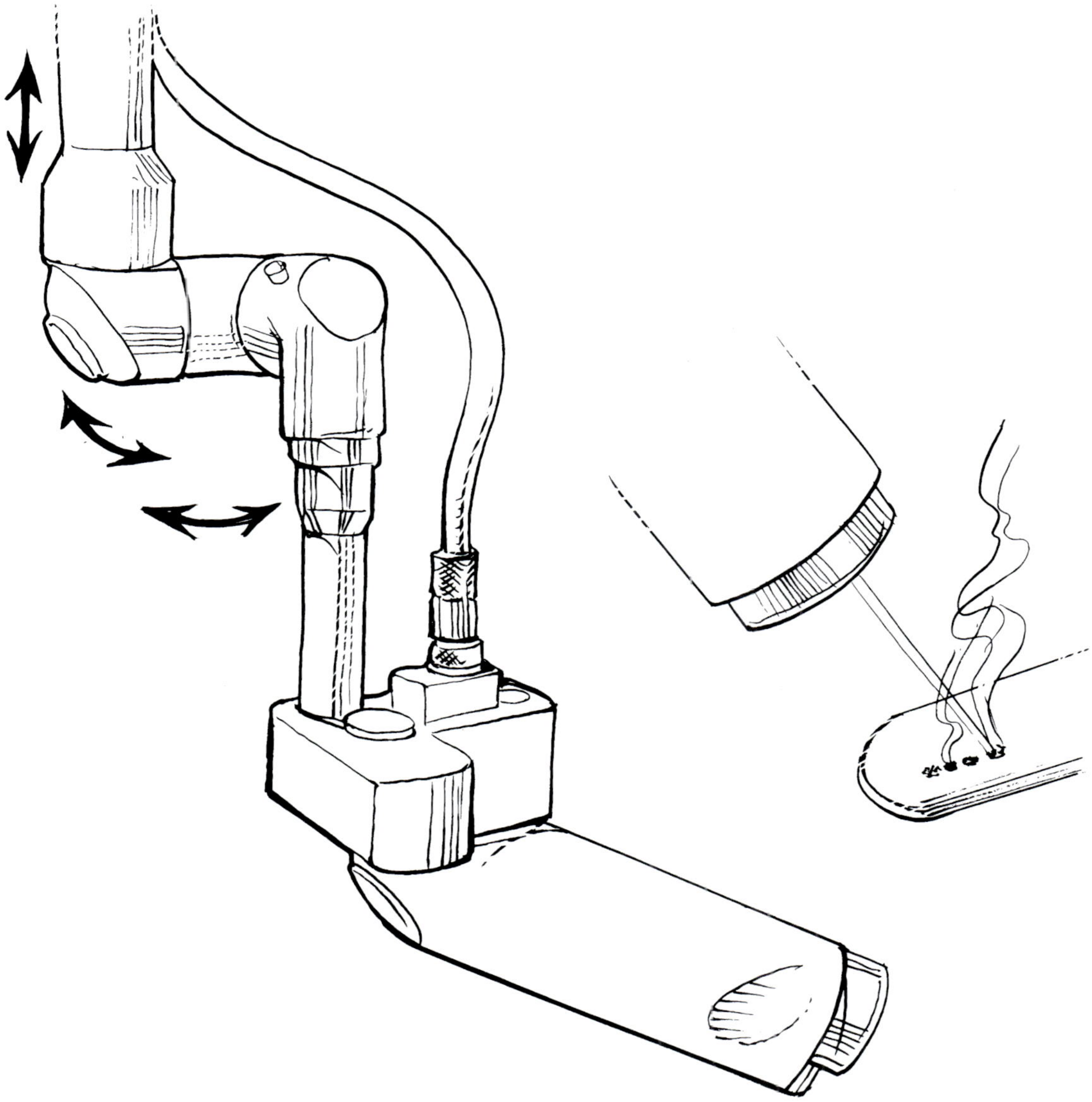

图 12.2　计算机图形发生器是面部换肤术极其有效的设备,使用它有极大的安全性。

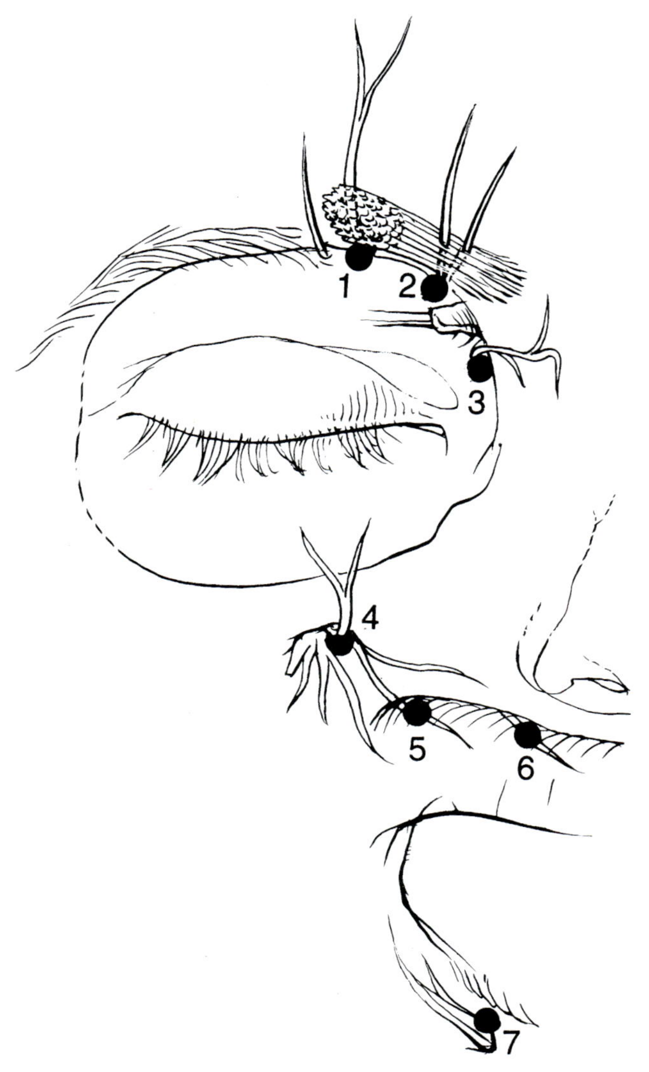

图 12.3 有效地应用局部神经阻滞麻醉有利于面部换肤术；最常使用的是眶上(1)、滑车上(2)、滑车下(3)、眶下(4)、颧面(5)、鼻(6)和颏(7)神经。后两种神经阻滞从口腔内实施。

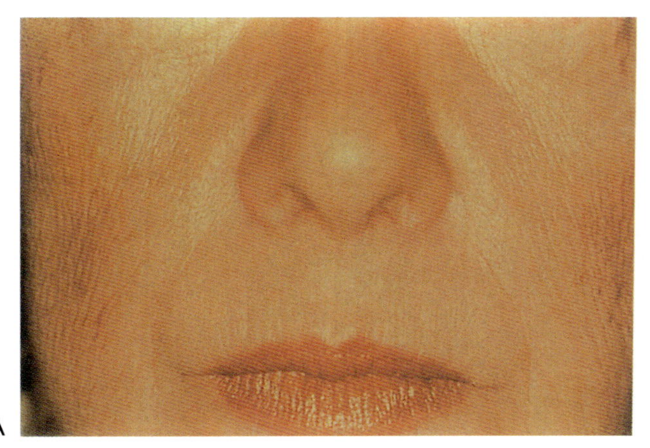

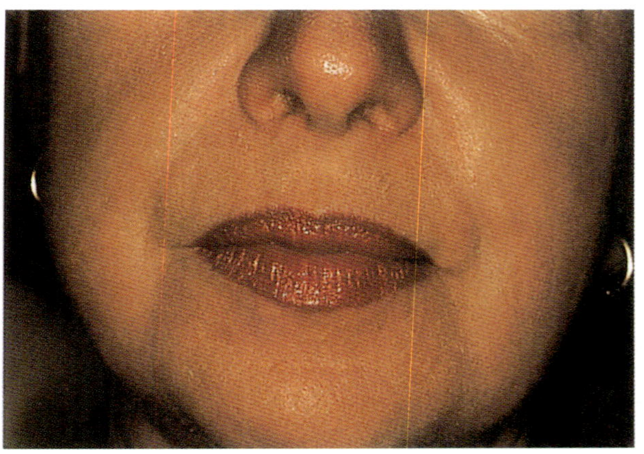

图 12.4 A:这位 56 岁的妇女有中度至重度面部光化性改变并曾切除过多发性面部基底细胞癌；B:全面部 CO_2 激光换肤术(图形 3,8 号大小,密度 6,300 mJ,3 次照射;眼睑:图形 3,4 号大小,密度 5,第 1 次照射 200 mJ,第 2 次照射 150 mJ)3 周后,她的面部皱纹显著地减少,面部外形得到明显的改善。但仍存在中度面部红斑。

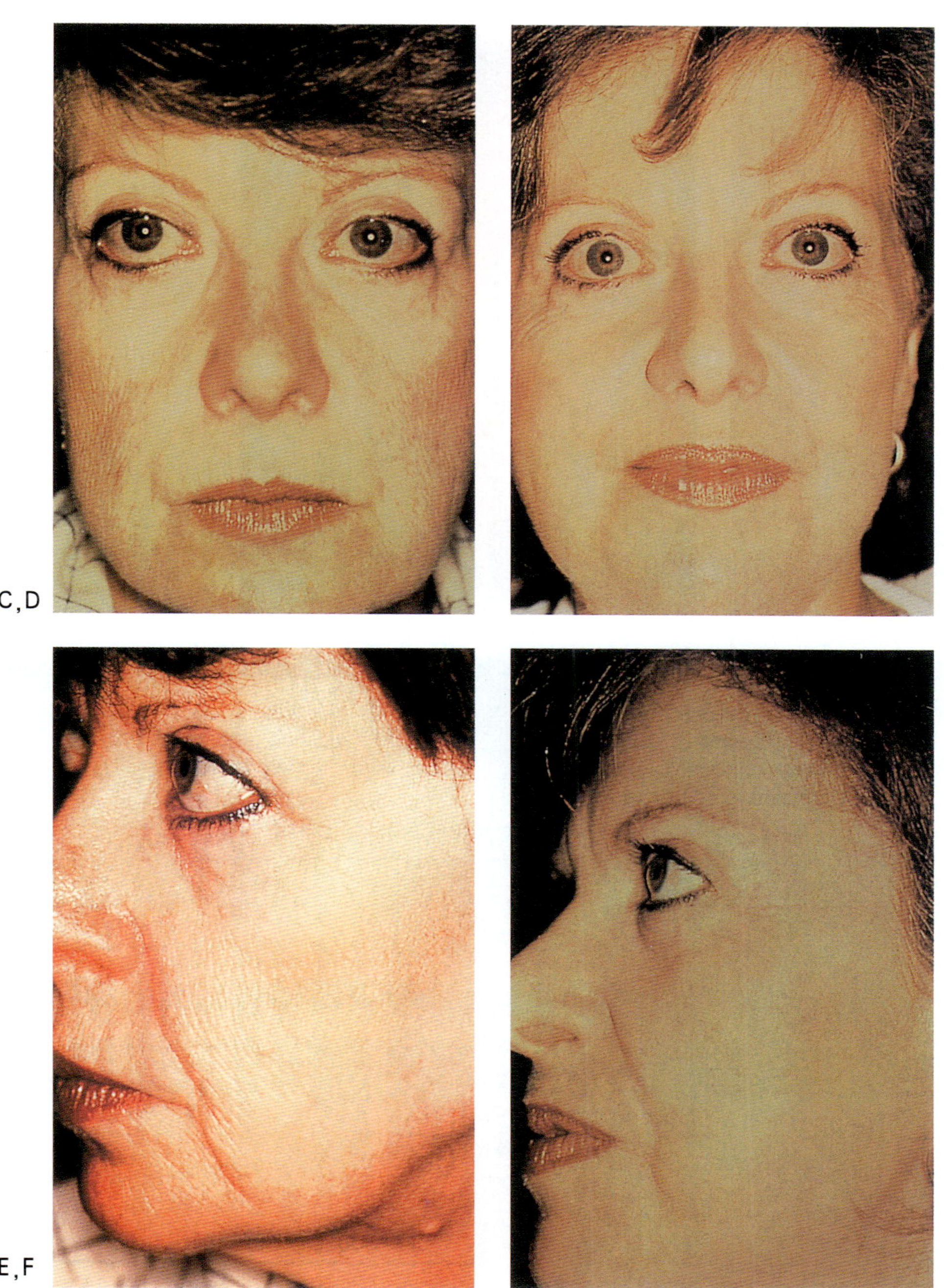

图 12.4(续)　至治疗后第 10 周,她的肤色重新接近她年轻时的肤色(C,D),而且她的面部轮廓显示出进一步的改善(E,F)。

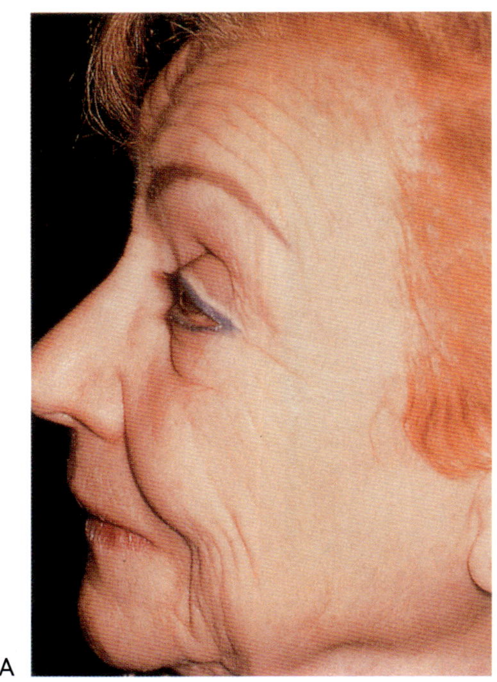

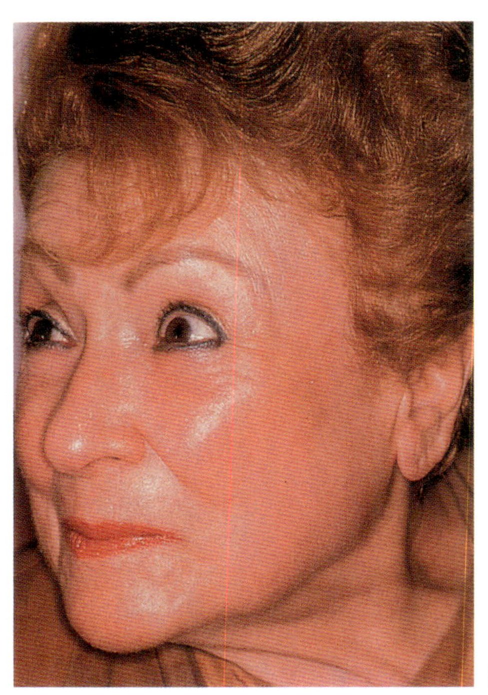

图 12.5 A:这位 82 岁的妇女有明显的面部皱纹和面部松弛;B:在全面部换肤术(图形 3,8 号大小,密度 6,第一次照射 300 mJ,第二次和第三次照射 250 mJ)、提肌腱膜修复术和经结膜脂肪成形术后 6 周,她的面部皱纹明显减少,而且面部轮廓显著地变紧。

表 12.1 全面部 CO_2 激光换肤参数(厚皮肤)

面部皱纹	照射次数(次)	第 1 次(mJ)	第 2 次(mJ)	第 3 次(mJ)	改善(%)
1^+	2	250	200	—	60
2^+	2	250	250	—	70
3^+	2	300	300	—	80
4^+	3	300	300	300	85

表 12.2 全面部 CO_2 激光换肤参数(薄皮肤)

面部皱纹	照射次数(次)	第 1 次(mJ)	第 2 次(mJ)	第 3 次(mJ)	改善(%)
1^+	1	250	—	—	50
2^+	2	250	200	—	60
3^+	2	250	250	—	70
4^+	2	300	250	—	75

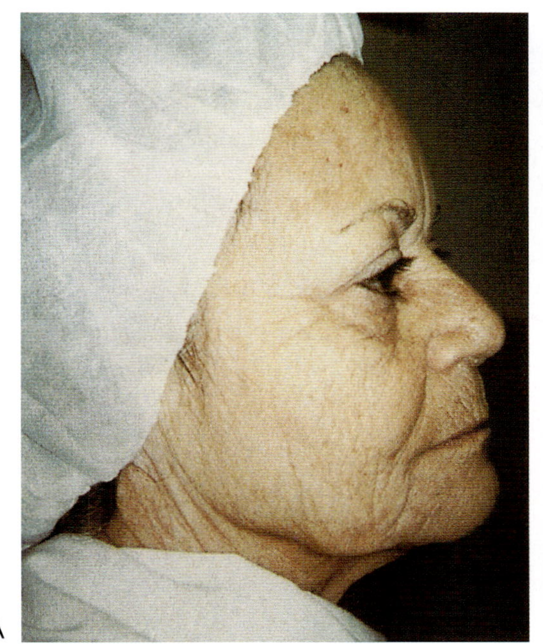

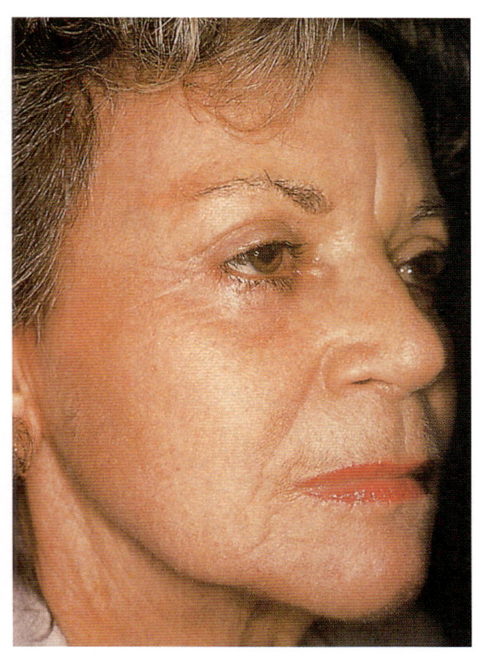

图 12.6　A:这位75岁的妇女面部皮肤有严重的光化性改变;B:在上睑肌皮切除术和脂肪成形术、下睑经结膜脂肪成形术和全面部换肤术(面部:图形3,8号大小,密度6,300 mJ,照射3次;眼睑:图形3,4号大小,密度6,250 mJ,照射2次)后6周,她的眼睑及面部轮廓和纹理显示出明显的改善。

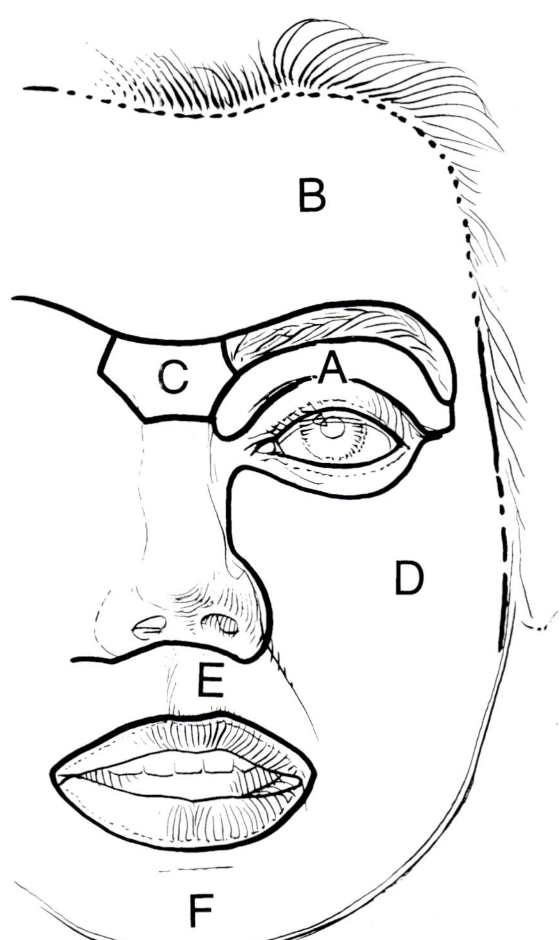

图 12.7　为面部换肤术制定的计划。眼睑:(a)睑板前:CO_2激光:0～2次照射,150～200 mJ;Er:YAG激光:1～3次照射,2 J,5 mm光斑;(b)睑板前:CO_2激光:1～3次照射,150～250 mJ;Er:YAG激光:3～5次照射,2 J,5 mm光斑。前额:(治疗前用Botox):CO_2激光:1～3次照射,250～300 mJ;Er:YAG激光:CO_2照射后,1次照射,2 J,5 mm光斑。颊,颏:CO_2激光:1～3次照射,250～300 mJ;Er:YAG激光:CO_2激光照射后经1～4次照射,2 J,5 mm光斑。上唇:CO_2激光:1～3次照射,250～300 mJ;Er:YAG激光:CO_2激光照射后1～4次照射,2 J,5 mm光斑。

渡区并使换肤界限不明显。色素沉着的界限也是过渡性的。

羽毛状换肤可做如下操作：使瞄准的 CPG 光束呈倾斜状，斜向应用激光或减少机器的能量（mJ）。未瞄准的激光可能是散焦的（将机头拉离组织），用于羽毛状换肤。TCA（三氯醋酸）脱皮术也可用于这一过渡部位。

经验法则

治疗越强烈，面部的红斑越重，持续时间亦越长。此外，白皙肤色的病人比肤色较黑的病人红斑持续时间长，他们有较大的短暂性色素沉着异常的倾向，但很少有长期色素沉着不足的可能性。

其他换肤激光

铒：钇铝石榴石（Er：YAG）激光的波长为 2 940 μm，它产生的能量位于不可见光谱红外线的中段。这一波长对水吸收的亲和力为 CO_2 激光（10 600 nm）的 10～15 倍。这种对水的亲和力可使组织受到破坏但不蒸发，每次激光冲击能穿透 15～25 μm。这比 CO_2 激光的穿透力（100 μm）小得多，因而引起的热损伤也较轻。这可以解释换肤术后红斑持续时间较短和恢复较快。治疗后结成的硬皮持续 2～7 天，红斑持续平均为 5.2 天。但这也意味着需要应用较多次数的激光照射，而且这种治疗对深皱纹或大面积的光损伤无作用。一般使用 5 mm 和 8 mm 大小的光斑，能量

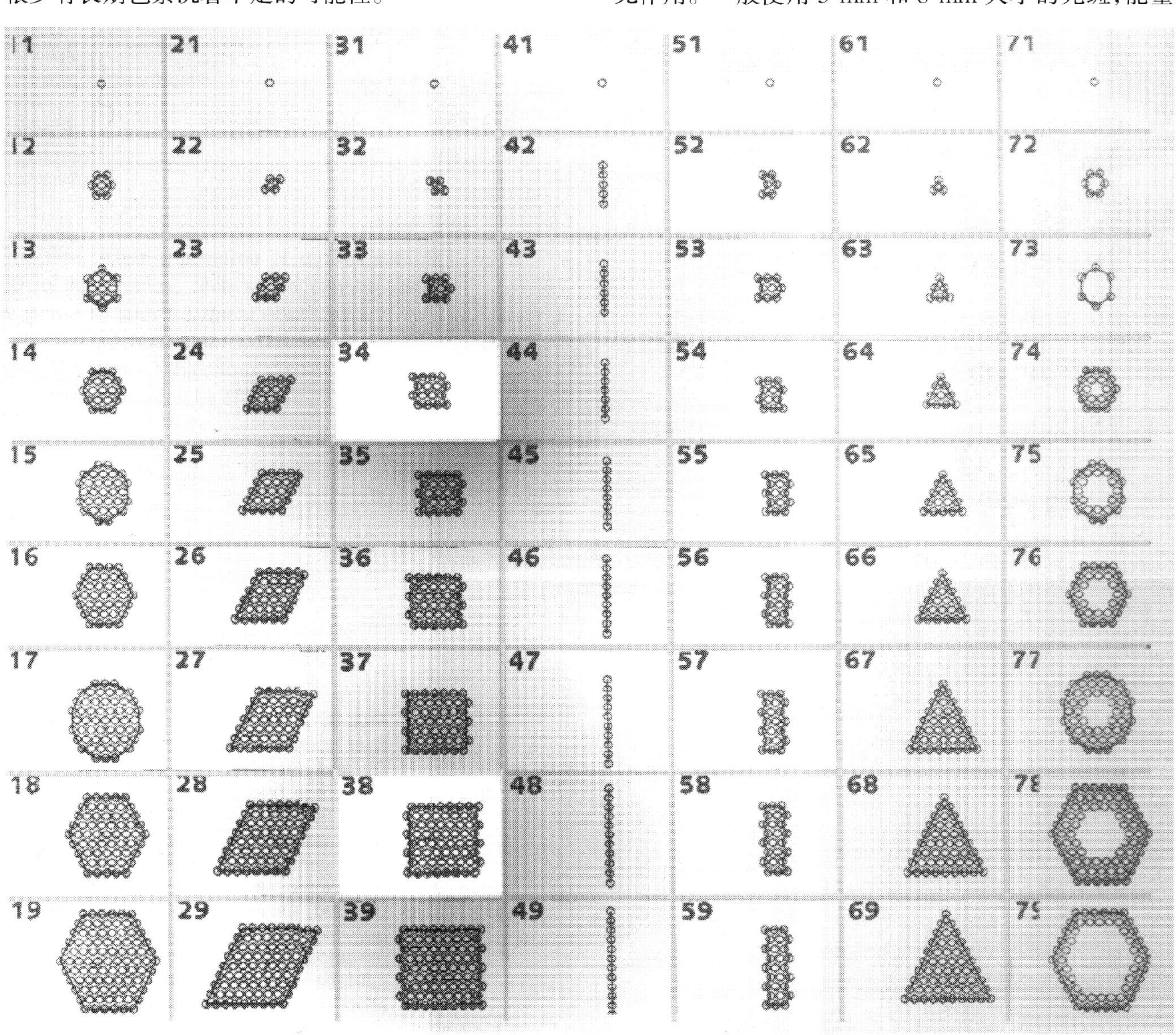

图 12.8 图形 3,4 号大小，密度 5 或 6，用于眼睑换肤术，能量范围为 150～300 mJ，取决于希望达到的皱纹消除或组织绷紧的程度。

设置在 1～2 J。

应用 Er:YAG 激光做部分面部换肤时，可以不做皮下浸润麻醉，只需局部应用 4% 地卡因胶（手术前 20 分钟涂于皮肤上并保留，且不需固定敷料）并在激光照射间期用 4% 地卡因喷雾剂追加麻醉。使用激光的速率（每秒钟照射的次数）越低，病人越容易忍受（每秒钟 4～8 次脉冲）。

采用 5 mm 光斑和 1 J 能量，治疗眼外眦部位至少需要 4～5 次照射，治疗面部大部分部位需要 7～8 次照射。如果能量增加至 2 J，则需要的照射次数可减少。因为不存在皮肤烧焦问题，故在应用激光间期不需揩拭皮肤。

显然，这种激光可与面部整容的全部技术相配合。许多有较表浅皱纹的病人能得益于这种激光的应用，而且无静脉内镇静或局部浸润麻醉的麻烦。此外，在 CO_2 激光换肤后，为了清除残留的碎屑，可在无任何附加热效应的情况下应用这种激光做最终的照射。至此为止，已对面部美容的其他创造性的联合激光技术做了论述。

第 13 章

颜面下部和颈部小切口整容术（“面部整容旁路”）、内窥镜眉抬高术和其他面部内窥镜手术

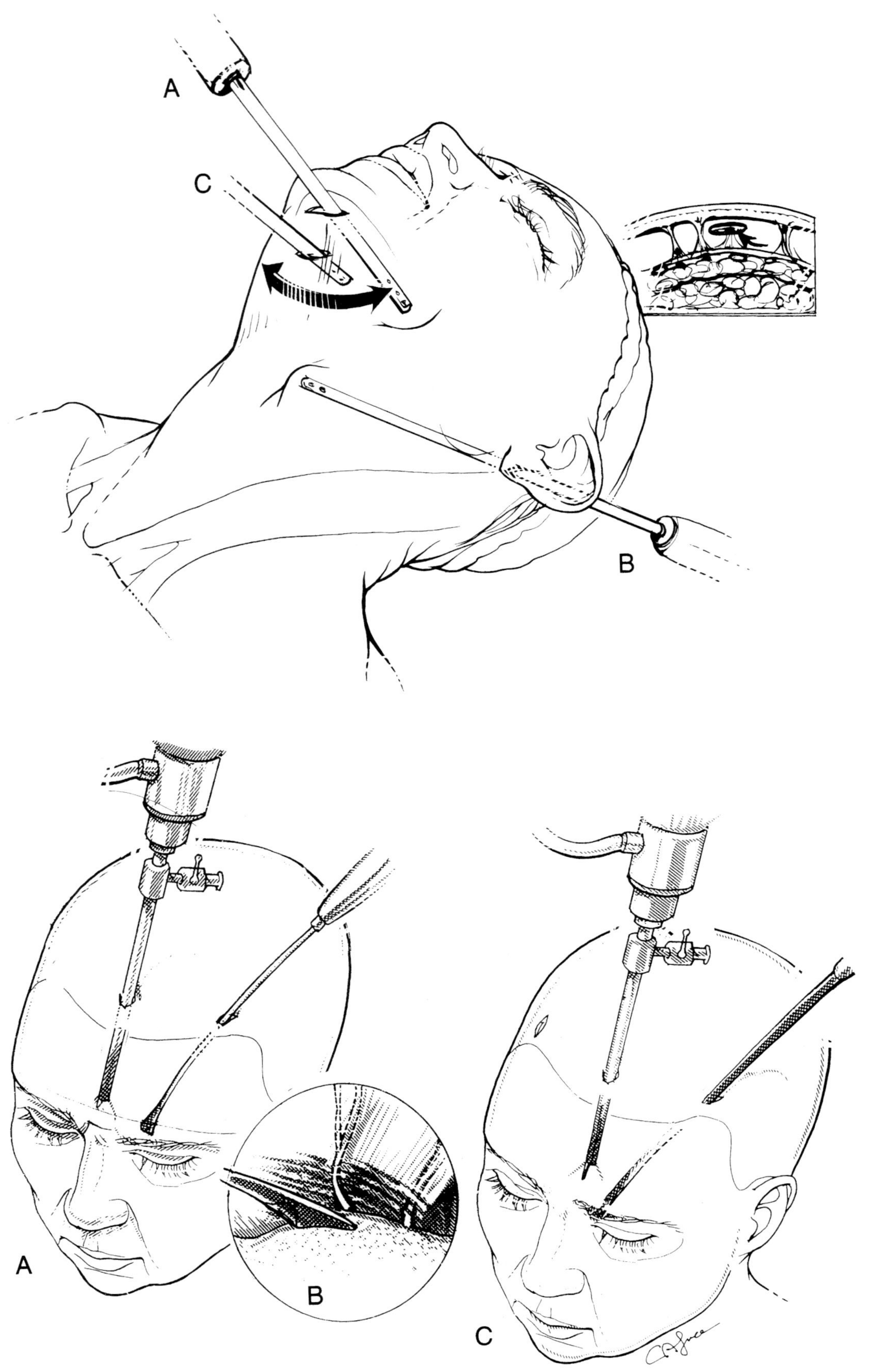
A
C
B
A
B
C

许多病人对改善面部下 2/3 的外形和随年龄增长而产生的变化颇感兴趣，但是由于心理上的或审美学的原因又不准备去整容外科。这也可能包括一些年轻人，他们有颏发育不良、过早出现的颌下垂肉和颏下部过度丰满；一些不满意耳前先天畸形的手术瘢痕的男性；或一些没有时间或条件做进一步整容术的人。极小切口技术正好适用于常遇到这类问题的人群。这些手术中最常见的是颈部和颌下脂肪抽吸术伴或不伴颏部填充术、颊脂肪摘除术、颧骨或颧骨下填充和微脂肪填充术。这些手术可通过极小切口外科技术完成，其特点为没有瘢痕或难得可见的瘢痕、恢复迅速和风险低。

颏下和颌下脂肪抽吸术/脂肪成形术

颏下脂肪抽吸术适用于颏下过度丰满或双下巴的病人。这些病人的另外一个关注的问题可能是过早地形成颌下垂肉。理想的病人有明显的颏下部和颈部脂肪沉着，伴有极少颈阔肌束和极少的颌下垂肉。如果这个病人也有颏发育不良，那么同时进行颏成形术和颈部脂肪抽吸术可能十分有效(图 13.1A、B)。然而，许多病人单从颈和颌下脂肪抽吸术就获得了不同程度的益处。年轻的病人可能抱怨过早出现颈部和颌下松弛，另一些人可能在面部整容术前寻求一暂时的改善。这一手术的主要优点是危险性小和手术时间短。主要的缺点是紧缩作用有限和颈阔肌束可能外露。虽然危险性与受益性比值的范围很宽，但适当地进行颈部和颌下脂肪成形术，许多病人还是非常满意的(图 13.2A、B)。

利用局部或轻度镇静麻醉，使手术很容易地进行。当然需要适当的手术室设备，如脉搏血氧计、血压监测仪和心脏与呼吸道急救设备。肿胀麻醉法是可利用的，含碳酸氢盐的 Kline 配方具有很好的效果(表 13.1)。在肿胀混合液中肾上腺素的浓度可以增加到 1 L 生理盐水中 2 mg，用于面部脂肪抽吸术和脂肪采集术中可取得较好的止血效果。标准的 Kline 肿胀液配方非常适用于局部手术，而且病人能很好地耐受。重要的是为了取得最大的麻醉效果和血管收缩作用，注射后至少要等 20 分钟后再开始手术。肿胀麻醉药使用 22 号针头注射或用 10 mL 的注射器将 1 支 1 mm 的钝性插管连到一带有三通活塞的静脉内输液袋上进行注射。

开始时应该用 1 mm 或 2 mm 旋转管(图 13.3)。采用注射器法或旋转或机械抽吸都是有效的。一般情况下，我们进行这一步骤时用标准旋转抽吸。在颌下区为了防止神经失用症或损伤面神经下颌支，特别重要的是开始时要用小的吸管。然后，术者可以使用 2 mm或 3 mm 的吸管沿着用较小吸管已经打通的安全通道进行。重要的是，为了防止皮瓣变薄，不要过分抽吸皮瓣边或皮肤边的脂肪，因为这种做法可能促进颈阔肌束的外露。我们喜欢一种刮铲型吸管，其开口朝向远离皮肤，这样可最大限度地去除颈阔肌表面的脂肪。皮瓣刮铲吸管对开放的脂肪抽吸技术也是理想的。脂肪抽吸过程应该从颏下切口开始，然后横向进行，再以放射方式向下到颈部，向外侧扩展超过胸锁乳突肌缘，向下到达锁骨。当通过下颌骨时，外科医师必须牢记下颌神经支的走向。开始应该使用 1 mm的旋转吸管，然后再改成 2 mm 旋转吸管或 3 mm 刮铲型吸管。

下一步将 2 mm 吸管通过一小的中线穿刺切口插入到颈阔肌下平面。在这个颈阔肌下部位往往可以见到脂肪，将其去除后会进一步缩小颏下中线部位或双下巴。一般情况下，仅去除几毫升脂肪，便可取得很可观的改善效果。为了避免损伤任何神经或血管

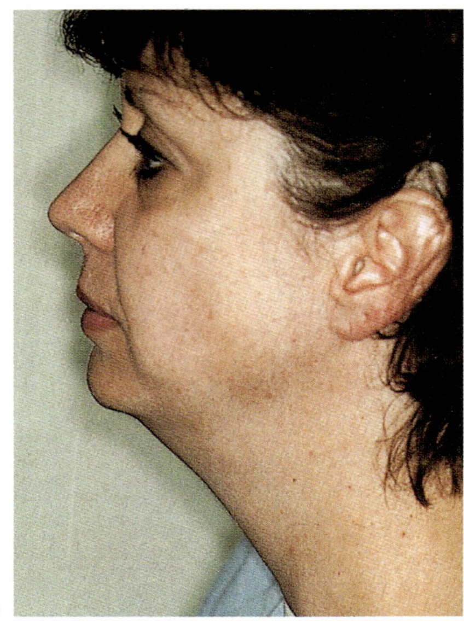
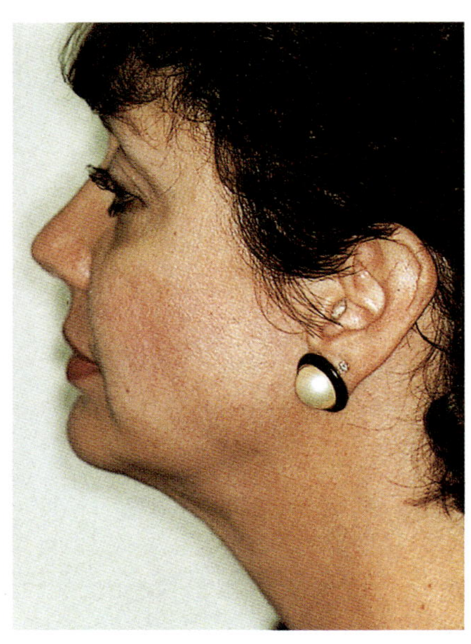

A,B

图 13.1 A:以前的颏部;B:下颏填充术(包裹在解剖部位周围的2号硅橡胶下颏移植物)和颈部与颌下脂肪抽吸术后。

的结构,颈阔肌下平面脂肪抽吸术的操作应轻柔,并只能在中线上进行。

表 13.1 肿胀麻醉溶液

1 L	0.9	生理盐水
50 mL	1%	单纯利多卡因
1 mL	1:1 000	肾上腺素

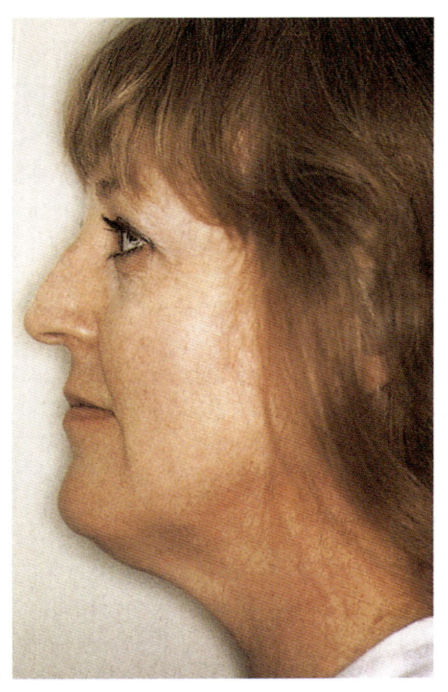
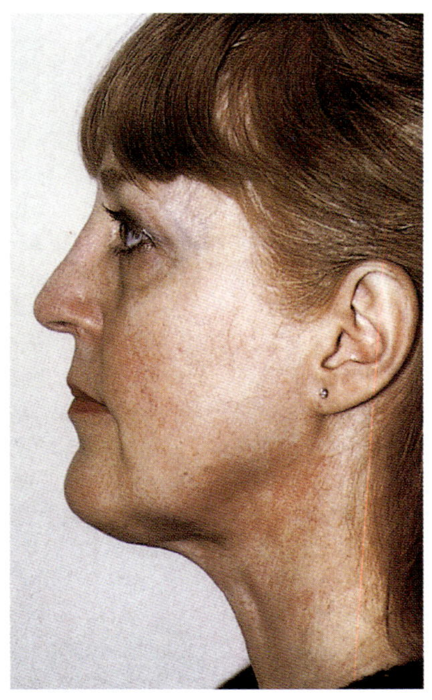

A,B

图 13.2 A:以前:病人有颈部和颌下过度丰满;B:极小切口颈/颌下和颈阔肌下脂肪抽吸术后,有明显的改善。注意皮肤紧缩。

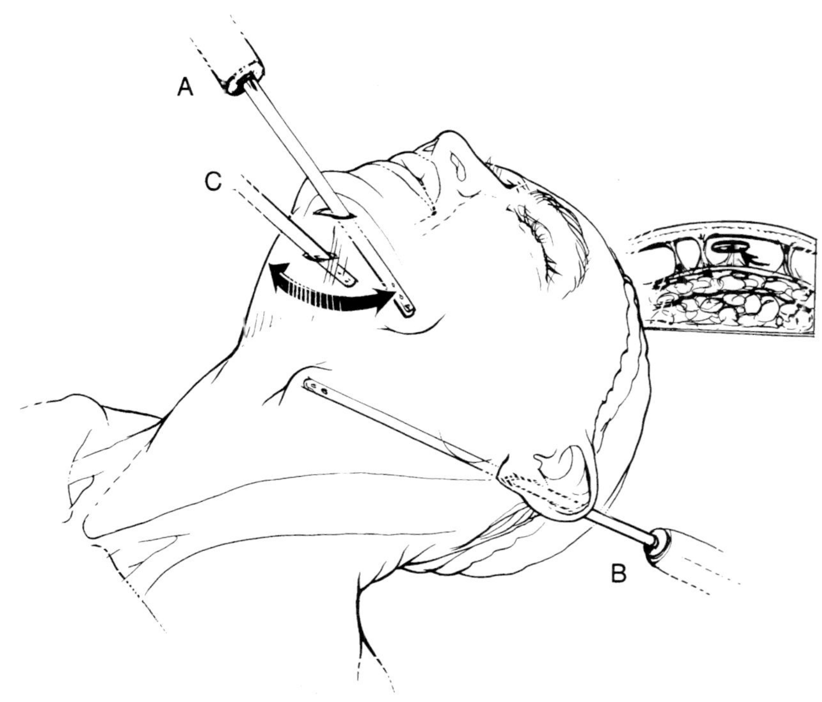

图 13.3　脂肪抽吸术的方向和平面的艺术性描绘。使用 1 mm 和 2 mm 吸管进行颈部和颌下脂肪成形。A:注意从颏下切口到达颈部和颌下的方向;B:吸管从耳垂下切口进入颈部,从颌下展开向下到胸锁乳突肌;C:将 2 mm 吸管通过一小的颈阔肌穿刺切口在中线处插入颈阔肌下空隙。通常在此处可吸到多余的脂肪,此外脂肪的吸除会给病人一个明显改善的结果。吸管 C 处皮肤部分用吸管 A 部同样方法处理。

然后,做侧切口,该切口位于颈部后上方耳垂下缘处。11 号手术刀是做这一切口的理想工具。再次用 1 mm 旋转吸管开始抽吸颌下和颈部下至下颌缘的脂肪(见图 13.3)。然后换成 2 mm 吸管,平行于下颌缘细心地抽吸,注意不要过量。这种操作可以塑造下颌缘外形、下颌角并减轻颌下的丰满程度。最后用 2 mm 吸管做放射状清除,方向对着胸锁乳突肌,正好与前述中线通道交叉。

从侧面进行肉眼观察和用挤捏试验触摸颈部的方法可确定是否对称并可最大限度地减少不规整性。将组织润湿,可有助于颈部和颌下触摸检查。触摸到的增厚部位或凹凸不平的地方要进一步抽吸均匀。

然后用尼龙线或 6-0 自溶性缝线缝合一针关闭颏下切口。耳垂下切口仍保持开放用于促进引流。放置压缩绷带和(或)衬环。告诉病人在术后头 6～12 小时,耳垂直切口可能流出一些血清血液。

颈部和颌下脂肪抽吸术平均吸出的脂肪量通常只有 10～15 mL 左右。期待的美学效果是使颏下组织减少并紧缩。这不仅可通过去除脂肪而获得成功,更重要的是手术过程形成了多个隧道,在愈合时形成纤维网,可从内部使颈部和颌下紧缩。这一过程在手术后头 3～6 个月内不断发展。嘱咐病人向上方和后方做颈部按摩,这将有助于使这些纤维隧道在愈合过程中变得柔软光滑。残留的皮下纤维网可长期保留并能有效地改善轻至中度颈部松弛。去除的脂肪细胞再也不能复原,从这一意义上而言,手术的效果是长期性的。

下颏填充术

下颏填充术能够极大地增强颈部脂肪抽吸术的效果,如果是适应证的话,始终应考虑与鼓励做该手术。对于颏发育不良的病人,在计划做颈和颌下脂肪抽吸术时就应该建议做颏成形术。联合进行这两种手术的效果往往是十分显著的(图 13.4A、B)。用下颏填充术增大下颏,增长颈线,在脂肪成形术或皱纹切除术后使颈部皮肤更好地下垂。下颏填充术能通过与脂肪抽吸术相同的颏下切口进行。我们选择的填充物是膨胀性固体硅化橡胶(预先成形的解剖学填充物)。

在颈部和颌下脂肪抽吸术后,将颏下切口略微扩大 1～1.5 cm 左右。向上做锐器解剖至下颏。在颏中线上方形成一骨膜外袋,要小心保持下颌骨前缘骨膜的完整性。我们认为这一操作限制了骨吸收并提供了软组织,可用于稳固下颌缘需要部位的移植物。在外侧,沿下颌骨下缘,剖析出两侧的骨膜下袋,使其能放入解剖学式样的移植物的侧翼或延伸部分。紧靠下颌骨的前缘可以肯定不至于损伤颏神经,因为颏神经从更上方的颏孔发出,在第一前磨牙水平上。保护骨膜下平面也能防止损伤下颌支神经(图 13.5)。

为了帮助选择合适的移植物,可以使用各种不同大小的型号(图 13.6)。一旦选择好,即将移植物用弯止血钳准确插入右骨膜下的隧道中。然后用森氏牵开器确定左侧骨膜下隧道的位置,借助于止血钳将移

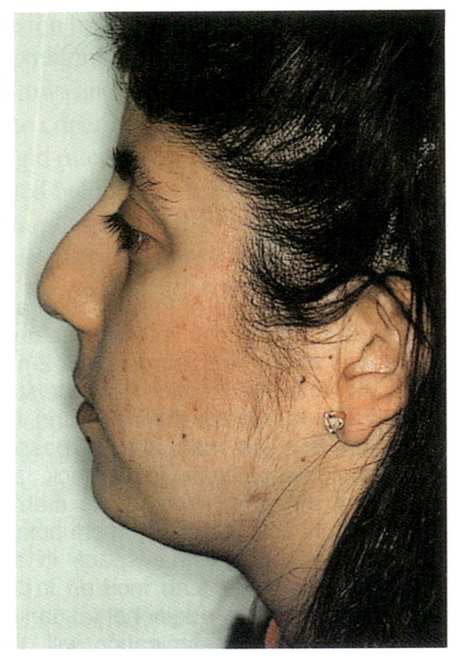

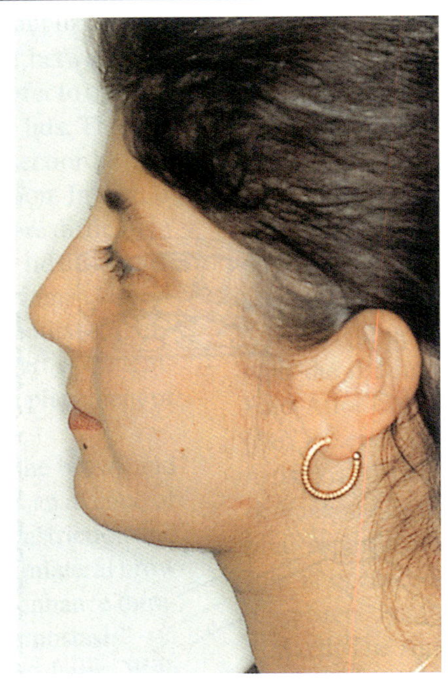

A,B

图 13.4 A:术前侧面观;B:下颏填充术(2 号解剖学的硅化橡胶下颏移植物)和颈部脂肪抽吸术后。

植物的游离端送入隧道中。移植物应能左右自由运动,而且由于它嵌于形成的袋中而不应有张力。

如果有张力或移植物不能自由移动,则需将袋扩大,或换成小号的移植物。移植物应该平坦地贴在下颌骨下缘上而不能弯成弓形。用 4-0 Vicryl 缝线将移植物缝合固定到下颌骨骨膜上,确保其位于下缘处。可缝合一针或两针。然后用生理盐水或生理盐水/抗生素溶液充分冲洗伤口,并用 4-0 Vicryl 线缝合 3 针关闭肌肉切口。这一层的关闭密闭了移植物而且控制住这一手术中最常遇到的出血。最后用 5-0 尼龙线或 6-0 自体吸收性缝线关闭皮肤层。此时在手术台上立即就能看出改善。很少选择经口内进路的手术,因为在一般情况下,颈部脂肪抽吸术常同时伴行下颏填充术。口内进路还伴有明显的高感染率和移植物上滑进入颏牙槽沟的倾向,这是不希望有的。

上颏填充术的并发症包括暂时性感觉迟钝和短暂的肌肉无力,从而可能引起微笑不对称。幸运的是,这两种并发症通常是自限性的,而且能随着时间

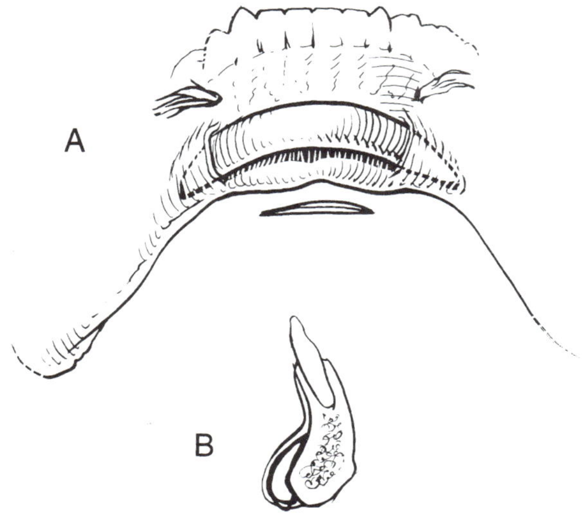

图 13.5 A:下颏移植物必须沿下颌骨前缘放置合适,移植物的两侧部分要放于骨膜下,附着于颏上的移植物在骨膜上,切口位于颏下;B:侧面观显示移植物与牙槽骨和牙列适当的位置关系。

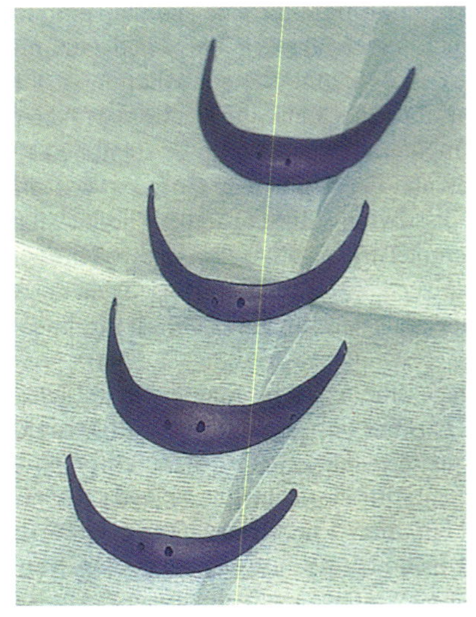

图 13.6 解剖学下颏移植物大小型号:1 号至 4 号。

的推移而减轻。持续性感觉迟钝必须引起注意，应该检查移植物是否压在颏神经上。感染始终是一个问题，当然通过颏下进路手术比经口内进路可明显减少感染率。已经感染的移植物最好去除，做伤口细菌培养和适当治疗，在 6～8 周后再考虑重新做移植物植入术。移植物感染的体征有间歇性肿胀、触痛、偶尔出现红斑。这些体征可能发生于手术后 头 10 天中，但也可能迟发于手术后几周或数月。葡萄球菌是最常见的感染菌种，预防性抗生素治疗将是直接有效的。

颧/颧下面中部填充术

颧部和颧下部填充术常能矫正面中部老化或萎缩，而不用求助于面中部抬高术或以前曾用过的皱纹切除术。颧部和颧下部丰满是年轻的特征，但随年龄增大而减弱，特别是由于软组织萎缩和内下方软组织移位。用颧/颧下填充术使萎缩的面中部重现丰满是所有整容手术中效果最明显和保持时间最长的一种。高颧骨的人通常比同龄人显得更成熟。颧或面中部填充术也适合于先天性颧骨发育不良的病人。许多颧骨发育不良的病人常常抱怨自己的面容难看，而用面中部填充术矫正确实能改变这一令人讨厌的特征。面中部填充术选择的异质是固体硅化橡胶。这种坚硬的移植物与颧骨的密度相似并很容易贴附到颧骨上。我们现今选择的移植物是 Binder 颧下移植物（XoMed 公司，马萨诸塞州波士顿市）和 Terino 颧骨壳（XoMed 公司，马萨诸塞州波士顿市）（图 13.7）。这些移植物边缘削得很薄，特别是 Terino，很容易被其上面的软组织遮盖。颧下移植物适合于需要填充面中部的病人。颧骨壳适合于希望较广泛增大颧骨的病人或希望增加颧骨高度并填充外侧的病人。如上所述，这两种移植物外侧都是削薄的，但 Terino 壳对脸特别薄或骨骼特别小的病人是一种更好的选择（图 13.8A、B）。

选择的手术进路为颊或口腔，做双侧 2 cm 水平切口，其位置正好在上颌犬齿的外侧。切口要高达牙槽沟，但必须保留龈黏膜突起，以便关闭切口。对于戴假牙的病人，为避免影响假牙，应该调整切口的高度。因此，假牙应留在原处，以便能确定切口的合适的高度。

术前嘱所有的病人在手术前用葡糖酸氯己啶（Peridex）冲洗 3 天。所有病人在手术开始前肌肉内或静脉内注射 1 g 头孢唑林钠并于手术后 5 天内使用头孢氨苄 500 mg，每日 3 次。在手术前切口部位用聚维酮碘做消毒准备。

细心地将切口向下切到骨以后，立即在骨膜下进行解剖。在颧骨的前面向颧弓方向扩展这一安全、无血的平面。使用 Joseph 或 Key 骨膜分离器能很好地进行这种解剖。然而在颧弓水平为了分开紧密的骨膜连接并保留软组织外皮，需要做锐器解剖。在内侧，需辨别眶下神经并避开它。将 Metzenbaum 剪的锋刃稍微分开做钝器解剖常有助将仍连接的软组织分离。然后，将一润湿的纱布塞进剖开的袋状空隙中，这样可使外科医师判断袋的大小和扩展程度。将纱布放在原处，将对侧以相同的方法扩展开。比较两侧塞入纱布的多少，可使外科医师了解两侧是否对称。

为了提供期望的外形，有各种类型和不同大小的移植物可供选择。选定了最合适的移植物后，用 5-0 尼龙线从移植物的高尖部或最宽的部分穿过。所希望的移植物的高尖部应预先在病人处于坐位呈微笑时用记号笔标在病人的皮肤上。这一高尖点在两侧应该严格对称。如果病人希望向外侧做更多的增大，这一标记点也应相应外移。使用弯的或有棱的 Keith 针，将已经穿过移植物的尼龙线的两端穿过分离的骨膜、软组织和皮肤，其位置要严格地在希望的高尖水平上。然后在支撑绷带上将缝线结扎牢。为了保护皮肤，我们经常使用一块 1/4 大小的中等厚度、中等柔软性的硅化橡胶覆盖，但牙科绷带卷也同样有效（图 13.9）。

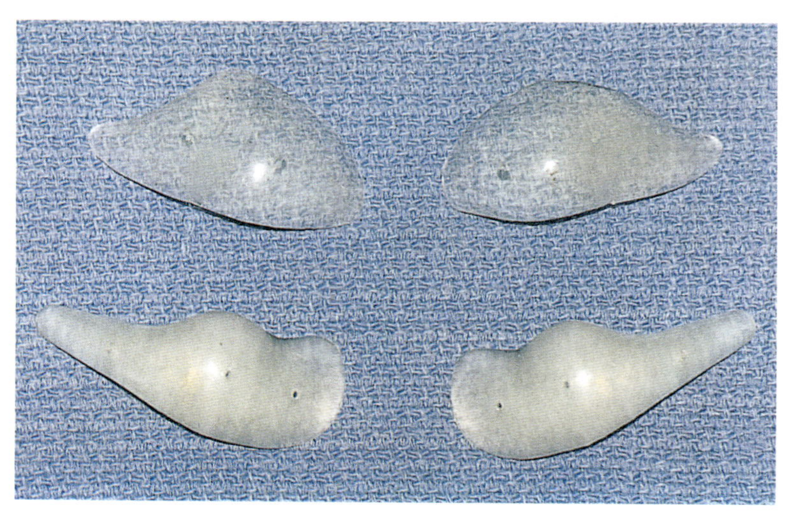

图 13.7 在颧填充术中，Terino 壳和 Binder 面中部移植物都是边缘削薄的，它们更适合成形。

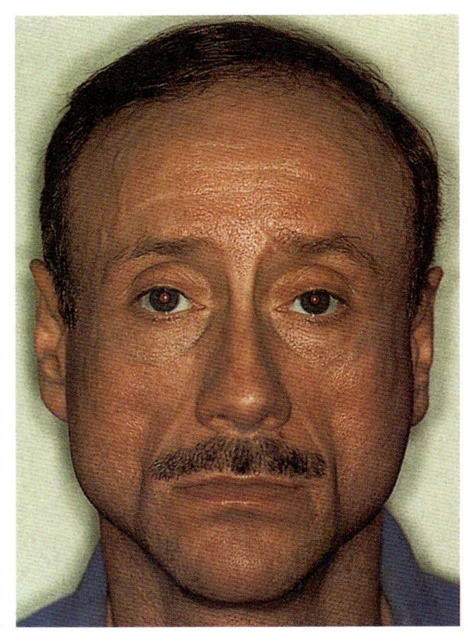

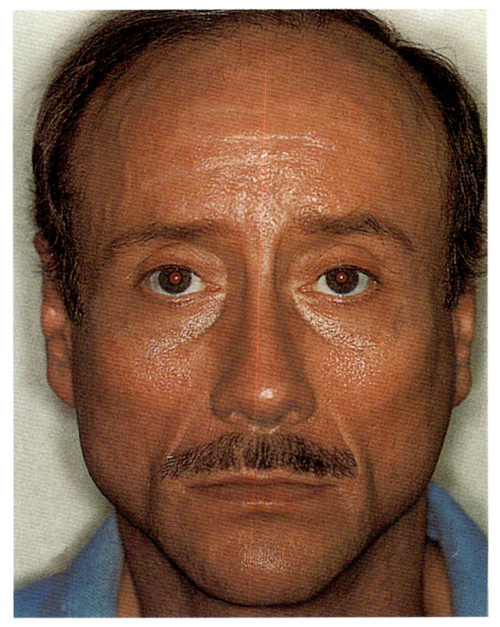

图 13.8 A:术前:瘦脸男人在颧部软组织很少;B:填充术后,大号的 Terino 壳移植物填入颧塌陷处。移植物的边缘削薄,这样可使其轮廓在瘦脸上不被看出。

用大量生理盐水或抗生素溶液冲洗切口,然后用 4-0 铬线缝合。为了增加病人的舒适感,可将缝线结埋起来。两层关闭虽然可取,但常有一定难度,而且根据我们的经验也没有必要。

支撑绷带可提供稳定性并十分准确地固定移植物的位置。支撑绷带还可减少血肿和血清肿形成的可能性。支撑缝合和绷带在手术后第三天拆除。移植物应该是稳固地固定在这一位置上。如果触到液体,应在无菌和局部麻醉条件下,用 18 号标准血管导管通过龈颊沟将其抽出,若一个或两个移植物没有固定而呈漂浮状或怀疑有血清肿或早期感染,则应延长抗生素治疗的时间。

固定或支撑绷带有助于最大限度地减少颧填充术的主要并发症,例如不对称、血清肿或血肿形成、移植物活动或感染。其他可能的并发症还有感觉过敏或感觉迟钝、触到移植物的边缘、疼痛和移植物受压突出,特别是发生感染时。已发生明显感染时,最好的办法是去除移植物,做伤口细菌培养,用合适的抗生素治疗,并考虑在 6～8 周后再重新做移植物植入术。一旦在移植物周围发生了感染,就很少能在不除去移植物的情况下用抗生素治疗痊愈的。根据我们的经验,颧移植物感染发生率低于 5%。

自体微脂肪填充术(脂肪转移术)

微脂肪填充术是改善早期萎缩性老化特征的低危险、高效果技术(图 13.10A、B 和图 13.11A、B)。它包括填充眉间皱眉皱纹、面中部微笑皱纹和下面部木偶沟纹(图 13.12A、B)。脂肪转移术能增进其他已经论述过的极小切口面部整容旁路手术的效果。脂肪最容易从下肢——股外侧、膝部和臀部得到。从腹部获取的脂肪常有些带血,但这一部位在一些选定的病人中仍是供体部位。从颈部得到的脂肪通常量少而且在质地上含有一些纤维。

采用与颈部脂肪抽吸术相同的肿胀麻醉溶液(见表 13.1)注射于供体部位。重要的是,注射后需经 10～20 分钟,使其产生最大的止血和麻醉效果后,再吸取脂肪。用带有 1 个或 2 个小孔口的 14 号钝吸管最容易完成脂肪的抽取。吸管连接到 1 支 10 mL 的注射器上,这样可提供最好的脂肪收集系统。每次抽取尽量收集 40～50 mL 脂肪。为了取得最大的改善效果,我们总是计划至少连续 3 次的脂肪转移术,每次间隔 4～6 周。

将 10 mL 注射器放进一个垂直放置的试管中,使脂肪与浮在上层的血和液体分开。用同样的肿胀液冲洗脂肪,直至看不到红细胞。这一步很容易用如下方法完成:向脂肪中加入 2 mL 前述肿胀溶液,然后前后翻转注射器,用溶液冲洗脂肪。再将其放置于垂直位,使其进一步分离。在脂肪清洗干净漂浮到顶部并与液体和红细胞分开以后,将悬浮液从注射器中弃去,仅留下已清洗干净的脂肪。然后,用注射器转移接头的无接触技术将脂肪转移到 3 mL 的注射器中。3 mL 注射器通过 18 号针头或钝管进行可控制的脂肪注射。使用 18 号钝管/3 mL 注射器系统实际上可以在面部任何水平任何部位安全地进行少量脂肪植入。脂肪可以植入骨膜上、肌肉中和皮下,而不用担心碰

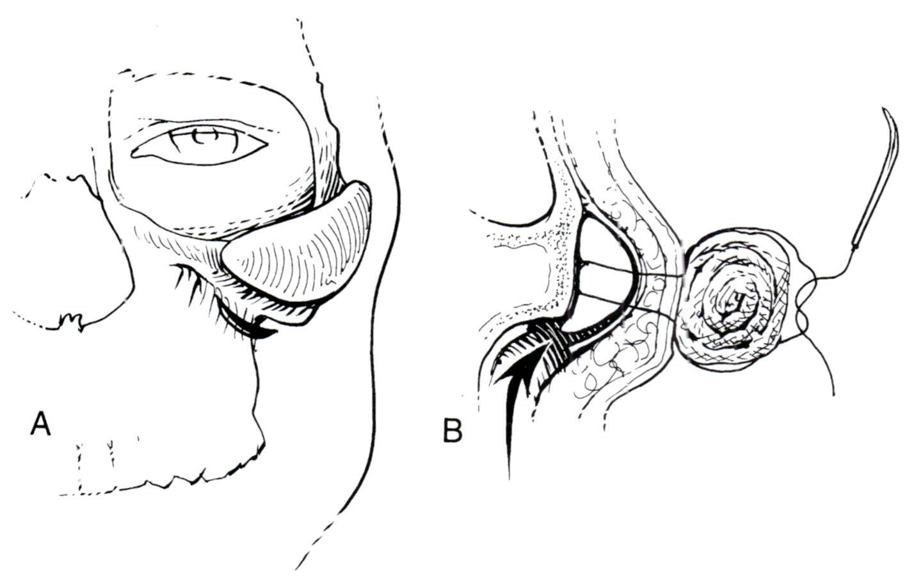

图 13.9　A:在正常颧骨成形后,颧移植物正确的植入情况;B:示意图显示:使用经皮的缝线系在支撑绷带的上面来适当地固定颧移植物。这样就保证了移植物的稳固,从而最大限度地减少了不对称和血肿与血清肿的发生。

破血管或损伤神经。此法可以安全地治疗泪沟塌陷而不用担心眶下神经,或注射到眉间皱纹中而不用考虑损伤滑车上血管的可能性。重要的是,在多个部位进行 0.25～0.5 mL 的小剂量脂肪注射,从概念上来说,成功的微脂肪转移术能形成多个孤立的脂肪簇,而不是一大堆。

记住这一概念有助于最大限度地增加获得血管供应而能够存活的脂肪细胞的数量。我们平均在每侧面颊中植入 5 mL 脂肪,在眉间皱眉皱纹中是 2 mL,在微笑皱纹中是 3 mL,在木偶皱纹中为 1～2 mL,在上唇或下唇中为 2～4 mL。用 18 号 Nokor 针可理想地穿刺出能使 18 号导管进入的切口。不需要缝合 Nokor 针留下的穿刺切口,与 11 号或 15 号手术刀切口相比,它可以不知不觉地愈合。余下的脂肪密封在双层塑料袋中,贴上标签并填好日期,按字母顺序放置于标明只存放脂肪的冰柜中。我们使用 0.9 m×0.9 m 的小冰柜,平时储存 50～60 个病人的脂肪。连续 3 次的脂肪转移或脂肪注射应事先排定时间表,

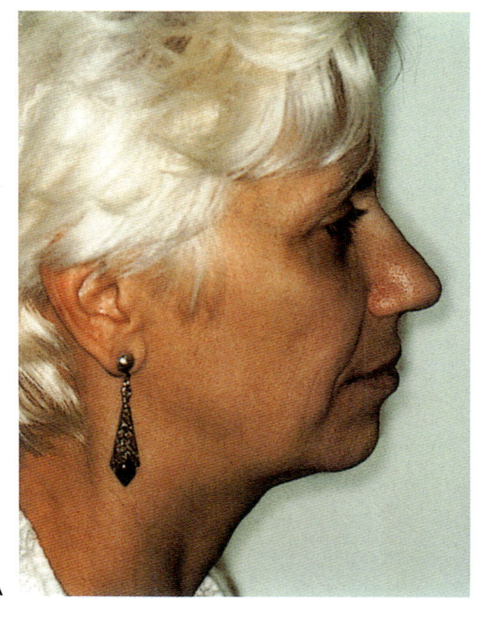

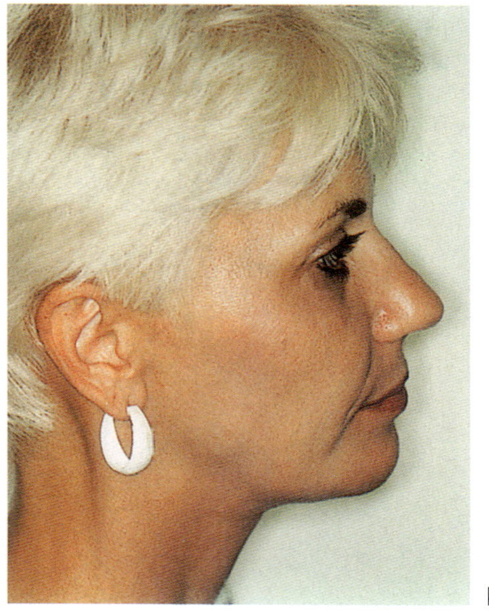

图 13.10　A:术前;B:用中号 Binder 移植物做面颊填充,用中号解剖学移植物做下颏填充,并做颈脂肪抽吸术和微笑皱纹、皱眉皱纹和木偶皱纹脂肪转移术以后。

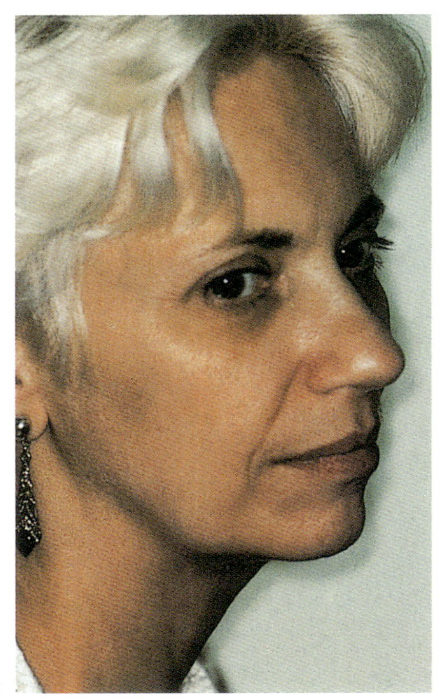
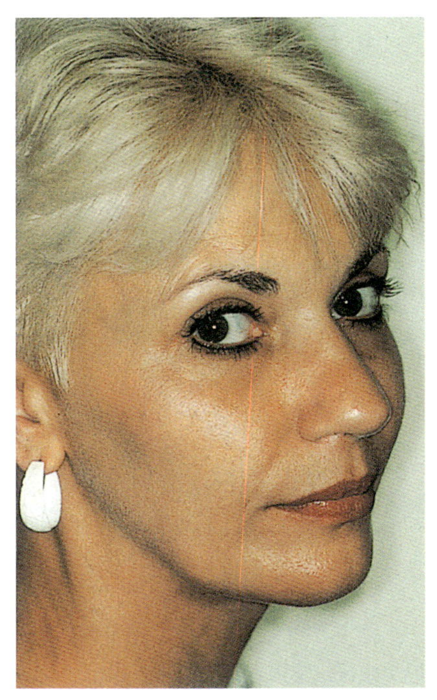
A,B

图 13.11 A:术前;B:"面部整容旁路":面颊和下颏填充术、颈和颌下脂肪抽吸术和脂肪转移术以后。

通常 4～6 周注射 1 次。如果我们预计每次治疗至少存活 30%,则 3 次治疗应该折合成 90% 左右的矫正率。很明显,有些病人似乎比别人有更好的长期脂肪存活性。因而毫无问题,纵向的微笑皱纹、皱眉皱纹和木偶皱纹、泪沟塌陷和颊部与唇发育不良的长期矫正是可以达到的(图 13.13)。

颊脂肪垫摘出术

颊脂肪垫体部分摘出术对下面部过圆或呈鱼头状的病人是另一个有效的极小切口手术。去除部分颊脂肪垫体或 Bichet 脂肪垫,能使这些脸形圆胖的病人上颌和下颊部缩小。颧骨强壮和脸形圆肿的病人是最宜做颊脂肪摘出术的候选人(图 13.14A、B 和图 13.15A、B)。这一手术避免用于年轻人,因为随着成熟进入成年时期,这些幼儿时期的脂肪可能自行消失。

通常在局部麻醉情况下进行手术。1% 利多卡因与 1:100 000 肾上腺素溶液 50/50 的混合液与 0.25% 布比卡因与 1:200 000 肾上腺素溶液混合,并用碳酸氢盐缓冲具各同等良好的作用。用 38 mm,27 号针头局部浸润龈颊沟。注射的液体向颊间隙弥散。每侧约用 5～6 mL 麻醉液。病人应取仰卧位,与地板平行,头部略为抬高。在龈颊沟第一前磨牙水平做一个 1.5 cm 切口。然后,向下在黏膜和上颌骨之间做钝器解剖分离,用 Metzenbaum 剪轻轻扩展,形成一到达颊间隙的解剖平面。可能感觉到剪刀尖端穿透薄膜进入到颊间隙。由一名助手轻轻地向上向内侧压上颌

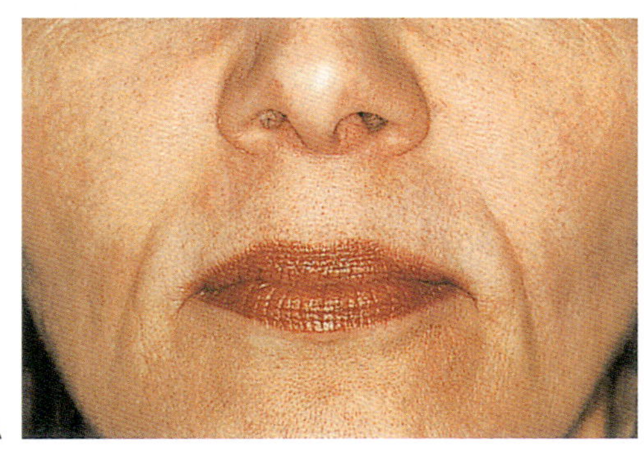
A

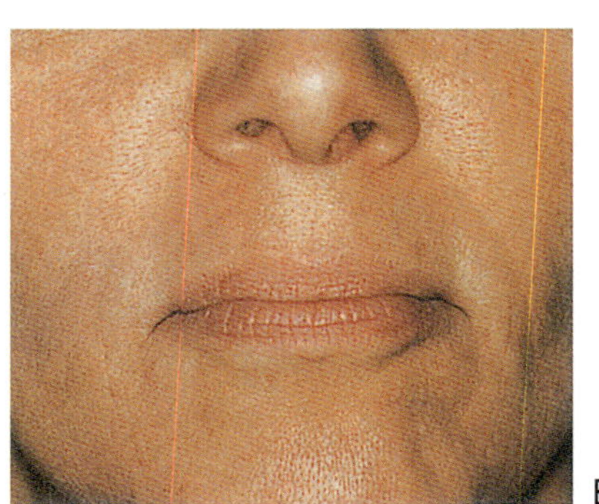
B

图 13.12 A:术前:这位年轻的妇女有过早出现的深的肌唇折叠;B:两次自体脂肪转移术(每次每侧 3 mL)以后,有所改善。

骨会使颊脂肪垫逸出切口。摘出术最好用 Aufrecht 牵开器来完成。始终应从内侧表面接近颊脂肪垫。面神经颊支行走于脂肪垫的外侧表面,因而从内侧接近脂肪可避免不小心而损伤这些面神经的分支。颊脂肪呈黄白色,有一薄囊,很像内侧眶脂肪垫(图 13.16)。

鉴别出脂肪垫以后,用 DeBakey 镊子将它拨出颊间隙。在手术医师轻轻地逐渐去除部分 Bichet 脂肪垫体时,助手也应该夹住脂肪垫。遇到的血管应该用双极烙器烧灼。两侧应该除去等量的颊脂肪。脂肪垫去除后,立刻就会使肥大的上颌部和下面颊部变小,并可通过肉眼观察和触诊而感觉到。脂肪垫去除的终点应由缩小体积手术欲达到的量和对称性地减少的量决定。然后用 4-0 铬线缝合一针关闭切口。颊脂肪摘出术中所使用的器械有钝弯剪、Aufrecht 牵开器和 DeBakey 镊子。

可能的并发症包括血肿、感染、不对称和继发于面神经颊支损伤的上唇无力。在此再次强调指出,一定要从内侧表面接近和处理颊脂肪垫,这样可以避免面神经受到损伤。

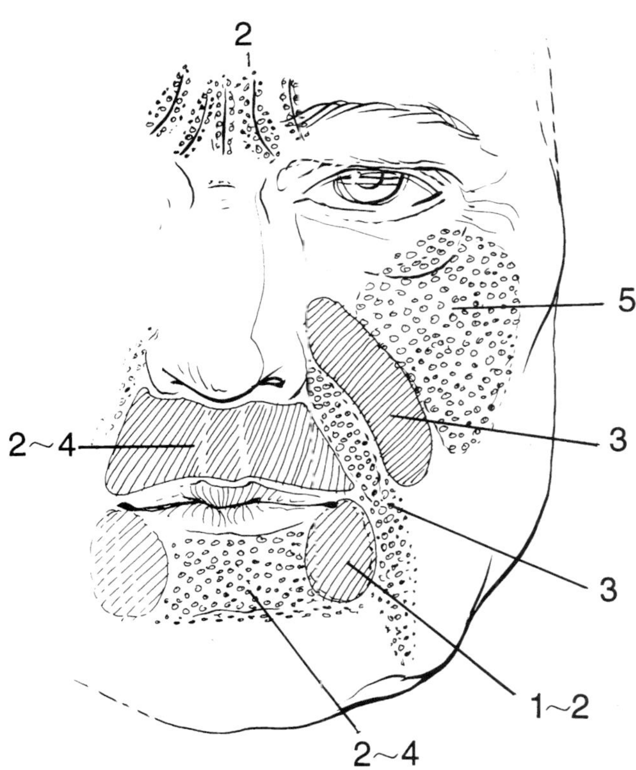

图 13.13　此图显示脂肪转移术近似的脂肪量:颊部 5 mL,微笑皱纹 2~3 mL,木偶沟纹 1~2 mL,上唇或下唇 2~4 mL,皱眉皱纹 1~2 mL。再次强调指出,重要的是,植入少量的脂肪比注入一大堆脂肪要好。

内窥镜美容整形外科技术

美容整形外科领域仍然是外科专业中最具创造性和最新颖的一个分支。病人的期望推动了它的发展,他们要求接受侵害性最小的手术,并且具有危险性最小,疼痛最轻,愈合时间最短而产生效果为最佳。微芯片工艺学的出现和光学技术的发展使得外科医师能够做出诊断并确定手术的位置,而以前却需要有较大的切口。从理论上来说,通过较小切口增加精密度和准确性,可以减少疼痛并缩短愈合时间。但极小切口技术需要对手术部位的局部细微的解剖知识有深刻的了解。由于这些技术不断发展,外科学的创新性不能忘记病人的安全性。为了严格评价外科手术的结果,确保极小侵害性方法与以前经过时间检验的操作方法具有同等的质量,尚需进行客观的研究。

内窥镜手术已经开创了多专业之间的协作计划,其中也包括某些设备厂商,如激光公司、影像公司和内窥镜设备公司。这些协作计划推动了令人神往的研究而且会不断地进一步促进这一日益成长的领域。

病人的选择是这些手术取得成功的最重要的因素。欲对面部老化做出恰当的评价首先应将面部分成三个部分,面部的上 1/3 包括发际和眉间的部位;中间 1/3 从眉间延伸至鼻下;下部 1/3 包含鼻下部至颌的颏部。颈部通常与面部下 1/3 一起评价。由于重力的作用,出现眉下垂、眼睑松垂和皮肤松弛,同时面中部下垂,相继发生鼻唇沟和颊唇折叠加深。然后重力作用破坏了面部下 1/3,产生颌下垂肉和颏下过度丰满。老化的数量或重力性下垂的体征不应该与皮肤老化的质量特征相混淆。随着老化,皮肤失去湿度和弹性,脂肪的重新分布与肌肉的萎缩是相伴发生的,也发生骨骼的重吸收。

现在使用内窥镜技术可以到达面部任何一个 1/3 部位。

内窥镜前额与眉抬高术

在面部没有其他部位像上 1/3 部位那样具有活动力和富于表情。这一部位作为情感表达和人物个性的集中点,常常也是首先出现老化性变化的部位。内窥镜前额和眉抬高术的基本概念涉及到眼眉和前额的活动性、功能性复位。额肌无力引起眉下垂,但降肌无力会引起眉间皱纹增加,包括皱眉肌、降眉间肌、降眉肌和眶部眼轮匝肌。

在下决心是否需要处理眼睑或皮肤过度松弛以前,有效地处理眉下垂是极其重要的。眉下垂在上外视野缺损中起着重要的作用。这一部位过重也可能影响上眼睑的活动性。眼眉头与尾的关系是衡量外貌的标准,也反映出一个人的心情。眉内窥镜技术的

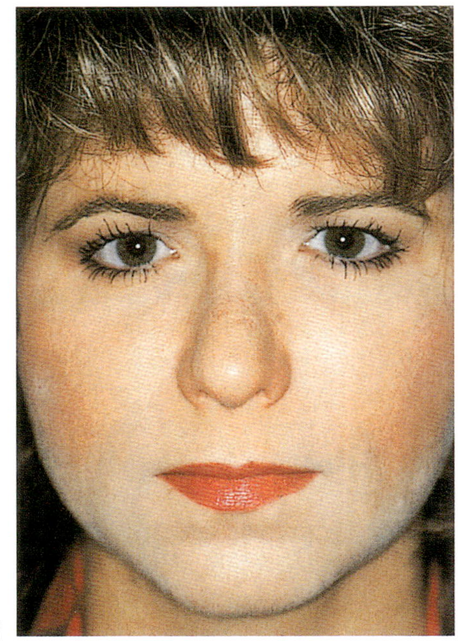
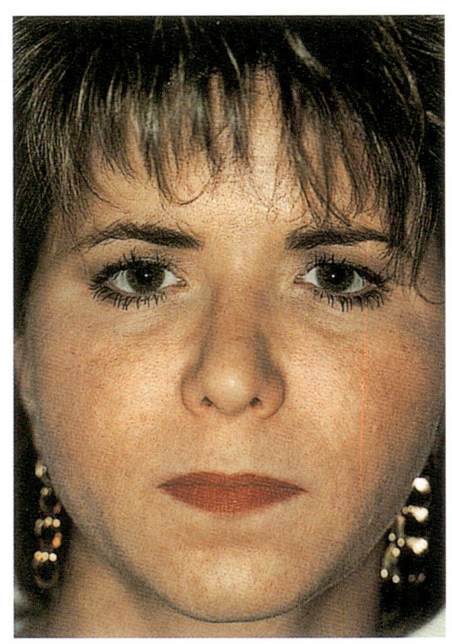

A,B

图 13.14 A:颊脂肪摘出术前;B:颊脂肪摘出术后。

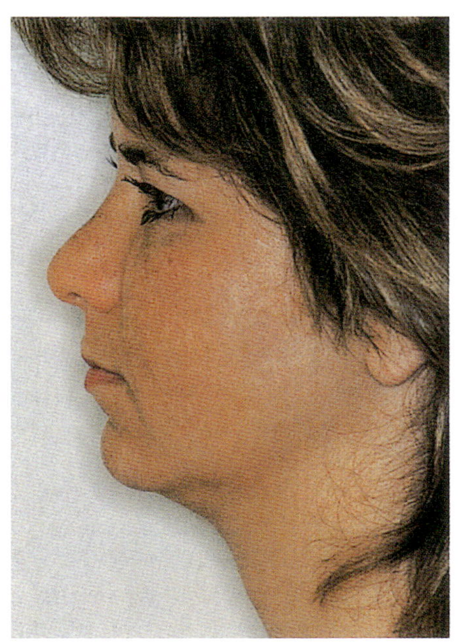
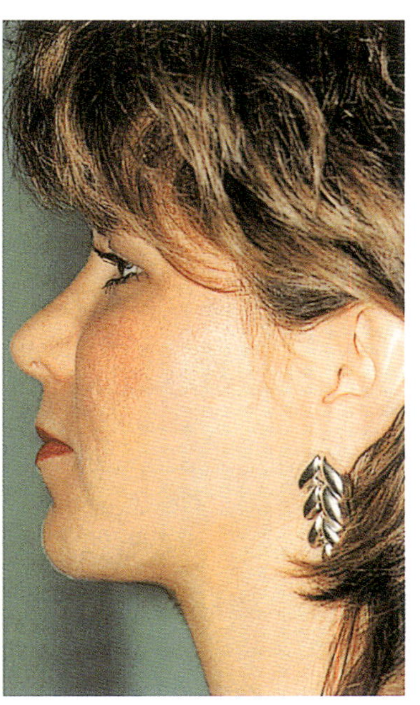

A,B

图 13.15 A:术前;B:颊脂肪摘出术、颏填充术和颈脂肪抽吸术后,注意颧骨变高的错觉。

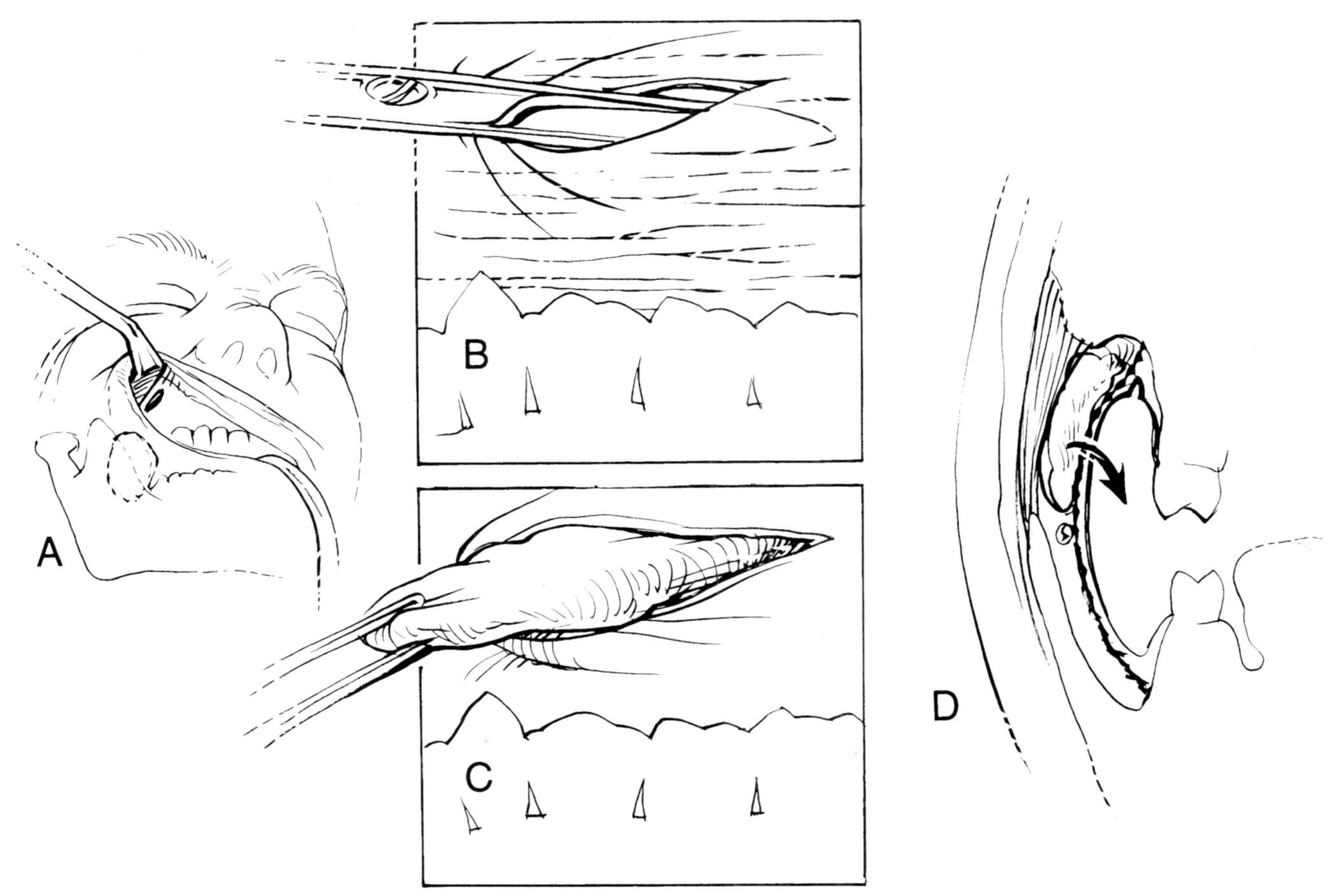

图 13.16　颊脂肪垫切除术：(A)水平龈颊切口；(B)钝器解剖颊脂肪；(C)轻轻夹出要去除的颊脂肪；(D)为了避免面部损伤，从内侧接近脂肪垫。

好处是：可使眉的头尾关系只改变几个毫米，即能得到期望的效果。例如，双眉的头部靠得太近会产生男性皱眉面容，而眉的尾部下垂则显示出忧愁的面容（图13.17A、B）。

就每个病人而言，头测量学参数是很有帮助的。Mckinney 提出：从瞳孔中央至上方眉的正常距离是 2.5 cm。小于这一距离可能是额成形术或眉抬高术的适应证。Farcus 指出，从发际中点到眉间区可接受的距离约为 6 cm，从眉到发际前为 5 cm。如果测量结果小于上述数值，也是额成形术的适应证。

为了给每位具体的病人做出适当手术方法的选择，Sasaki 提出两个有用的参数。一个参数是结构高度，是指瞳孔中央到眉顶之间的距离。测量时病人取坐位，放松，眼睛视正前方。下这一决定的过程与 Mckinney 相同。另一个参数是从瞳孔中央至眉中段顶端的距离为 2～2.5 cm。滑动试验测量眉下垂的程度，其方法是记录眉内侧、中段和外侧部分从自然安静位置向上移动的最大距离，测定时病人取正直坐位。如果滑动试验量测结果小于 1.2 cm，则选择的手术方法可包括：从下面广泛削弱、眼轮匝肌外侧切开术，额和颞侧固定术，再加上治疗肌肉功能亢进。如果滑动试验结果大于 1.2 cm，手术方法应该包括：从下面广泛削弱和额与颞侧固定术，如果存在肌肉功能亢进也要治疗。

前额和眉内窥镜手术方法需要结合三种基本的方法来改变前额。第一种方法为切开使眉下降的面部小的肌肉，其中包括皱眉肌、降眉间肌、降眉肌和轮匝肌，同时抬高额肌。第二种方法是使前额后移，改变前额与颅骨其他部位的关系也可抬高眼眉。这些操作步骤起抬高眼眉、减少横向前额皱纹和纵向眉间皱纹、抬高外眦突冠的作用，同时也减轻由于眉部前额组织的重力作用引起的眉下皮肤过度下垂。

侵害性极小的内窥镜技术特点如下：

- 小而不引人注意的切口；
- 前额、头皮和颞侧部的组织削弱；
- 组织松动术和修饰术；
- 组织徙前术和重新悬垂术；
- 固定术。

基本原则

通过多个小切口、内窥镜和使用其他器械都可进入前额。冠状切口和发际中点前切口由于会损伤眶上感觉神经已不被人们所接受。随之而来的脱发也是一个问题。而小切口技术可根据脱发的类型、手术进路和前额大小设计各种不同的方法。

根据病人需要，将眉的尾部抬高 1 cm 以下还是 1 cm 以上，来适当地决定切口的位置。如果需要抬高 1 cm 以下，有三个切口可用于进行手术。这三个切口包含一个水平中间切口和两个位于额骨上方外侧缘水平的垂直切口。侧切口的位置应尽可能靠近眉尾，这样可使这一部位的眉尾获得最大程度地抬高。如果需要抬高 1 cm 以上，可利用 6 个切口。前 3 个切口同前，再加 2 个呈对角线分布的颞侧切口，其底部位于眶上缘。这一部位能给眉尾部以最大的向外上方牵拉的力量。第 6 个切口位于枕骨上部，有利于向后解剖至枕动脉后水平。

男性型秃顶

有男性型秃顶的病人需要不同的切口。对于男性，沿男性皱纹的 1 cm 纵向切口是可以接受的。由于使用小的纵向切口，便可利用额丛：如果用毛发移植技术形成额丛，则 1 cm 的单一切口也可位于中线上。在缺乏额丛的情况下，可以通过退行形式的睑成形术切口进入前额部位。

高前额女性如果希望降低发际需要一个促进毛发生长的切口或发际中点前切口。降低女性的发际需要利用单一中央垂直切口进入额中部区域，而不用两个中部中央切口。

颞侧切口可能是最重要的，而且能根据具体病人的需要适当地变化。向外扩展这一切口，不仅能抬高外侧突冠，而且可使眉间向上向外侧移位。将切口的外缘向中部靠近，可以有更大的力量牵拉眉中部。

组织下解剖

在前额由于没有天然的腔隙可以放置内窥镜，外科医师必须人为造成可见的腔隙，将仪器放入。存在于额部和颞部的天然组织平面可用于形成这些可见的腔隙。为形成这些腔隙，可选择以下平面：

- 骨膜下；
- 帽状腱膜下；
- 皮下；
- 综合以上三个平面。

上述平面的最安全的结合包括前面解剖骨膜下平面伴后面解剖帽状腱膜下平面。解剖颞侧时，为了避免损伤位于颞筋膜中层和深层之间脂肪垫中的面神经的颞支，必须紧贴最深层或颞筋膜的表面进行。利用骨膜下平面的优点是血管比皮下平面或帽状腱膜下平面少。骨膜下平面还为固定目的提供较多的组织成分。其缺点为：移动度比帽状腱膜下和皮下平面小，因而将额部向后牵拉较少，产生的抬高效果也比解剖其他两个平面所获得的效果差。

为了进入前额的肌肉系统，必须转移到帽状腱膜下平面。如果为了做面中部抬高术，需要做颧骨隆突表面的组织下解剖时，也必须进入帽状腱膜下平面。如果需要将眉和前额抬高得较少，也更喜欢选择这一平面。如果需要将眉抬高得较多，则为了缩小前额的抬高，更偏爱骨膜下平面。对于前额较短并需要加大前额长度的病人，利用帽状腱膜下平面也是有益的，特别是存在有明显的水平皱纹时。

皮下平面使用频率较低，但在外科医师希望下降前额时可发挥作用。同样，为了修饰肌肉也可以转移进入帽状腱膜平面。当将前额向后拉时，在实施了下层额肌徙前术后可切除发际中点前皮肤。

最普遍的是在额骨表面眼眉水平做前骨膜下解剖。在眼眉水平的中线上转入骨膜上平面鼻上方两侧皱眉肌附着处之间。然后在帽状腱膜下平面进入皱眉肌、降眉间肌、降眉肌和轮匝肌肌肉系统。在降低颧骨隆突上的颧骨突起时，在眶缘上方也做这种向

A 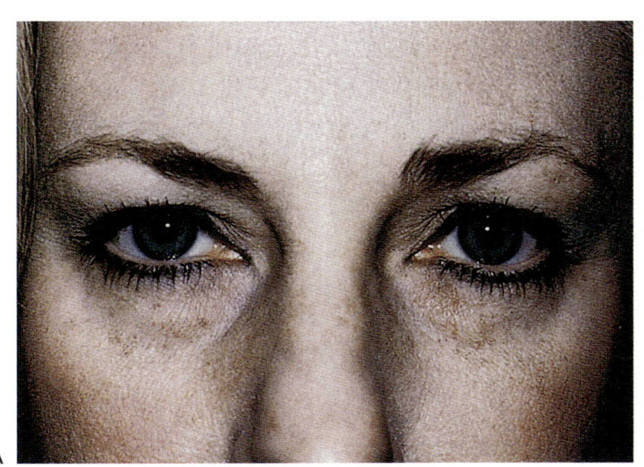

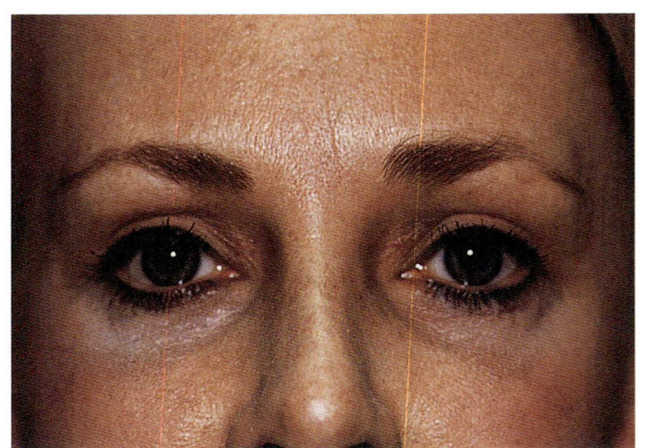 B

图 13.17 A：术前：伴有继发性上睑折叠过多的眉下垂；B：内窥镜眉抬高术、上睑睑成形术和经结膜下睑睑成形术后。

骨膜上平面的转移。在颞部,形成的腔隙在深部颞筋膜表层的上方。这两个腔隙的汇合在内窥镜视野中是可以直接看到的。进行后部解剖的主要理由是在向后固定术后使皮肤重新再垂下来。

组织松解术和修正术

为了使眉抬高,必须松解起降眉作用或将眉向下固定于眶缘附近骨组织的骨膜、肌肉和筋膜。这可以分成三个主要部位:(a)眶上神经束内侧,(b)眶上神经束外侧至外眶缘,(c)外前方松解颞线和颧骨隆突附着处。

使用激光束,可极大地增加止血作用,有利于一系列的眉松解过程。内侧的松解包括受面神经颞支以及颧神经分支和面神经的颊支支配的皱眉肌、降眉间肌、轮匝肌和降眉肌。在这些肌肉近骨连接处切开基本上松解了眉内侧部分。有些外科医师认为只需沿着眉切开面神经的额支,内侧到眶上神经,外侧到滑车上神经就足以抬高内侧眉了。

眶上神经外侧,骨性眶缘下面的骨膜被松解,进入轮匝肌脂肪垫后,将骨膜水平切开。

外侧的颞部眉通过切开在眉水平上的连接腱而获得松解,因而使前部和颞侧的腔隙连通。为了适当地抬高眉的尾部,可能需要松解颧骨隆突上方的组织。

组织徙前术和重披术

一旦所有的降肌被松解而且保留的骨膜和纤维处于游离状态时,外科医师可将头皮和下面的骨膜向后牵拉。用这种方法可以抬高眉,但不用切除头皮。由于将头皮后移,在固定点的后方常产生过多的头皮软组织。这些小的"狗耳朵"通常在几周内消失。

组织固定术

通常在外眦或切口外缘进行固定,若有可能,也可在切口中部固定。将头皮固定在颅骨的一个新位置上可通过螺丝钉、缝线、金属板或头皮皮肤切除实现之。

基本技巧

内窥镜眉抬高术的发展已显示出极大的精确性。随着这一技术逐步地发展,如何使系统的方法能适合于每个病人不同的解剖学特征成为问题的关键。精密至毫米的局部解剖学知识不仅是手术成功的必要条件,也是避免不可接受的并发症的基础。下面提出的一些方法有助于解决以上提出的问题。

病人的准备和切口

内窥镜眉手术通常在MAC(麻醉监控)或一般麻醉下进行。首先触到眶上切迹和(或)滑车上神经并做标记(图13.18)。画出两侧眉上方2 cm所包含区域的轮廓,这一范围不进行组织下钝器剥离。约10%以上的病人由眶上孔取代眶上切迹。

然后标出切口的位置(图13.19)。中间切口应该水平切开,随着经验的增加亦可改成垂向切口。两个侧缘切口是较为流行的,随后是两个颞侧切口,最后是上枕部切口。我们再次强调指出,如果需要眉抬高1 cm以内,则后3个切口不是本章的意图。中间切口长度为2 cm,其余的切口应为1.5 cm长。

在切开之前,在切口部位、眶上束和沿着眼眉的双侧用1%利多卡因加1∶100 000肾上腺素做浸润麻醉。然后,将肿胀溶液(见表13.1)注射到需做下部剥离和解剖的整个表面的上方。

首先切开中间切口,然后切开两个侧缘水平的切口。切口向下要切至骨膜表面以上,以防止随后进行的仪器插入和取出等操作过程中伤及骨膜,要确信骨膜紧附于切开的皮下组织上(图13.20)。切开侧缘切口以后,使用CO_2激光在这一切口的最前部的骨上划痕。这一痕迹作为操作的起始位置并作为固定板位置的参考。这一侧向的牵拉是眼眉外侧所需要的。然后,做斜向颞侧切口,其长度为2 cm,位置约在发际后2 cm处。这些切口的中点通常位于连接两侧上眶缘的水平线上。最后切开上枕部切口。

组织抬高术

用于这一手术的仪器设备见表13.2。首先通过中间切口和外眦切口做钝器解剖至上眶缘上方2 cm水平。然后,将内窥镜从中间切口插入,在整个手术过程中不应将它从这一切口取出(图13.21A~C)。

外缘切口和颞侧切口作为内窥器械的进入口。通过摄像机连续观察解剖过程,首先在内侧向下解剖至鼻根。然后从内侧到外侧确定眶缘的位置,并利用指节型骨膜分离器将骨膜从眶缘游离出来。由于眶上缘附近骨膜的组织下解剖是一个有危险的手术过程,因此利用骨膜分离器有利于操作的进行。

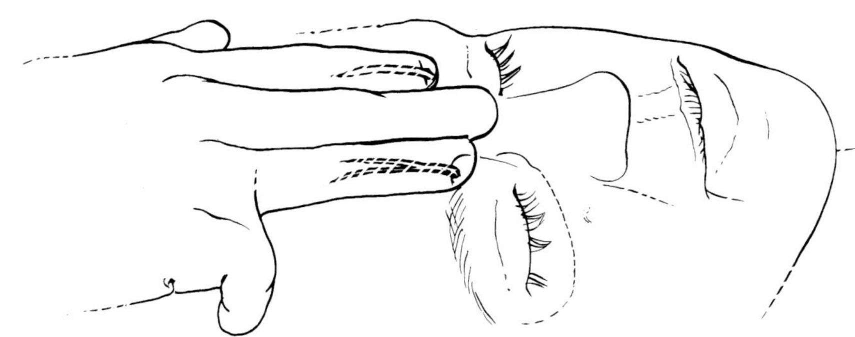

图 13.18 三指法则：指示眶上束注射的安全部位，注射于示指和环指的外侧。

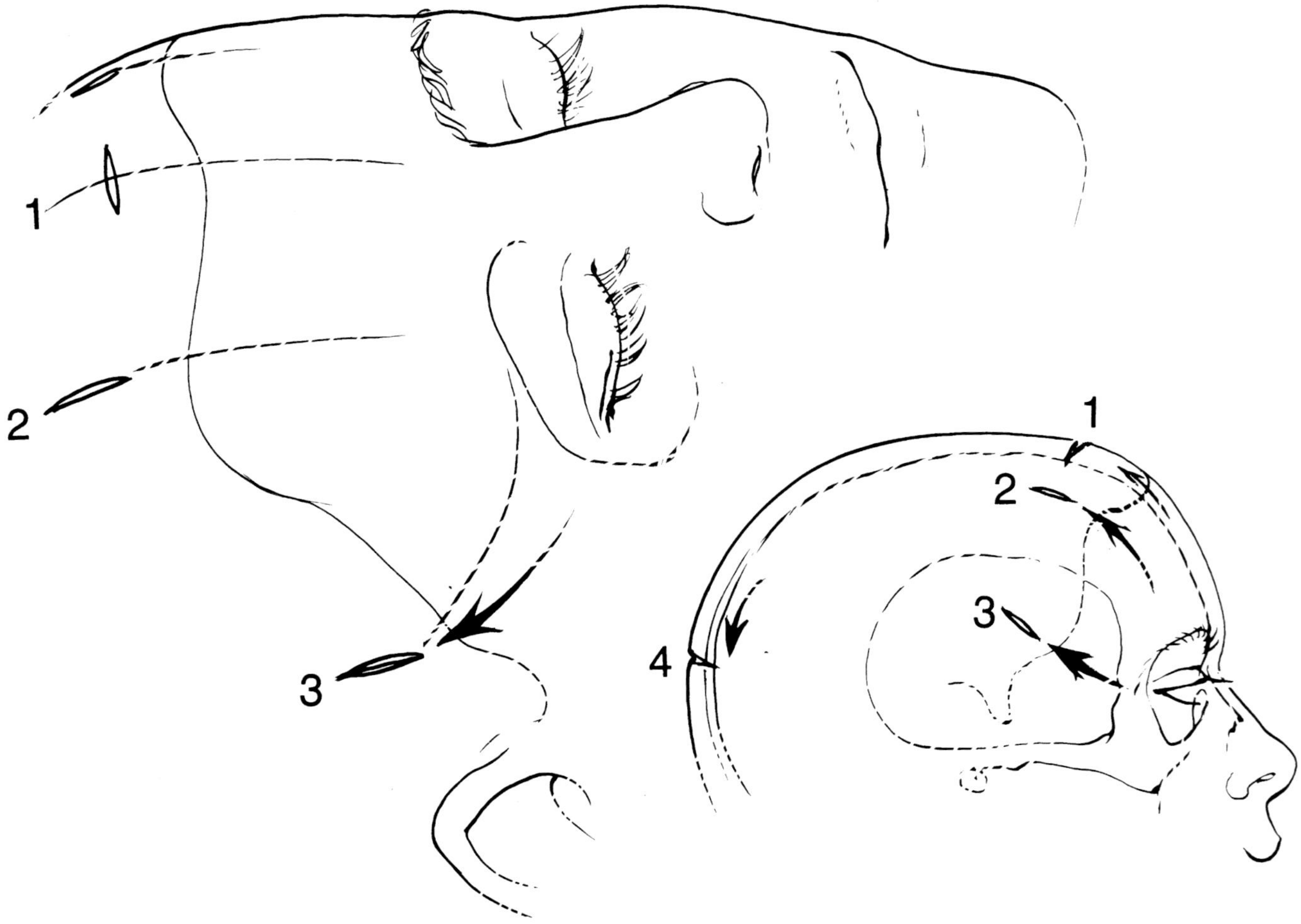

图 13.19 (1)中线上的水平切口；(2)侧缘水平处的垂直切口；(3)与外眦成 45°角的颞侧切口。

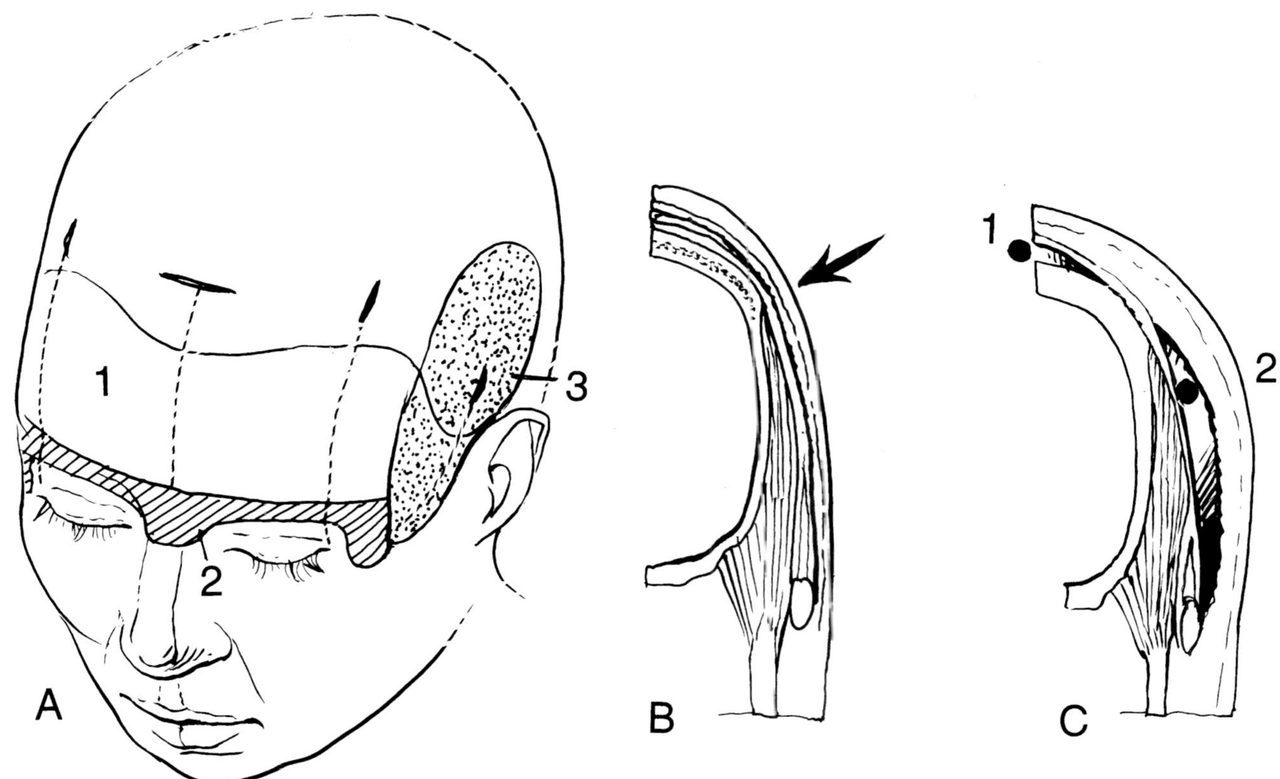

图 13.20　解剖平面:(1)骨膜下;(2)在内侧分开皱眉肌和降眉间肌,在外侧分开半月弓两边;(3)上面部至颞筋膜深层。

表 13.2　内窥镜额部和眉水抬高术中所使用的器械操作

分类号	说　明
	PES 仪
N9000	骨膜分离器
N9001	解剖器
N9002	神经钩,右
N9003	神经钩,左
N9004	套管,4 mm
N9005	分离器,18F
N9006	分离器,20F
N9100	Grasping 钳,右弯
N9101	Grasping 钳,左弯
N9102	钻孔器,右弯
N9103	钻孔器,左弯
N9104	剪子,直型
N9105	剪子,下弯
N9106	剪子,右弯
N9107	剪子,左弯
	PES 成套仪器
	PES 内窥镜系统
	N0040　4 mm 30 内窥镜
	MX2 - 300　300 W 光源
	N7000　FOC 光纤电缆
	PES 全套内窥镜系统

续表

分类号	说　明
	PES 视频系统
	N2070 水下摄像机
	N2070　OC30 视频联结器
	M547F　25 cm Sony 监视器
	PES 全套视频系统
	PES 全套系统
望远镜及附件	
AT 0233A	4 mm 30° Chakoff 望远镜,广角
AI 0772 XL	冲洗/显影护套,用于远望镜 AT 0232 和 AT 0233
PS 0102	Toledo Ⅱ套,用于 AI 0072
PS 0102 XL	Toledo Ⅱ套,用于 AI 0772 XL
PS 0103	牵开器护套,用于 AI 0772
PS 0103 XL	牵开器Ⅱ护套,用于 AI 0772 XL
LT 0212	10 mm 0° Chakoff 望远镜
LT 0213	10 mm 30° Chakoff 望远镜
LT 0215	10 mm 0° Chakoff 望远镜,短型
LT 0216	10 mm 30° Chakoff 望远镜,短型
DS 0102	Toledo 解剖器/牵开器护套,供 LT 0212 和 LT 0213 用
PS 1010	4 mm 望远镜把手
PS 1011	10 mm 望远镜把手
PS 3062	10 mm 望远镜内牵引器
PS 3063	4 mm 30°望远镜内牵引器
手术器械	
PS 0030	眶缘解剖器
PS 0031	小型解剖器,3 mm
PS 0032	小型解剖器,4.5 mm
PS 0033	骨膜分离器,平坦型,6 mm
PS 0034	解剖器,10 mm 卵圆形
PS 0035	Frazier 吸管,4 mm
PS 0036	神经钩,弯型
PS 0037	骨膜分离器,平坦型,13 mm
PS 0038	解剖器,6 mm,卵圆形
PS 0039	向上解剖器,卵圆形
PS 0040	缝线传送器
PS 2063	带烙器的 5 mm Metzenbaum 弯剪,旋转式分离,36 cm
PS 2063 R	PS 2063 的替代品
PS 2075	5 mm 带烙器的钩剪,旋转式分离,36 cm
PS 2075R	PS 2075 的替代品
PS 3061	软组织解剖器
PS 3100	可回缩的扇形牵开器
PS 5030	带烙器的小颌弯形旋转式 Metzenbaum 剪
PS 5030R	PS 5030 的替代品
PS 5030G	快切弯形绝缘小型 Metzenbaum 剪
PS 5032	带烙器的小颌弯形旋转式解剖钳,直颌
PS 5032R	PS 5032 的替代品
PS 5032G	快切弯形绝缘小解剖钳,直颌
PS 5036	带烙器小颌弯形旋转式 Kelly 解剖钳

续表

分类号	说　　明
PS 5036R	PS 5036 的替代品
PS 5038	带烙器和抽吸的弯形小刀
PS 5039	同上,直形
PS 5040	小颌弯形旋转式 Maryland 解剖钳
PS 5040R	PS 5040 的替代品
PS 5040G	快切弯形绝缘小型 Maryland 解剖钳
PS 5042	带烙器的小颌弯形旋转式 Grasping 钳
PS 5042R	PS5042 的替代品
PS 5042G	快切弯形绝缘小型 Grasping 钳
PS 5050	小颌弯形旋转式小钩剪
PS 5050R	PS 5050 的替代品
PS 5050G	快切弯形绝缘小钩剪
PS 5080	带烙器和抽吸的长弯形刀
PS 6011	解剖器把手,带烙器
PS 6012	Grasping 钳把手,带爪
PS 6013	轴把手
PS 6014	带爪轴把手
PS 6015	设备安装用的锁定螺母(每包 10 个)
PS 6050	线结推进器,弯形
PS 6051	线结推进器,21 cm
PS 6052	线结推进器,36 cm
PS 6053	线结推进器,43 cm
PS 7065	5 mm 弯形 Metzenbaum 剪,与烙器分开,长 43 cm
PS 7065R	PS 7065 的替代品
PS 7071	5 mm Metzenbaum 直剪,与烙器分开,长 43 cm
PS 7071R	PS 7071 的替代品
PS 8000	单极烙器电缆
NH 9000	5 mm Chakoff 针架,长
NH 9001	5 mm Chakoff 针架,短
NH 9002	5 mm Chakoff 针架,17 cm
NH 9003	5 mm Chakoff 针架,23 cm
NH 9004	5 mm Chakoff 针架,36 cm
AI 0800	望远镜把手
AI 0809	用于 AI 800 的钩刀
视频及附件	
VC 0051	小型视频系统,可浸的联结器
VC 0052	带联结器的办公室视频系统
VC 0053	CCD 摄像机,高 HAD CCD,分辨率大于 470 线,带联结器
VC 0062	三芯片照相机,非浸入式,带联结器
VC 0063	三芯片照相机,浸入式,带联结器
PS 706-931	照相机暗箱,无菌,18×244 cm
VM 0020	20 吋监视器,高分辨率,医用级
VM 0021	13 吋监视器,高分辨率,医用级
VM 0022	20 吋监视器
VM 0023	13 吋监视器
VA 0094	2 m SVHS 电缆
VA 296	Chakoff、Storz 和 Olympus 望远镜连接器

续表

分类号	说　明
VA 297	Wolf 望远镜连接器
VA 298	ACMI 望远镜连接器
V 300	用于 IEC 电力组件的交流电缆
光源一吹入器	
LS 0011X	带转台 300 W 氙光灯，用于 ACMI，Wolf，Storz，Olympus 望远镜
LS 0012	150 W 卤素灯
LS 0015	300 W 金属卤素弧光灯
LS 0016	代替 LS 0011 的氙灯泡
LS 0026	代替 LS 0012 的灯泡
• 询问代替氙光灯的其他光源	
• 所有氙光灯泡寿命至少 500 小时，否则可免费更换	
光纤电缆	
指定终端装置(例如光源的品牌)	
FC 0007　　5.5 mm，2.5 m 光缆	
FC 0008　　5.5 mm，2.5 m 光缆，90°角，可转动	
• 所有光缆均为耐高压高热	
• 光缆可定制成任何长度，价格增加 10%(为了使光损失为最小，建议光缆最大长度为 3.6 m)	

然后通过中间切口放置激光束并用激光切开皱眉肌和降眉间肌(表 13.3)。激光切开的好处是减少手术后肿胀和瘀斑。降眉间肌较薄，位于皱眉肌附着部之间。它的纤维垂直向上走行。在鼻上方骨膜上隧道外侧正好可找到皱眉肌。它的纤维指向斜外上方。使用激光蒸发掉肌纤维可以暴露滑车上神经，同时保护了滑车上动脉和静脉。滑车上神经可能与眶上束一起从同一个孔发出，也可能有它自己独立的切迹或孔。应该分开使神经方向保持向后和向内轻度侧曲的肌肉。在完成中间肌切除术后，检查外表的眉间皱折。如果肌肉肥大，可以通过视觉腔将 1～2 mm 的 Gore-Tex 补片植入到中部以获得更突出的效果。

表 13.3

光缆	流量
Sharplan 20 Turbinate	10 W 超脉冲
Surgilase XJ	300 mJ，8 W
Coherent Ultrapulse	200 mJ，5 W

然后将注意力转向颞侧切口，该切口深入至颞顶筋膜。这一筋膜可随头皮的运动而移动。将这部分向下解剖到深层颞筋膜，由于它正好位于颞肌上面，可以看到闪光。深层颞筋膜在头皮向上回缩时不移动。由于正好在深层颞筋膜的表面进行解剖，外科医师可以保证面神经的安全。在整个颞肌范围内向后方解剖这一层。于内侧，在直接肉眼观察下，使用仪器，如 Sedlot 骨膜分离器，解剖颞线附着处，从而将两个解剖平面沟通。在无名筋膜的上方，可见到含有面神经的颞顶脂肪垫。继续向下解剖很快到达颧骨隆突。

如果外科医师希望在颧骨弓上方解剖到骨膜下平面，可在深颞筋膜的表面做水平切口，暴露浅层脂肪垫。向下做基础解剖到颧骨隆突，在此处脂肪垫的上面可见到颧颞静脉的几个分支穿出。这是向下解剖至终点的标志。

然后，通过中间切口将注意力集中到帽状腱膜下平面。使用后解剖器进行帽状腱膜下解剖到后枕骨切口，然后向后下方到枕动脉。这样可确保多余组织的吸收并减少在侧缘切口固定点处形成“狗耳”的可能性。

固定术

我们使用 1.3 mm Synthes 丫形小金属板和 4 mm 螺丝钉经外侧缘切口固定。辨认先前用激光在骨上划痕的部位。决定将丫形板的哪一个孔放在这个标定的位置取决于眉需要抬高多少。丫形板的直臂指向下方，两个短臂放在后面。首先上好直臂的螺丝，使丫板能在 180°内进行弧形转动。然后确定外侧眉牵拉的弧度，由此决定丫形板另外两个螺丝固定的位置(图 13.22A～C)。

由于手将头皮向后牵拉移位至适当的方向和水平，医生用 2-0 Ethibond 线做永久性缝合，缝线通过骨膜和丫形板下。最后用一层方式关闭切口并使用绷带包扎头部。

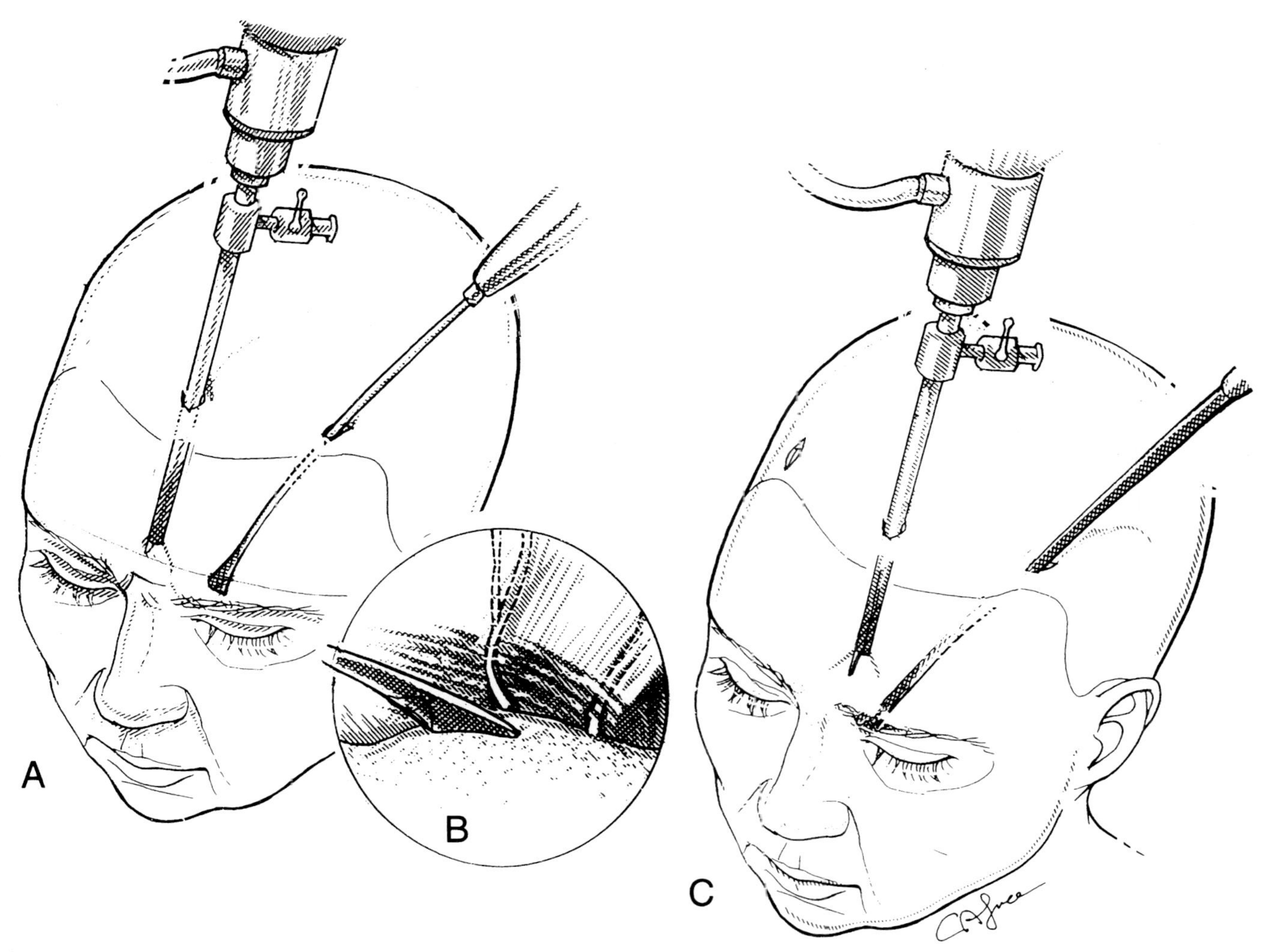

图 13.21 A:观察用的仪器在中间部分,解剖用的仪器在两侧;B:用钝器解剖寻找眶上束;C:激光切除皱眉肌和降眉间肌。

并发症

内窥镜术最常见的并发症包括:瘀斑、血清肿、麻木、麻痹、缝线脓肿、面神经习惯性动作、切口脱发、未能矫正眉下垂和眉下垂复发。迄今为止,在文献上未见有面神经颞支长期麻痹的报道。

大部分作者同意这样一种观点,即与大切口手术相比,使用内窥镜方法似乎减少了严重并发症的发病率。内窥镜术的优点包括避免将长有头发的头皮抬高和避免损伤眶上神经。病人对内窥镜前额抬高术的接受程度也远远地超过了以前使用的冠状眉抬高术。

内窥镜面中部抬高术

病人的选择

当希望抬高眶周下方和外侧的软组织时,可选择内窥镜面中部抬高手术。这一手术可通过复位颧和鼻颧骨脂肪垫得以实现。这一手术的其他适应证包括:鼻唇沟过深和轮匝肌松弛引起的过度巩膜下露。

内窥镜面中部抬高术可按解剖层面相应地分类,其中包括轮匝肌下-颧骨上解剖(通常是指颧骨垫抬高术)、骨膜下解剖或皮下解剖。

骨膜下面中部抬高术

骨膜下面中部抬高术适用于颧脂肪垫发育不良和鼻唇折叠明显而需要做广泛组织下剥离的非常瘦的年纪较大的病人。内窥镜手术的主要优点是能够抬高面中部而不需要耳前切口。其缺点是手术后严重的水肿可能持续数月。采用的切口包括:两个颞侧切口、一个在颞线上方靠近颞线的切口和一个在灼痕部位后面靠下并靠近它的切口。也可能使用下睑睑成形术的切口,同样也可利用外眦天然皱褶切口。Caldwell-Luc 切口也能以逆行性方式协助抬高上颌骨和颧骨部位的骨膜。在外眶缘、颧弓和上颌骨骨膜下向下方解剖。将骨膜从下方与颧弓和上颌骨连接的水平上分开。将易看清的4-0聚丙烯悬吊缝线置于轮匝肌下脂肪垫水平上或它的正下方。在颞侧切口的悬吊缝线不能起到明显的抬高面中部的作用,因为大量的组织被分开而且与颞部在不同的平面上。

内窥镜骨膜下面中部抬高术的主要优点是能抬高面中部而不需要耳前切口。由于颧部的移动,它能切除下睑的皮肤而外翻的危险极小也是它的优点。面中部软组织在骨膜下平面复位使颧部颧大肌和颧小肌向外上方向抬高。这不可避免地导致口角上翘。由于骨膜下方法不能对鼻唇折叠有任何程度的改善,因此已受到一些人的抨击。这是因为考虑到下面的面部肌肉,颧垫的位置并没有什么变化。鼻唇折叠是由面部浅层表情肌下面连接皮肤的筋膜纤维形成的。时间长了,颧脂肪垫向内下方旋转使皱褶进一步加深。

考虑到面神经的额支,颧弓附近是危险的区域。颧弓上面的骨膜是这一水平神经的惟一保护。为了避免不小心伤到神经,必须细心观察每一细节。

骨膜上面中部抬高术(颧垫抬高术)

骨膜上面中部抬高术或颧垫抬高术适宜于为治疗中度至重度鼻唇折叠过深和为改善颧眶部松垂而需要将面中部抬高的病人。与所有面中部手术一样,它可与内窥镜眉抬高术联合进行或利用上述颞侧切口独立进行。在上述任何一种情况是下,耳前皱纹切除术切口是不需要的。为了取得面中部深层平面或综合性整容效果,在伴有或不伴有眉成形术的皱纹切除术期间,也可以进行内窥镜颧垫抬高术。如果这一技术与皱纹切除术同时应用,则不需要眶外侧切口。内窥镜颧垫抬高术的最终效果是使后上方的纤维脂肪组织向侧方转移至鼻唇折叠处。这样可以改善鼻唇沟的深度同时也改善了颧部的轮廓。对颧部为外胚层体型的病人使用骨膜上方法时必须谨慎,因为使用缝合技术固定抬高这一部位,可能引起皮肤凹陷。

通过上睑成形术切口或外眦皱纹切口,向下通过轮匝肌进行解剖。轮匝肌位于颧大肌的表面,面神经的颊支进入颧大肌的下面。由于轮匝肌向上回缩,因此可在肌肉下面进行解剖,直到在颧大肌连到颧骨隆突的地方看到它的头。解剖必须细心地终止于覆盖颧弓的筋膜层的表面。头部解剖至手指能插入的点。解剖后在颧肌和筋膜、脂肪和皮肤之间形成一个袋状腔隙。解剖的方向平行于颧弓,向着唇接合处。

然后,将轮匝肌下脂肪垫和颧脂肪垫垂直向后悬吊,并用2-0 PDS线缝到深层颞筋膜或颧骨下筋膜。这样可有效地改善面中部这些结构的下垂。有皮肤过多的病人需要在颞侧切口或耳前将皮肤移位。

皮下面中部抬高术

这一技术用于中度面中部下垂和早期垂肉的病人,通常与颧垫抬高术同时进行。两个切口位于耳前,长度为2 cm。进行皮下组织解剖。在SMAS中做两个斜切口。上SMAS皮瓣在颧弓的顶部扩展,宽度为1 cm,扩展至颧大肌。下SMAS皮瓣向唇接合部扩展。这两个SMAS皮瓣抬高后,切除多余的皮瓣,放置2-0 PDS缝线,将其连接到耳前部,使SMAS向上后方抬高并旋转。不得不切除皮肤的情况十分罕见。

内窥镜颈部抬高术

由于年龄的增长和重力的作用引起组织下垂,对此可进行内窥镜手术。它仍属于皱纹切除术、颏下脂肪切除术和颈阔肌折襞术领域,对需要颈阔肌成形术的病人应用内窥镜技术日益普及。这一技术为应用典型面部和颈部抬高术减少切口尺寸提供了机会。在颈阔肌束深度小于1 cm的情况下,可以省去颏下切口,手术可通过两个长度为2 cm的耳后切口进行。这一方法不用于只有颏下部位脂肪代谢障碍而皮肤弹性好的病人,这些病人只用脂肪抽吸术即可受益。这一手术主要适用于希望改善颏下过度丰满和单独使用颏下束缝合折襞术不能充分解决过度丰满的病人。正如Giampapa所描述的并经Keller所修正的那样,该手术是将一个向上后方的牵拉吊索固定到颈阔肌上。

对于有一些皮下脂肪和颈阔肌束的病人,手术可从1 cm的颏下切口开始,随后进行这一部位的脂肪雕饰术。耳后切口是一种方法,并插入内窥镜,随后使用激光束将皮下抬高。隧道被连通,辨别出颈阔肌。将2-0 PDS缝线通过颏下切口放入,以水平褥式缝合方式通过颈阔肌束之一。然后在内窥镜视野下穿过皮下平面到相应的乳突部位。通过相对的颈阔肌束做垂直褥式缝合,并延伸到对侧乳突。然后通过乳突缝合。如果需要附加颈阔肌下折襞术,则可通过颏下切口进行。

在做皮肤切除时,不得不扩大耳后切口的情况少见。

小结

内窥镜辅助的面部上1/3和下1/3的外科技术将不断地提高和精炼。通过这一过程,正在制定较严格的适应证和限制性。这使美容外科医师能通过较小切口保守地改善病人的面容。由于采用较小的切口,因此为了避免损伤重要的结构,外科医师必须具备十分清楚的手术部位的解剖知识。随着手术方法的改进,对于在重力作用下发生明显作用以前寻求美学变化的病人,想早期干预老化过程是可以获得成功的。

激光束的出现,改进了解剖过程的止血法,从而进一步推动了极小侵害性的内窥镜外科领域的发展。这是一个令人振奋的领域,病人的安全从来未被忽视,经过实践考验的技术继续受到推崇并奉献给病人,使病人从中获得最大程度的益处。

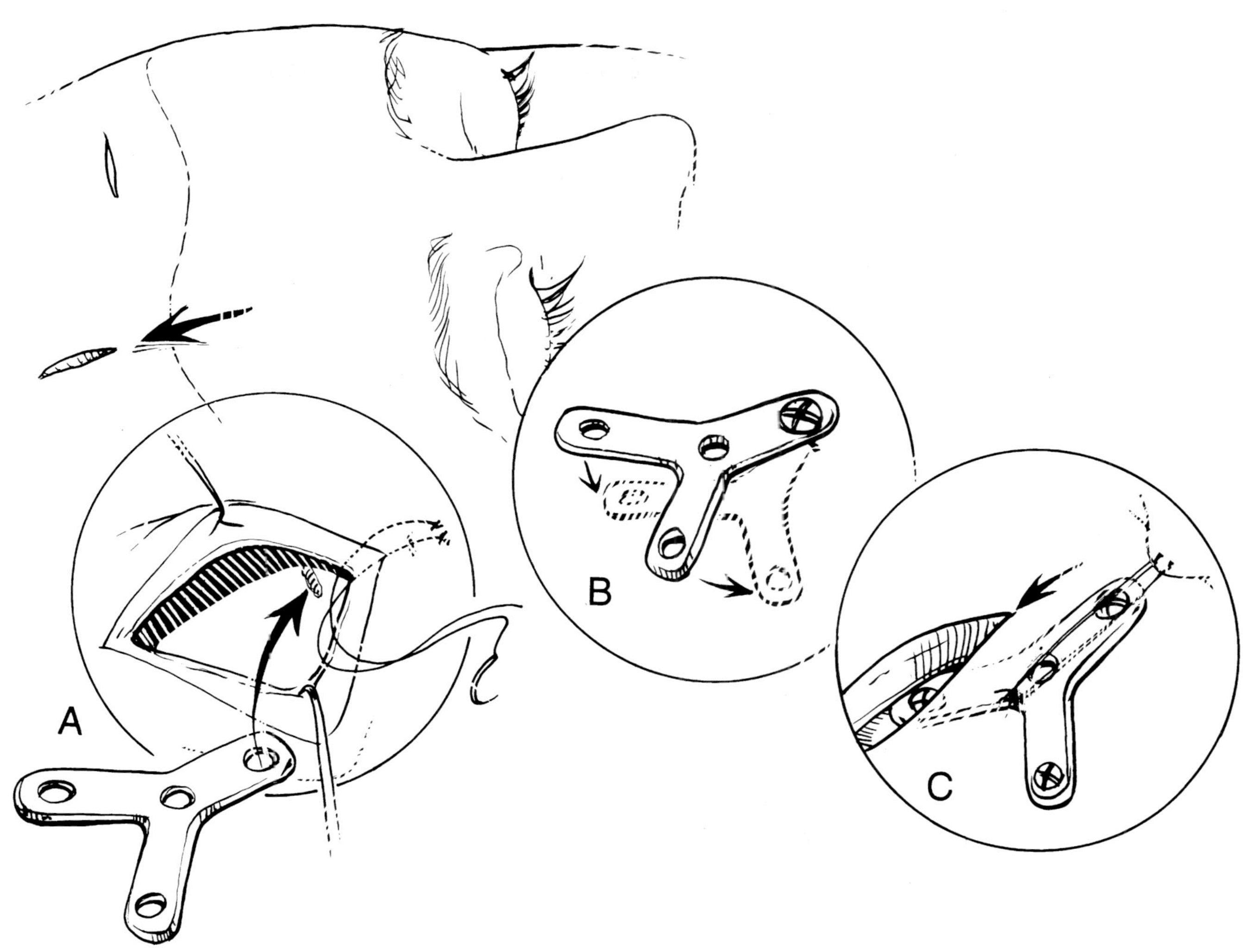

图 13.22 固定术:A:钛丫形板放入外缘切口;B:由于已经固定了一臂,旋转的弧度是可变的,按需要抬高的矢量做相应的转动;C:全厚度缝合,在板的顶点周围做“O Ticron”固定悬吊。

第 14 章

辅助技术

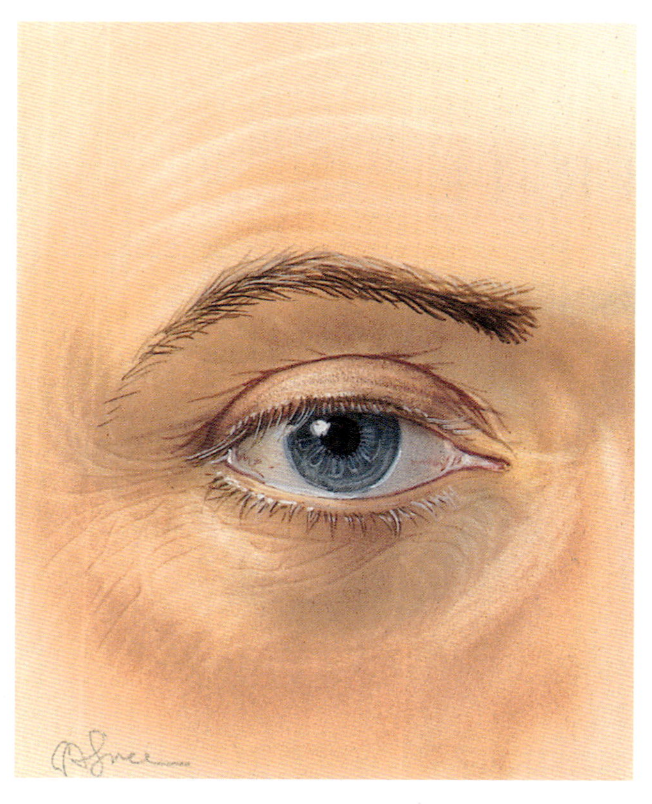

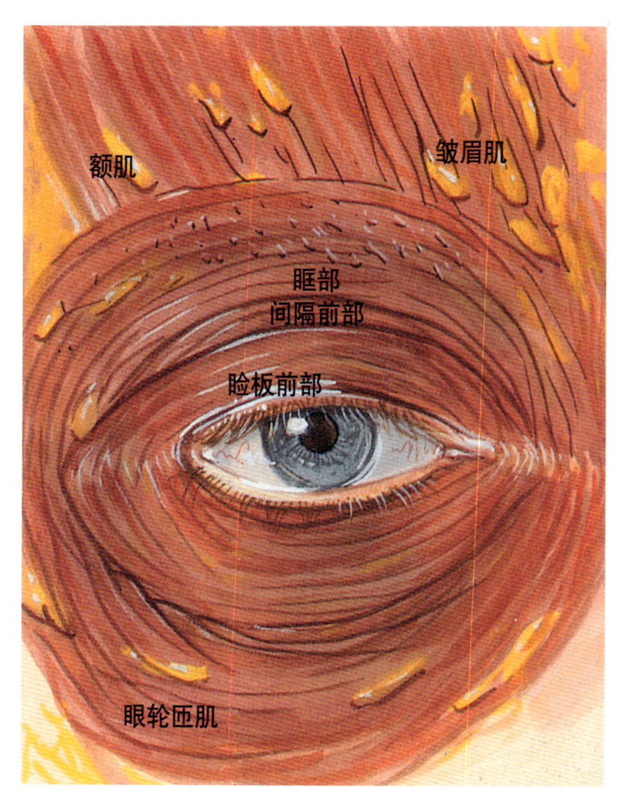
额肌
皱眉肌
眶部
间隔前部
睑板前部
眼轮匝肌

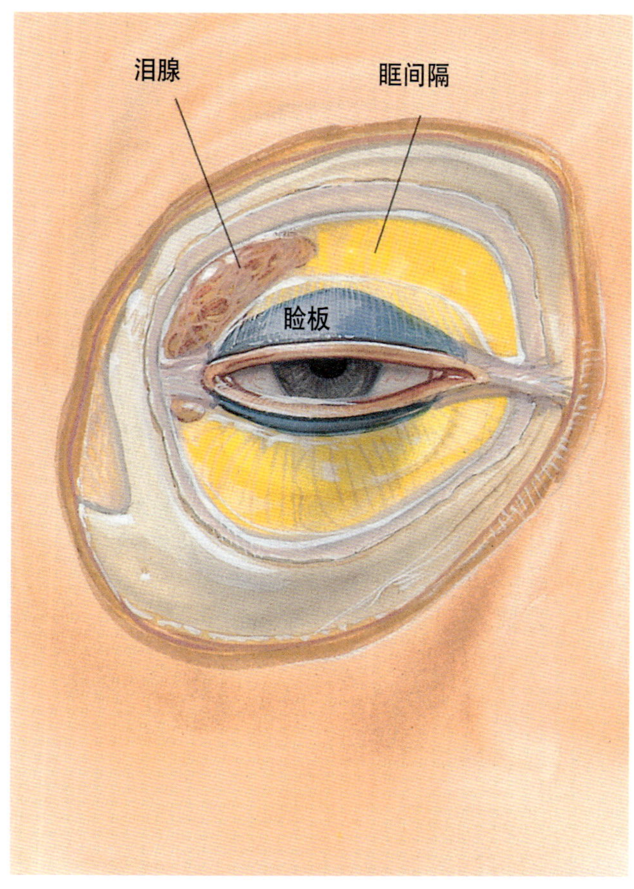
泪腺
眶间隔
睑板

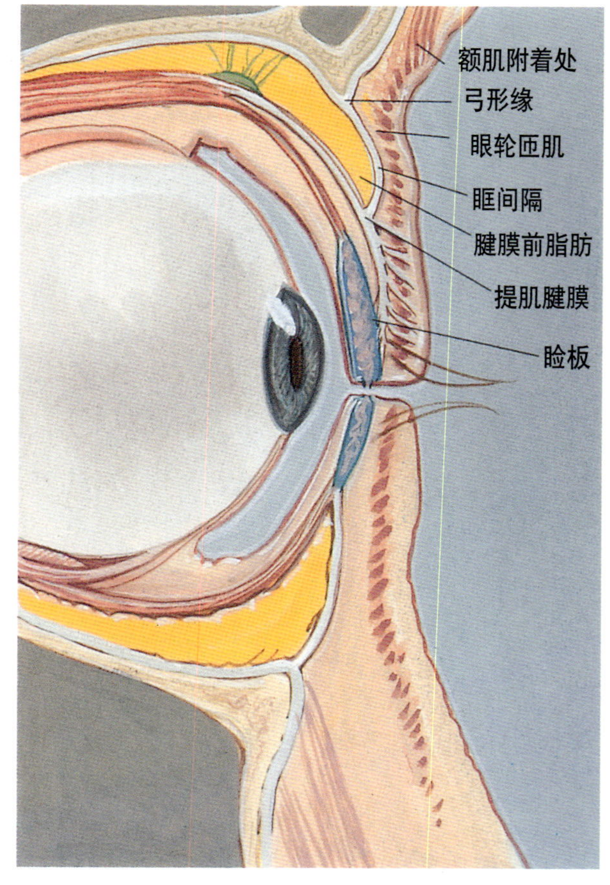
额肌附着处
弓形缘
眼轮匝肌
眶间隔
腱膜前脂肪
提肌腱膜
睑板

自本书第1版问世以来，眼睑和面部整容术最终结果的质量已经出现了更进一步的提高。睑成形术和眉抬高术后表面不整齐和残留静态皱纹可以通过激光换肤术加以最大程度地减轻。继发于皮肤松弛的面部轮廓臃肿也能用激光换肤术加以显著地改善。任何残留的动态皱纹和面部塌陷可用容积填充术（表14.1）、化学去神经术和辅助面部手术技术（见第13章）得以解决。这些缺陷可能包括下窝和上窝畸形、眉间沟纹、较深的眼角鱼纹和笑纹。

表 14.1　容积填充术

	透明质酸胶[a]	牛胶原	自体细胞培养（Isolagen 公司）	自体再加工（Collagenesis 公司）	微脂肪注射
用30号标准针头注射	是	是	是	是	否
组织采集	否	否	是	是	是
重复注射时组织再次采集	否	否	否	是	偶尔
重复注射时寿命增长	否	否	是	不定	不定

a:在美国未批准使用。

容积填充技术

牛胶原

牛胶原注射可使面部皱纹暂时性减轻。这一技术的缺点是皱纹快速重现（大部分病人在3个月或3个月以内）；在某些病人中有注射后炎性反应伴继发性皮下纤维变性，发病率虽低但很重要；并提示了牛胶原注射与自身免疫疾病之间的关系。此外，重复性注射持续时间也不必更长。在做面部皱纹填充前需用0.1 mL剂量在耳后或前臂做皮内试验。在随后的4周内，应注意是否有任何炎症的体征，这可作为过敏的指标。有三种形式的牛胶原可供应用，即Zyderm Ⅰ、Zyderm Ⅱ和Zyplast（加里福尼亚州胶原公司）。

Zyderm Ⅰ

这种高度纯化的牛胶原衍生物用于填充细小皱纹。Zyderm Ⅰ是预先包装成0.5 mL和1 mL的注射剂，带有27号标准规格的针头。每支注射剂含有生理盐水、利多卡因和30%～35%的胶原。每次移植注射一支胶原，在注射后3～4天内它变成柔软的组织块。皮试部位注射4周后，可在塌陷部位进行皮内注射，并过度矫正约60%～100%。48小时内，利多卡因和生理盐水将散开。然而，这种生物移植的方法不是永久性的。大部分病人在3个月或更短的时间内需要重复注射。

Zyderm Ⅱ

Zyderm Ⅱ需注射入到表皮深层。不建议做过度矫正，而且必须同时按摩移植的部位，直至达到理想的效果。它吸收比Zyderm Ⅰ更慢。可用于填充较深的面部沟纹（眉间、前额、鼻唇沟）。

Zyplast

Zyplast也比Zyderm Ⅰ吸收得慢，它的应用方法和部位与 Zyderm Ⅱ 相同，许多医师发现它比 Zyderm Ⅱ 更可靠。

自体胶原

自体胶原可能寿命较长。Collagenesis 公司（马萨诸塞州阿克顿市）从切除的皮肤中分离出胶原。在皱纹切除术后，有足够的被切除的皮肤，可提供大量的自体胶原。然而，睑成形术切除的眼睑皮肤只能得到少量的可注射物质，它可能不足以矫正严重的畸形。再次注射可能需要通过手术再次获取组织。

Isolagen 公司（新泽西州帕拉马斯市）使用打孔技术获取小块活组织来培养成纤维细胞和胶原。这一技术也许使得做长期矫正变成可能。将开始培养的细胞冰冻并储存起来，不管何时再需要即可再应用，因而不需要另外的供体物质。然而，年纪过大的病人或有严重光化性损伤的病人的细胞可能生长不充分，不足以提供足够量的细胞来矫正缺陷。据报道，这一技术与激光面部换肤术联合应用时效果很好。在换肤术时可以得到活组织。在 4～5 周后，约可获得 1.5 mL 细胞培养物用于注射。处于愈合和胶原生成阶段的面部真皮对移植的新的成纤维细胞是极易接受的。第一次注射后 3 个月，约有 10%～15% 的填充效果，第二次注射后为 30%～50%，第三次注射后为 70%～80%。大部分病人需要经 2～3 次注射才能达到持续 6 个月以上的效果。

微脂肪注射

将取自于脂肪切除术的脂肪细胞注射到面部皱纹已取得某些成功（见第 13 章）。

透明质酸胶

透明质酸胶［如：Hylaform（Biomatrix 公司，法国圣特罗佩市），Restylane（Q mad 公司，瑞典乌普萨拉市）］虽然在欧洲和南美已经获准使用，但在美国尚未取得使用权。这是一种天然存在的黏多糖，而不是蛋白质，因而在注射后并不诱发异体反应。它是 Healon（Pharmacin 公司，密执安州拉马祖市）的换代产品，在白内障手术期间眼内注射 Healon 几乎已使用了 20 年。透明质酸胶能通过 30 号标准针头注射，非常精确地填充静态皱纹。胶的黏度使其能容易地用于准确地填充畸形。1 年后仍保留 60%。随着胶的吸收，它对水的极大亲和性使其能保持胶的体积（图 14.1A、B 和图 14.2A～C）。较浓厚的填充倒转术（尚未可资利用）将需要用 25 号标准针头注射，而且它可以保持 2～3 年。

磨皮法

由于激光换肤术的出现，磨皮法已基本被废弃。因为这种方法效果差且不易控制，而且存在高度色素沉着异常和瘢痕形成的危险性。因为面部皮肤比眼睑皮肤厚 25 倍，细心使用磨皮法能磨平面部皮肤中凸起的缺陷。然而，我们已经见过由于过度使用这一技术而引起皮肤变薄和瘢痕形成（尤其是在上睑部）。

细心使用面部皮肤磨皮术去除角化的表皮、表面真皮和皮肤表面凸起的缺陷，可以促使这一表面的表皮再生。但这种方法不能除去皱纹，而且对矫正塌陷部位也无效。不推荐将这一技术用于眼睑。

由于眼睑皮肤极薄且移动，因此从技术上来说，磨皮很困难，而且容易擦伤和磨得太深。

化学脱皮术

化学脱皮术能为激光面部换肤术病人做术前准备，而且能作为 CO_2 激光美容术的补充，这一术式的效果取决于所使用的化学剂。用化学脱皮术时，不适宜采用酚脱皮术。用 CO_2 激光或铒：钇铝石榴石（Er：YAG）激光做换肤术可以进行更好的控制，而且可适当地选择和准备病人，从而最大程度地减少色素沉着异常的危险性。反之，酚脱皮术的长期效果会使以后的面部手术变得困难，而激光换肤术却有益于并增强以后面部整容手术的效果。

25% 或 35% 的三氯醋酸（TCA）可用于使颈部均匀并产生羽毛样效果，而这种效果在用 CO_2 或 Er：YAG 激光换肤术时是无法达到的。

α-羟基酸（AHA）是标准的保留方案的一部分，它

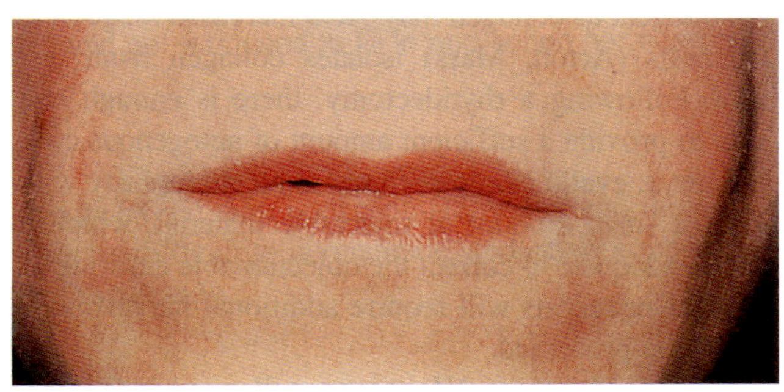
A

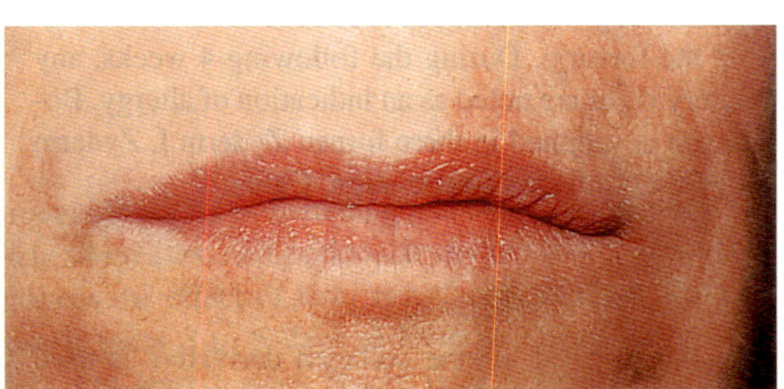
B

图 14.1　A：这位 38 岁的妇女唇薄并希望填充；B：0.8 mL 透明质酸注射 2 次后，已见到足够的填充作用。

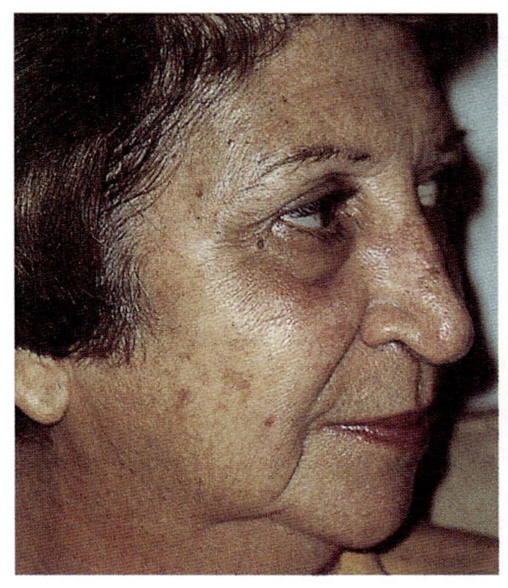
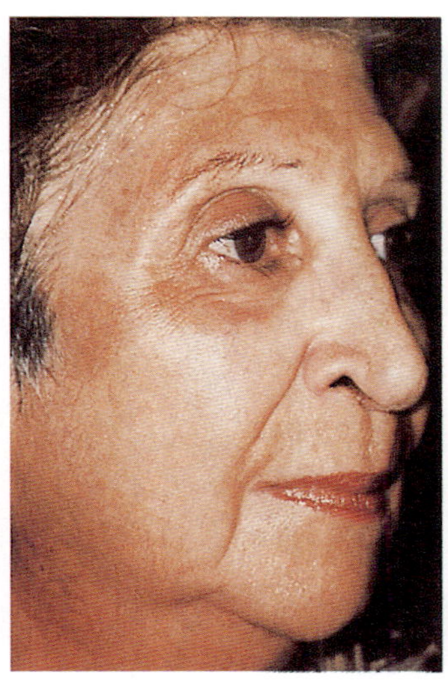
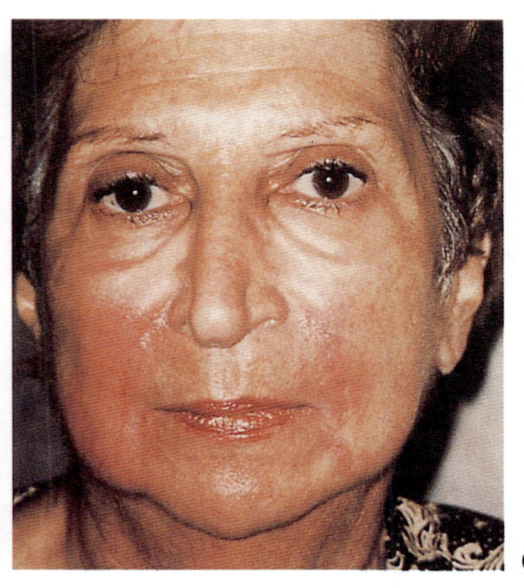

图 14.2 A:这位 67 岁的妇女有上窝充盈、下睑脂肪脱垂、中度面部色素沉着异常伴角化皱缩;B:通过内侧经睑成形术的眉成形术和全面部 CO_2 激光换肤术后,她的外貌得到改善;C:3 个月后,用透明质酸胶填充并弱化鼻唇沟折叠。

在激光面部整容去皱病人的术前准备中有一定的作用。也可以在手术后的后期有助于更快地减轻暂时性色素沉着异常。

BOTOX

15 年前,在最先用于控制睑痉挛的治疗中,A 型肉毒杆菌毒素提纯的神经毒素复合物(Botox)是治疗动态面部皱纹有效的暂时性措施(图 14.3A～C)。它通过化学的机制解除肌神经接头的神经作用。我们已经发现,它在弄平眉间沟纹、横向前额皱褶和眼周皱纹以及鱼尾纹方面特别有效。它增强了这些部位激光换肤的效果。因为需要 3～5 天才能发挥作用,故我们喜欢在激光换肤术前至少 1 周或激光换肤术后立即注射。第一次注射后,其作用可持续 3～6 个月。当随后进行激光换肤术时,其维持的时间可能更长。而后再用 Botox 处理往往可推迟 8～10 个月。

提供的 Botox 是冷冻干燥的,每瓶 100 U。使用前需先将其解冻并用无抑菌作用的无菌生理盐水稀释。为了应用方便,可将其稀释成不同的浓度。我们发现,将它稀释成 5 mL 的量(20 U/mL)并以 0.1 mL 的量注射是很方便的。虽然肌电图可用于确定注射的准确部位,但通常不需要(图 14.4)。我们已经发现皮下注射比肌肉注射形成血肿的机会少而且效果相同。注射部位可在皱纹的任何一侧和接近皱眉肌和降眉间肌的附着处。眉间约用 20 U,前额用 40 U。我们在眼角鱼尾纹用 10～15 U(每侧)。一旦将 Botox 配制好,最好在 1～2 小时内使用。

人造固体植入

各种各样的移植物已经用于填充眼周面部轮廓、填充眼睑内侧塌陷(泪沟)或增加颧骨隆突。所使用的材料包括:聚甲基丙烯酸甲酯、羟磷灰石和膨胀性聚四氟乙烯。这些移植物可通过经结膜或口内技术植入。

局部因子

维 A 酸(Retinoic Acid)

我们发现每晚用 1% 的维 A 酸(Retin-A)以 1∶3 比例与不引起粉刺的润肤霜混合的制剂护肤可使光化性损伤的皮肤获得可靠的逆转。将需治疗的部位洗净并完全擦干,用牙签将少量维 A 酸制剂涂于不想要的皱纹里,然后摩擦表面。据报道,仅几周以后,细皱纹和过度色素沉着即有所改善。若延长应用时间,还可见到粗皱纹的改善。许多应用这一方法的病人开始时会产生持续性红斑,可能持续几周至几月;有些人有复发性皮炎。红斑和鳞屑样皮炎可以同时应用润肤剂或局部类固醇制剂予以减轻。长期应用维 A 酸可减少皮肤黑色素并增加皮肤的光敏感性。必须告诫应用这类制剂的病人应戴遮阳罩。

α-羟基酸(AHA)

许多医师在为他们的激光换肤病人做准备时,已经将维 A 酸和 AHA 列入治疗方案。联合应用这些因子与氢醌和(或)曲酸可最大限度地减少手术后炎症

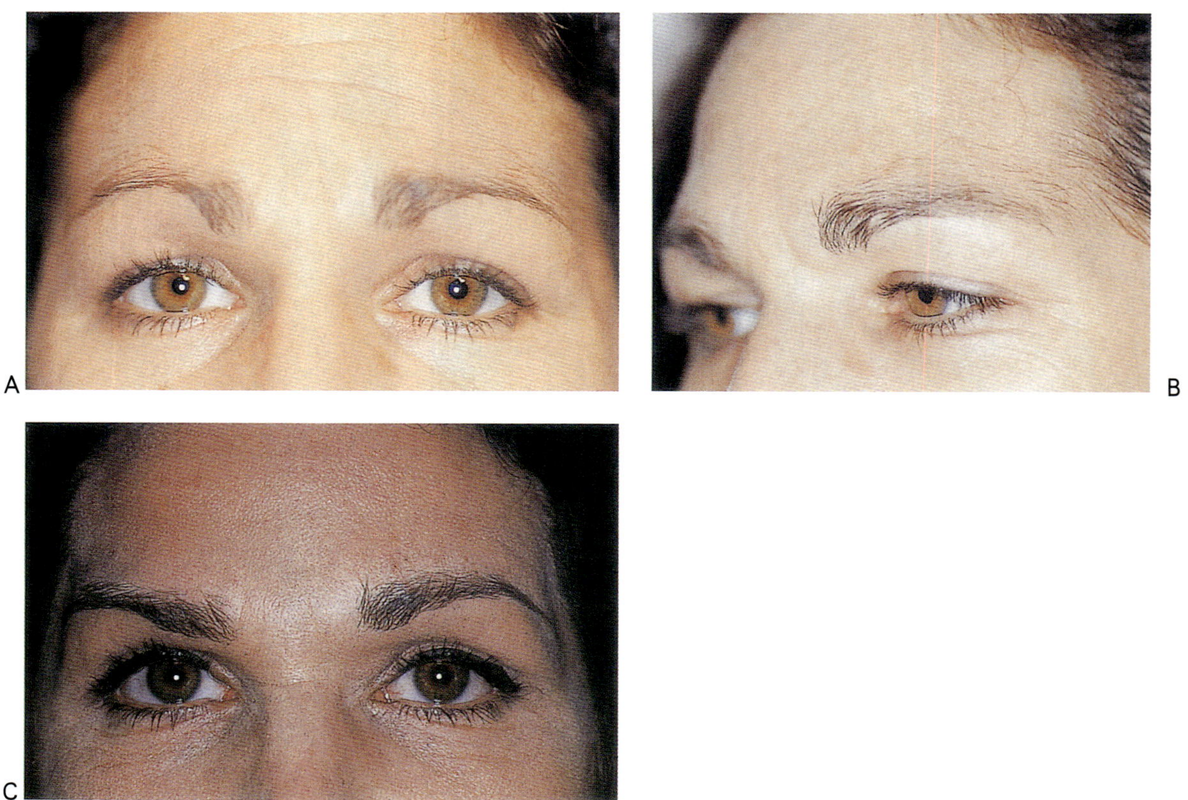

图 14.3 A,B:这位 38 岁妇女有中度眉间沟纹和前额横向皱纹;C:经 40 U 的 Botox 前额注射,25 U 眉间注射,她的动态皱纹弄平了。

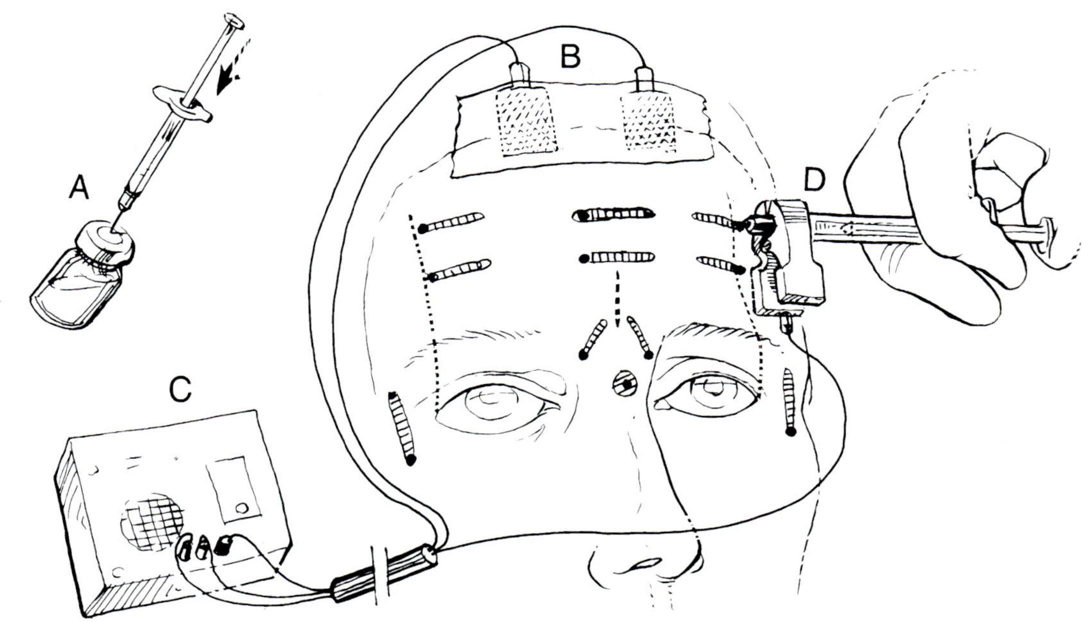

图 14.4 虽然肌电图最初是用来确定 Botox 注射的部位,不久我们就发现无此必要。提供的冷冻干燥剂每瓶 100 U,需用 5 mL 或 10 mL 生理盐水配制。

色素过度沉着，而且也能增进表皮再生。

局部维生素 C

人们已认识到维生素 C 是一种强有力的抗氧化剂，含维生素 C 的局部制剂在减轻细皱纹和促进激光换肤术后愈合方面（当急性炎症期过后）是一有效的因子。

减轻上眶缘突出：打磨眶缘

上眶缘突出可通过切除眉脂肪袋和覆盖在上眶缘的轮匝肌使其变薄。但极度突出的病例应考虑打磨术。

上眶缘极度突出的病人使上睑和上窝陷入暗影并产生外形凹陷畸形，最明显的地方恰好在眶缘下方。这种情况用刮削或打磨上眶缘前部的方法可能取得满意的结果。可通过上睑形成术切口暴露眶缘。高速气钻可用于打磨骨质。为了形成光滑的骨表面并避开必须缩回的血管神经束，操作时需特别小心。为了形成光滑的外形，可应用可吸收的明胶海绵（如 Gelfoam）覆盖打磨后的眶缘。

矫正下睑轮廓不整齐

脂肪蒂皮瓣移位术

下眶凹陷畸形可通过经结膜或经皮进路的转移脂肪蒂皮瓣的方法加以减轻。将仍连着血管蒂的眶脂肪松动，然后转移到需填充的凹陷部位。

微脂肪注射

见第 13 章“自体微脂肪填充术（脂肪转移术）”。

颧骨和泪沟移植

颧骨隆突发育不良和眶内侧塌陷可用预先塑形的甲基丙烯酸甲酯经口腔内或经结膜进路填充。

皱纹切除术

激光眼睑与面部整容去皱术并未完全替代某些病人需要皱纹切除术。明显的面部皮肤和肌肉过多仍需要这一手术。全面部换肤术后残留的皮肤肌肉过多也可能需要行皱纹切除术。相反，已经接受过效果良好的皱纹切除术的病人，如果仍留有面部皮肤锈蚀样缺陷，则仍可受益于全面部激光换肤术。皱纹切除术后，病人至少应等 3 个月后再进行全面部换肤术，反之亦然。全面部换肤术后，病人至少应等 3 个月再做皱纹切除术。

一般的面部松弛问题应在于手术前考虑到，并应该建议在睑成形术的同时做皱纹切除术或全面部换肤术。皱纹切除术使眼周结构从下方固定，它类似于双冠状头皮切除术对眉和上睑的支撑固定作用。它固定面颊颧骨复合物并减轻对下睑的重力作用和牵拉力。

放射外科去除面部和眼睑良性损害

使用细丝放射外科电极（Ellman International 公

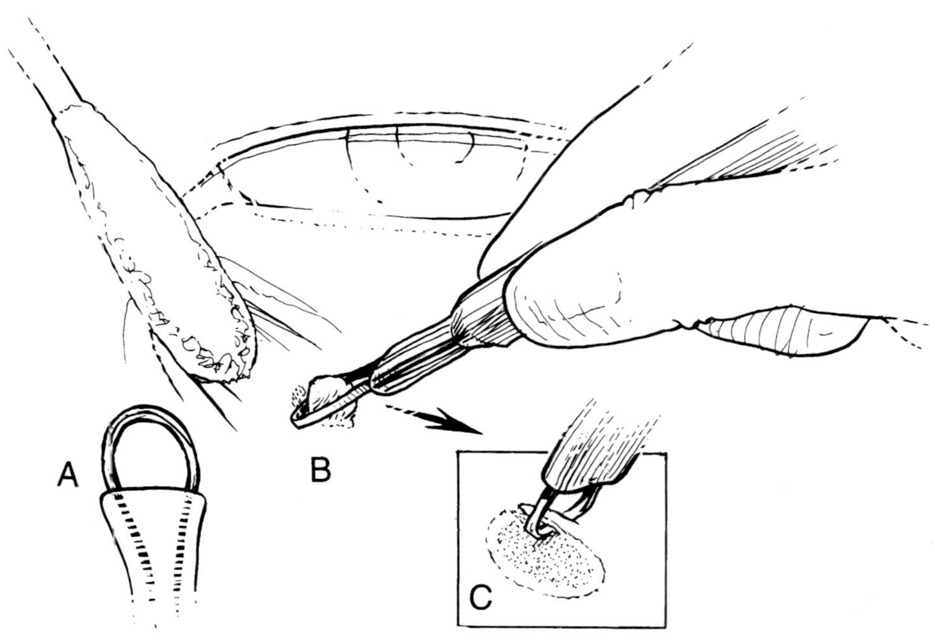

图 14.5 放射外科环状电极能精确地削平突起并使面部良性损害变平。

司,纽约州休利特市)在去除面部和眼睑平的和(或)凸起的损害方面是一项方便、安全而有效的技术。手术使用频率为 3.8 MHz,只产生极少的侧向热扩散。它不是烙器,而是利用一条天线而不用地线。

使用含有 2.5%利多卡因和 2.5%丙胺卡因(EMLA)的局部麻醉膏及各种规格的环状电极,在手术室或检查室中就能将这些损害极精确地除去(图 14.5)。

面部损害和血管、毛细血管扩张及色素沉着损害的治疗

下列几种可供选择的方法现在可用于治疗以前的切除术不能解决的面部损害问题。在大多数情况下,不需要局部麻醉。

氩激光

氩激光发射蓝-绿色光(488～514 nm),最大功率可达 30 W。在不麻醉的情况下,它可用于治疗葡萄酒色痣和血管瘤。

可调整的染料激光

这种激光使用黄光(400～800 nm),最大功率可达 5 W。使用 585 nm 的激光可用于治疗葡萄酒色痣和毛细血管扩张。

铜蒸气激光

手术使用 578 nm,可用于治疗葡萄酒色痣。

KTP 激光

KTP 激光是双频钕:钇铝石榴石(Nd:YAG)激光,释放 532 nm 的绿色光。在用于治疗血管性损害方面的效果与氩激光相当。最大功率可达 20 W。

激光脱毛术

我们建议欲进行全面部换肤术的病人在术前做激光脱毛术(用长脉冲 Alexandrite 或 Q 转换 YAG 激光)。它对男性特别有用,因为他们在术后 3～4 周内不能剃须。

第 15 章

眼睑和面部美容术病人手术前后的护理

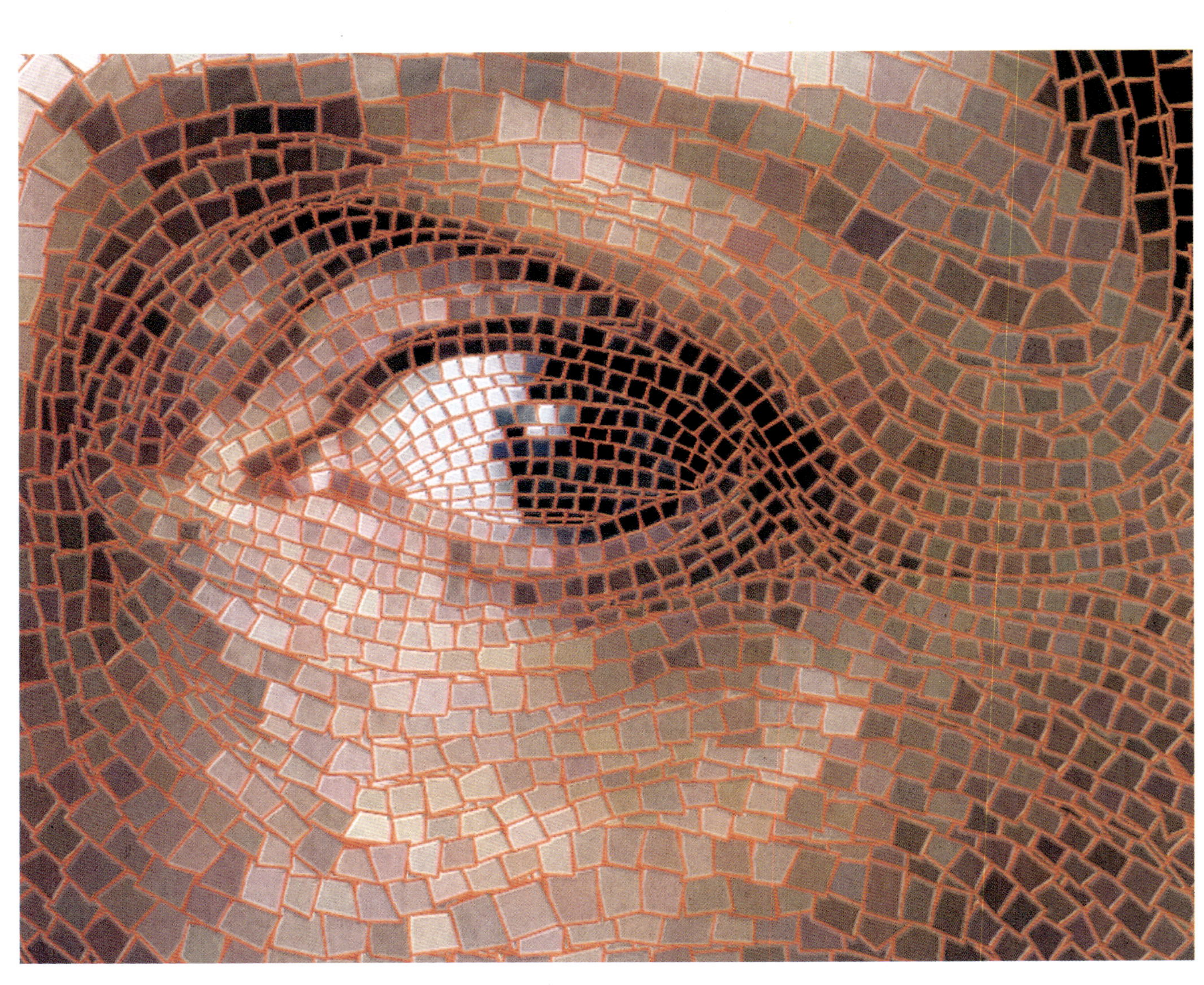

进行换肤术的病人，手术前后的护理是至关重要的。因为这将造成成功与失败截然不同的两种结果。换肤术后的密切监护可以防止能影响治疗效果的并发症。此外，这些病人在需要身体上关心的同时也需要心理上的支持。当效果显著时，他们精神振奋，但这需要时间和病人周围的人员与医师的共同努力。

手术前，必须对病人进行耐心的教育，解释各项细节。使他们能认识到炎症后发生短暂性色素沉着过度的可能性。使他们知道需要预防性抗疱疹和抗菌治疗。他们必须懂得在换肤术后康复期间，他们的皮肤是极其敏感的，因而仅能使用经医师核准的护肤用品。使用任何别的护肤用品可能引起严重的反应。例如，病人可能认为斑纹芦荟润肤能促进康复。但遗憾的是，斑纹芦荟也可能是潜在的过敏原，因而手术后不能使用。

由于不存在完美无缺和不变的术后护理方案，因此我们对这些病人的处理方法也通过经常调整和改进而不断变化。

术前护理方案

显然，在手术前使用局部脱色因子、α-羟基酸(AHA)和维A酸(Retin-A)可能对最终的效果没有作用，但应在完成皮肤基础清洗后进行皮肤滋养和水化，同时做全身预防性治疗(表15.1)。对于有明显色素异常或厚皮肤(角质层)的病人，我们在手术前仍使用脱色和AHA因子。私人标签的产品是可以使用的，但有些质量低劣而且许多这类产品只不过是换了标签的老产品。我们宁肯使用由我们自己的化妆品化学家配制的私人产品，因为这样做能够保证质量和病人使用的剂量。我们给我们的病人一张手术前检查表(表15.2)。

表15.1 手术前预防

手术前2天
- 莫匹罗星(Boctroban)鼻内用药，每日2次
- 赖氨酸500 mg，每日2次

手术前1天
- 莫匹罗星鼻内用药，每日2次
- 头孢氨苄(如Keflex)200 mg口服，每日2次[a]
- 阿昔洛韦(Zovirax)400 mg每日3次[a]，或法昔洛韦(Famvir)250 mg每日1次[a]，或Valacyclovir(Valtrex)500 mg每日2次[a]
- 赖氨酸500 mg，每日2次[a]

a:持续至表皮再生完全。

手术后立即需要进行的治疗

对换肤术的病人，我们需要选择手术后立即使用哪种类型的绷带。绷带可分为开放式和封闭式两种。开放式绷带表示应用软膏，实际上没有绷带。我们发现，封闭式绷带形成湿润的愈合环境，可增加舒适感，减少瘙痒，产生较少的红斑，并缩短伤口愈合的渗出期。

下面是一些可资利用的封闭式绷带：

• Flexzan(Dow Hickam Pharmaceuticals公司，得克萨斯州休格兰市)是一种聚乌拉坦绷带，双层，有胶带边。它是半闭塞的(有小气孔)，透气并可使伤口渗出液排出。不透明，并且在关键的表皮再生期间经常到门诊部更换。

• N-Terface(温菲尔德制药厂)是一类网孔绷带，它由具有某些吸收作用的细小、高密度的聚乙烯片组成。

表 15.2 激光手术前家庭护理指导

激光手术前

为了使你的激光换肤术取得最佳的效果，推荐如下方案；它的设计是为了去除上层皮肤，得到更好的换肤效果。方案也有利于愈合过程，并防止色素沉着异常；内服维生素可促进愈合过程，而外用霜剂同样能促进愈合；为了使你最终结果尽可能完美，严格执行特别为你制定的方案是极其重要的

上午

1. 手术前清洁剂 （ ）
2. 4%祛斑霜 （ ）
3. 眼胶 （ ）
4. 含 SPF-15 的日用化妆水 （ ）
5. 羟基乙酸产品 （ ）

下午

1. 手术前清洁剂 （ ）
2. 4%祛斑霜 （ ）
3. 眼胶 （ ）
4. 羟基乙酸产品 （ ）
5. 晚霜 （ ）

激光手术前 1 天

1. 服下列抗病毒因子
   - （ ）Famvir 125 mg 每日 2 次
   - （ ）阿昔洛韦（Zovirax） 400 mg 每日 3 次
   - （ ）Valtrex 500 mg 每日 2 次
   - （ ）赖氨酸（Lysine） 500 mg 每日 2 次
2. 头孢氨苄（Keflex）250 mg（抗生素）每日 2 次
3. 莫匹罗星（Bactroban）（油膏）鼻内用药
4. 用六氯酚（Phisohex）乳剂洗头、洗脸
5. 淋巴引流按摩（ ）是（ ）否

实施手术前

在病人知道要做手术后，应该尽早开始局部护理方案

局部护理方案

手术前清洁剂：无去污剂的清洁剂不仅可清洗皮肤的污渍而且能湿润和软化皮肤，它保留皮肤表面天然的脂类屏障，可以在早晨和晚上使用

将少量清洁剂放在棉片或软面巾上除去化妆品、睫毛油和碎屑，然后用自来水清洗；在皮肤上会生成一层薄膜，它同时对皮肤有治疗和营养的作用

2%或 4%的祛斑霜：它的设计是为了使经激光治疗部位的肤色变浅，并防止激光换肤后色素过度沉着

羟基乙酸胶或化妆水：面部清洗后应用，每日 2 次

眼胶：早晨和晚上，用于眼周围。这一活性成分可减少眼周皮下脂肪，同时刺激皮肤深层产生更多的胶原和弹性蛋白

含 SPF-15 的日用化妆水：用手术前的清洗剂清洗皮肤后，再使用这种化妆水是容易而有效的。其所含的抗氧化剂和所有的活性营养素能很快透入皮肤并对皮肤起到保护作用。加入这一配方中的 SPF-15 可增加舒适感并有保护作用（你不需要使用其他防晒霜，除非你正在使用其他润肤剂和不含 SPF 的润肤霜）。如果你要外出，需再次应用含 SPF-15 的日用化妆水

极力推荐使用太阳镜，戴遮阳帽

应用化妆水后可以化妆

晚霜：这是一类有益于皮肤恢复重建的霜剂，它富含维生素 A、维生素 E 和其他免疫刺激剂与抗氧化剂。这是精心为身体上具有昼夜节律性而且在夜晚出现的皱纹而设计的

全身治疗方案

抗病毒：由医师根据需要而定，开始于手术前 1 天

赖氨酸：1 000 mg/d（500 mg，每日 2 次）

抗生素：如果仅做全面部换肤术，在手术日前一天由医生决定开始应用

续表

维生素和内服滋养剂:这些滋养剂有助于为手术做皮肤准备并有助于术后修复过程;手术完全康复后,继续长期使用可保护皮肤并逆转环境因素造成的损害,特别是皮肤癌和老化
长期使用以后,皮肤会变得更有弹性,面色会更加均匀而健康一致;污点和褐色斑会消失,皮肤会变得更加柔嫩光滑
为了控制皮肤和体内的自由基,还加入了其他的保护成分,它对加速修复过程是重要的;为了减少手术后浮肿和炎症,还包括了蛋白水解酶

• Second Skin 是属于水化胶一类的绷带(塑料的面料含 96%水和 4%聚乙烯网)。它必须每天更换,由于每次更换步骤过于复杂,病人认为它不切实际。

• Silon-TRS(Bio Med Sciences 公司),属于多聚体类,是一种硅多聚体薄型面料。它可使氧和湿蒸汽透过,并防止外界因子侵害伤口。

在实践中,我们一般用 Flexzan 和 Silon TRS。因为这两种面料使用起来都相当容易(Flexzan 耗时较多),但在关键的愈合期更换时,常需在门诊部进行。眼、口、鼻尖周围和面部需要附加软膏。有不舒适时,病人极少需要比对乙酰氨基酚更强的止痛药。

手术后护理:1～7 天

表 15.3 和表 15.4 摘录于手术后护理方案。

表 15.3　手术后 1～7 天

继续应用莫匹罗星(Bactroban)鼻内用药,每日 3 次
继续应用抗生素
为了预防继发性感染,根据渗出和结痂的量,用稀释的无刺激的术后杀菌清洁剂(术后清洁剂)或稀释的 10%乙酸水溶液清洗暴露部位,每日 2 次或 3 次

如果使用半封闭的绷带,病人会有相当好的舒适感。他们必须用适当的润肤剂补充非封闭的部位,而且为了预防形成痂皮,应该特别注意外露部位的卫生。我们告诫病人将头抬高,将一条干净的手巾围在颈部周围以汇集渗出物。

痂皮形成应很轻微,而且可用浸泡过 10%乙酸溶液(1 汤匙乙酸稀释在 1 L 水中)或激光术后清洁剂(纽约美容总部)的软巾有效地清洗。

在所有的时间里,病人的面部附近应放置一台加湿器,在冬天,病房内不应吹入暖风。

第 1 周后,至少应该每周检查病人 1 次,观察愈合过程是否正常并调整每日常规全身用药和局部用药。生理学的保证主要来自于医师,也来自于全体工作人员。使你自己和你的同事有益于你的病人!

第 10 天以后,停用全身治疗药物,但应继续做清洗-水化常规护理。

一般而言,在潮湿气候条件下第 2 周前后或在干燥地区于第 3 周,建议病人用一些化妆品,这不仅可使病人恢复积极的精神面貌而且也能防止他们的超敏感状态的皮肤受外界因子的侵害,特别是阳光。

应该告知病人(根据他们皮肤的颜色和类型)发生继发性和暂时性色素过度沉着的可能性。根据我们的经验,这种变化是可逆的而且需要适当的护理。对于肤色较深的病人,有长期色素沉着不足的可能。

我们愿意强调指出:根据我们对大量不同种族皮肤类型的治疗经验,我们从未发生过色素沉着不足。我们认为,我们的成功是由于保守地使用激光释放的能量和对病人精心的护理。

整容外科医师应该让他们的病人明了激光换肤术(CO_2 激光或 Er 激光)后发生红斑是暂时的,是机体反应的表现,这种反应会促进治疗效果——形成更多的胶原。

表 15.4 手术后护理方案

换肤术后方案

我们现在正面临 6～7 天手术后关键性阶段，按我们的方案皮肤开始恢复

- 继续服用维生素和滋养剂
- 将头部抬高于枕头上；在日常的基础上变换枕头或根据需要每天抬高几次

手术后开始几天

面膜：它是促进组织愈合并吸收血液和血清的现行惟一舒适并有效的系统；它提供无菌覆盖和冷湿包扎且能维持 5 天；你可能需要在这 5 天内更换面膜，你的医师会和你讨论这一问题

绷带：可以在换肤部位使用封闭绷带或用一些厚重的油膏；其目的与面膜相同，即促进愈合得更快、更舒服；在开始的 5～7 天期间，可能需要更换绷带，你的医师会给你以指导

激光术后清洁剂：当避免使用以油和乳剂为基质的清洁剂时，这种杀菌的清洁剂可直接应用于皮肤上；它可用于使用愈合面膜或绷带的间期，也可用于皮肤未包扎时；因为它具有杀菌特性，所以能在皮肤处于最易受损害的情况下清洗和净化完全裸露的皮肤

除去面膜或绷带以后

当去除面膜或绷带时，用激光术后清洁剂冲洗皮肤，每日 2 次

不论白天和夜里，大量应用激光术后止痛霜，尽可能多次应用

皮肤可能变红，发痒并感觉干燥，因止痛霜中含所有滋养和愈合因子，故持续使用激光术后止痛霜，可使皮肤正常化

- 不要使用纱布：使用浸过水的非常柔软的布有利于清洗
- 不要有意剥离任何已有的痂皮：应让它自己脱落

换肤术后第 2 周或第 3 周

你可以用化妆品掩饰可能有变色的任何部位

- 手术后 30 天内，不应该漂发或染发
- 手术后至少 30 天内，不应该涂蜡，不进行电解治疗和用化学或激光方法做面部脱毛

CO_2 换肤术和眼睑手术病人的术后指导

冰袋：如果做眼睑手术，至少在手术后头 48 小时于手术部位上放置冰袋或冰面罩，如果服用药物，可以暂时去掉

绷带：如果你使用绷带，应保留在患部或在 2～7 天内更换；你的医师会与你约定拆除或更换的时间。注意避免绷带移位；保持头部高位；不要侧卧睡觉

可能发生少量出血和渗出，这是绝对正常的。用软巾保持这些部位的清洁。注意不要拉动任何缝线或痂皮。你可以用白毛巾围在颈周收集渗出物来保持清洁

活动：

- 在前 10 天内不要向前弯腰
- 不要提超过 5 kg 重的物品
- 在前 10 天内不要锻炼身体
- 在 10 天内不要过性生活
- 10 天内不要驾车
- 10 天内不要做任何家务活动、烹饪等
- 30 天内不要染发或漂发
- 30 天内不要涂蜡，不进行电解治疗和用化学或激光的方法做面部脱毛
- 手术后至少 1 周不要戴接触眼镜

你可以读书、谈话和稍做散步

如果你已接受了全面部换肤术或仅做了口周换肤术，则应进流质或半流质食物至少 3～5 天；应确保饮食的营养平衡

在面部附近放置一台加湿器；避免直接搧风而且房间内不要用加热器

未经医师允许前，不应洗头

止痛药物：你可能不需要止痛药而度过轻度的不适；但每个病人的耐受程度有所不同，某些病人可能需要开止痛药

重要的是，在你愈合期间，你周围的人应该与你一样了解你正在经历一个什么样的过程

不要忘记：你应该给自己一些时间去愈合；信任你的医师，信任诊所的医护人员，他们会给你以帮助

不要错过手术后第一次与医师约见的时间

续表

家庭护理指导

激光手术后 1～7 天

1. 保留绷带于原处
2. 你可能不需要止痛药，但如有需要我们可给你开处方
3. 在我们告诉你停用前，继续服用抗病毒和抗生素药物
4. 在未用面膜或绷带覆盖的部位应用

    (　)眼膏

    (　)激光术后止痛霜

5. 在未用面膜或绷带覆盖的部位，在治疗区的表面可能开始形成痂皮；切勿用手抓挖，应该用清洗的方法轻轻地去掉它；注意**决不允许痂皮形成**！应该用重复性清洗的方法将其去掉，可用一汤匙白醋加入 4 杯水中制成清洗液，这有助于清除由治疗的皮肤渗出物聚集成的碎屑；应使用软巾
6. 如果接受口周围换肤术，建议食用流质或半固体饮食

手术后 7～10 天

1. 使用激光术后清洁剂

    (　)

2. 使用激光术后止痛霜

    (　)

手术后 10～21 天

- 停用抗病毒药物
- 停用抗生素

局部治疗

上午

清洁剂

激光术后止痛霜

下午

清洁剂

激光术后止痛霜

外出时注意遮阳，如伞、帽子、面纱和太阳镜；不要在阳光充足的窗前停留，因为皮肤十分敏感

21 天

- 继续保持上下午常规清洗
- 轻度润湿：每日用含有 SPF-15 的化妆水
- 化妆品掩盖
- 4%祛斑霜（如果有色素过度沉着）

第 16 章

激光面部美容术并发症的诊断与治疗

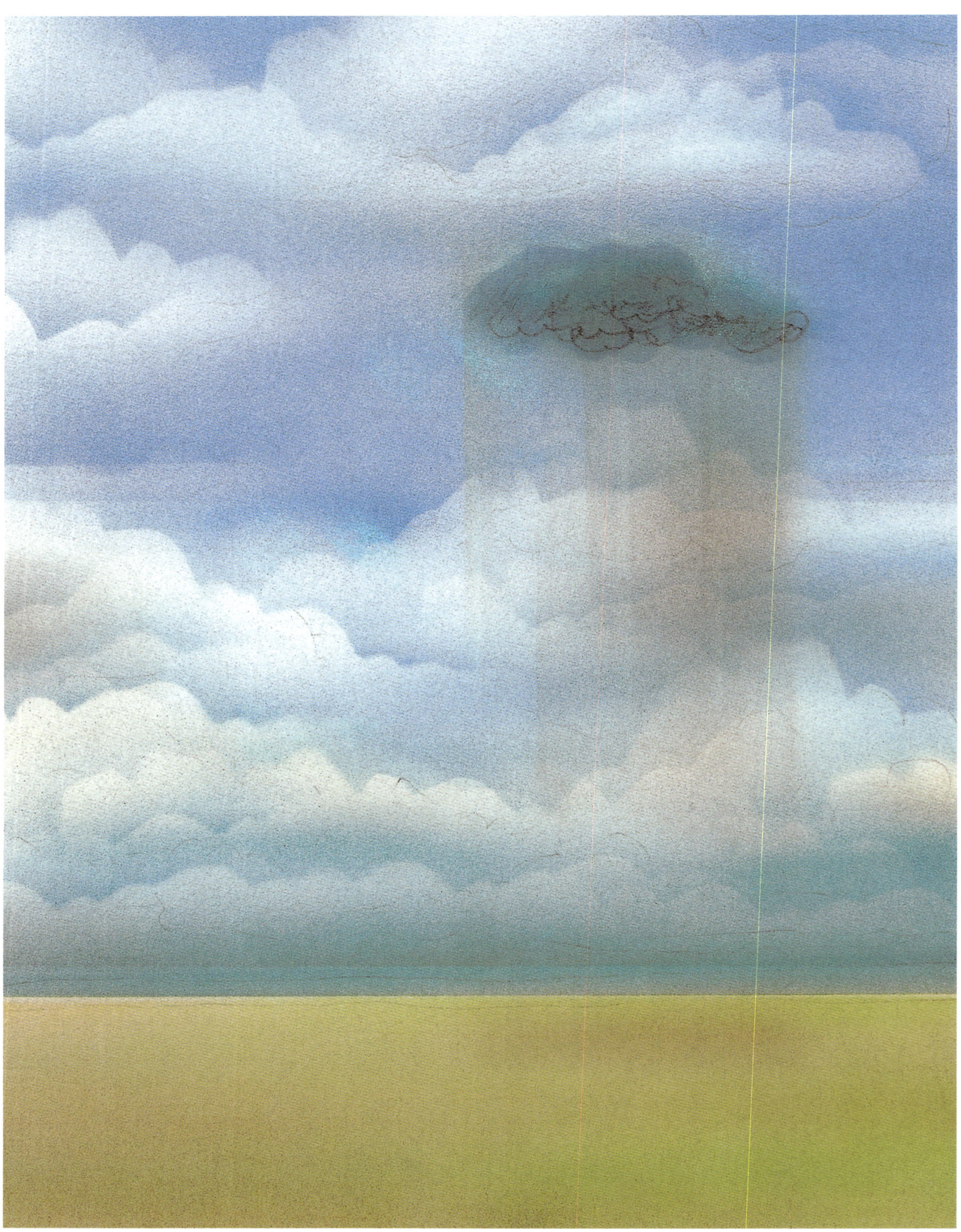

我们已经用 CO_2 激光做了大量的激光面部美容术，最常使用超脉冲 CPG（计算机图形发生器）（Coherent Medical 公司，加利福尼亚州帕洛阿尔托市）。有多种有效的仪器设备。当应用换肤技术时，对并发症的处理，我们最好的建议是认清楚哪些部位可能发生并发症，而后避免这些并发症的发生。我们最近使用铒：钇铝石榴石（Er：YAG）激光的经验已经证实了它的有效性以及小心使用时有较大的安全性，但并发症的可能性仍然存在。外科医师必须懂得这些技术的原理并汲取他们的导师的经验。

激光面部美容术可能产生的并发症包括：感染、结瘢、长期色素沉着异常和较长时期的红斑。

感染

我们还没有遇到发生细菌感染的病人，但我们认识到：感染是可能发生的，因而在手术前一天开始用鼻内莫匹罗星（Bactroban），并持续用至病人的表皮再生完全。通常，我们在纽约不应用系统性抗生素，但在炎热环境条件下做激光美容术时，我们也预防性应用头孢氨苄（如 Keflex），500 mg 口服，每日 2 次，并持续用至表皮再生完全。

同样，我们也不用抗真菌药物进行预防性治疗。如果手术后面部有白粉样碎屑而且表皮再生延迟，则用氟康唑（Diflucan）200 mg，每日 2 次进行治疗。

单纯疱疹感染并非不常见。如果病人已经停服药物，则最常发生。主诉手术后有疼痛的病人应考虑有单纯疱疹感染。虽然我们继续用药物治疗病人直至表皮再生完全，偶尔，在有阳性既往史的病人中，可能有迟发性疱疹感染复发。我们选择的药物仍是阿昔洛韦（Zovirax）200 mg 口服，每日 4 次。我们的许多病人常抱怨服用 Valacyclovir（Valtrex）时有胃肠道不适。

瘢痕形成

我们确信，在应用 CO_2 激光和 Er：YAG 激光时，细心操作是可以避免过多瘢痕形成的。最近，我们仍坚持这样的观点，即治疗过度总是可能发生的，但治疗不足比治疗过度更好些。坚持安全定位并避开可能出问题的部位（眼睑睑板前区、外眦角和嘴角）将会减少治疗结果不满意的可能性。

局部的增生性瘢痕可以先用 0.1%～0.5% 的倍他米松膏做局部按摩。如果 1 周内无反应，可皮内注射去炎松缩酮（Kenalog）（稀释成 5 mg/mL），用量 0.1 mL。

轻至中度的下睑瘢痕性回缩可用下睑缩肌切除术和外眦悬吊术进行矫正，同时坚持局部皮肤治疗。对极个别的病例，可能需要行游离皮肤移植术。

色素沉着异常

炎症后过度色素沉着并非罕见，但是短暂性的。然而，暴露于阳光和局部过敏反应能使其加重。深色素的病人在激光换肤术后若受到持续的阳光照射，会使色素过度沉着的病程延长。激光换肤术后，病人对局部因子特别敏感。以前能很好地耐受的因子现在可能严重地过敏。使用非医师推荐的面霜和洗涤剂，病人可能出现持续性红斑性皮疹并伴长期色素沉着异常。

初始红斑消退后，有色素过度沉着时可开始使用脱色剂，每日 2 次。如果对皮肤表面有刺激作用，可以减少应用次数。每周做 1 次羟基乙酸脱皮术也能促进退色。在积极治疗期间，也应注意遮阳。

参考文献

Adamson JE. Use of a muscle flap in lower blepharoplasty. *Plast Reconstr Surg* 1979;63:359.

Alster TS, Garg S. Treatment of facial rhytids with a high-energy pulsed CO_2 laser. *Plast Reconstr Surg* 1996;98:791-794.

Apfelberg DB. A critical appraisal of high-energy pulsed CO_2 laser resurfacing in acne scars. *Ann Plast Surg* 1997;38:95-199.

Aston SJ. Orbicularis oculi muscle flaps: a technique to reduce crow'sfeet and lateral canthal skin folds. *Plast Reconstr Surg* 1980;65:206.

Aston SJ. Cosmetic surgery of the eyebrow and forehead. Presented at the 18th annual scientific symposium of the American Society of Ophthalmic Plastic and Reconstructive Surgery, Dallas, Texas, November 7, 1987.

Baker SS. Carbon dioxide laser upper lid blepharoplasty. *Am J Cosmet Surg* 1992;9:141-145.

Baker SS, Glaser DA. *Periorbital and facial laser applications*. St. Louis, MO: Medical Video Productions, 1996.

Baker SS. Muenzler WS, Small RG, Leonard JE. Carbon dioxide laser blepharoplasty. *Ophthalmology* 1984;91:238-244.

Baker SS. Muenzler WS, Small RG, et al. Carbon dioxide laser blepharoplasty. *Ophthalmology* 1984;91:243-283.

Baker TJ. Chemical face peeling and rhytidectomy. *Plast Reconstr Surg* 1962;29:199.

Bosniak S. *The video atlas of cosmetic blepharoplasty*, vol I. St. Louis, MO: Medical Video Productions, 1993.

Bosniak S. Cantisano-Zilkha M. *The video atlas of cosmetic blepharoplasty*, vol II. St. Louis, MO: Medical Video Productions, 1995.

Bosniak S. Cantisano-Zilkha M. Guide to ophthalmologists for patient selection and care in eyelid and facial rejuvenation. *J Brazil Soc Ophthalmol* 1997;56:899-904.

Castanares S. Classification of baggy eyelids deformity. *Plast Reconstr Surg* 1972;59:529.

Cohen IK, Peacock EE, Chvapil M. Zyderm. *Plast Reconstr Surg* 1984;73:857.

Courtiss EH. Selection of alternatives in esthetic blepharoplasty. *Clin Plast Surg* 1981;8:739-755.

David LM, Sanders G. CO_2 laser blepharoplasty: a comparison to cold steel and electrocautery. *J Dermatol Surg Oncol* 1987; 13:110-114.

DeLustro F. Smith ST, Sundsmo J, Salem G, Kincaid S, Ellingsworth L. Reaction to injectable collagen: results in animal models and clinical use. *Plast Reconstr Surg* 1987; 74: 581-592.

Dupuis C. Rees. TD. Historical notes on blepharoplasty. *Plast Reconstr Surg* 1971;47:246.

Eaglstein WH, Davis SC, Mehle AL, Mertz PM. Optimal use of an occlusive dressing to enhance healing: effect of delayed application and early removal on wound healing. *Arch Dermatol* 1988;124:392.

Ellenbogen R. Trancoronal eyebrow lift with concomitant blepharoplasty. *Plast Reconstr Surg* 1983;71:490-499.

Feist DR, Surcliffe RT, Baylis HI. The coronal brow lift. *Am J Ophthalmol* 1983;96:751.

Fernandez LR. The double eyelid operation in the Oriental of Hawaii. *Plast Reconstr Surg* 1960;25:257.

Fisher JC. Discussion of reaction of injectable collagen: result in animal models and clinical use. *Plast Reconstr Surg* 1987;79: 593.

Fitzpatrick RE, Goldman MP. Advances in carbon dioxide laser surgery, *Clin Dermatol* 1995;13:35-47.

Fitzpatrick RE, Goldman MP, Satur MN, Tope WD. Pulsed CO_2 laser resurfacing of photodamaged facial skin. *Arch Dermatol* 1996;132 39:402.

Flowers RS. Anchor blepharoplasty. *Transactions of the International Congress of Plastic Surgeons*. Paris: Masson, 1976;135-137.

Flowers RS. Tear trough implants for correction of tear trough deformity. *Clin Plast Surg* 1993;20:403.

Fodor PB. Endoscopic plastic surgery, a new milestone in plastic surgery [Editorial]. *Aesthetic Plast Surg* 1994;18:31.

Furnas DW. Festoons of orbicularis muscle as a cause of baggy eyelids. *Plast Reconstr Surg* 1978;61:531.

Goldbaum AM, Woog JJ. The CO_2 laser in oculoplastic surgery. *Surv Ophthalmol* 1997;42:255-267.

Hamra ST. *Composite rhytidectomy*. St. Louis, MO: Quality Medical Publishing, 1993.

Hisatomi C, Fujino T. Anatomical considerations concerning blepharoplasty in the Oriental patient. In: Bosniak S, ed. *Advances in ophthalmic plastic and reconstructive surgery, vol II: the aging face*. Elmsford. NY: Pergamon Press, 1982; 151-161.

Hueston JT, Heinze JB. Successful early relief of blindness occurring after blepharoplasty. *Plast Reconstr Surg* 1972;53:588.

Hunter D, Frumkin A. Adverse reactions to vitamin E and aloe vera preparations after dermabrasion and chemical peel. *Cutis* 1991;47:193.

Isse N. The endoscopic forehead lift. Presented at the interdisciplinary facial plastic surgery symposium. Santa Barbara, California. November 12, 1995.

Johnson CC. Epiblepharon. *Am J Ophthalmol* 1968;66:1172-1175.

Johnson CC. Epicanthus and epiblepharon. *Arch Ophthalmol* 1978;96:1030-1033.

Katzen LB, Karvelis JJ. Anesthesia, analgesia, amnesia. In: Putterman A, ed. *Cosmetic oculoplastic surgery*. New York: Grune & Strattom, 1982;90-97.

Kaufmann R, Hibst R. Pulsed erbium YAG laser ablation in cutaneous surgery. *Lasers Surg Med* 1996;19:324-330.

Kaye BL. The forehead lift: a useful adjunct to face lift and blepharoplasty. *Plast Reconstr Surg* 1977;60:161.

Keller GS. Transblepharoplasty brow suspension with the KTP laser. Int *J Aesthetic Restor Surg* 1993;1:101-105.

Kligman AM, Grove GL, Hrose R, et al. Topical tretinoin for photoaged skin. *J Am Acad Dermatol* 1986;15:836-859.

Knapp TR, Kaplan EN, Daniels JR. Injectable collagen for soft tissue augmentation. *Plast Reconstr Surg* 1977;60:30-45.

Kohn R, Romano PE. Blepharoptosis, blepharophimosis, epicanthus inversus and telecanthus: a syndrome with no name. *Am J Ophthalmol* 72; 1971:625-632.

Lemke BN, Stasior OG. The anatomy of eyebrow ptosis. *Arch Ophthalmol* 1982;100:981.

Lemke BN, Stasior OG. Eyebrow considerations in blepharoptosis. In: Bosniak S, ed. *Advances in ophthalmic plastic and reconstructive surgery, vol I: ptosis*. Elmsford, NY: Pergamon Press, 1983;55-67.

Lemke BN, Stasior OG. Eyebrow incision making. In: Bosniak S, ed. *Advances in ophthalmic plastic and reconstructive surgery, vol II: the aging face*. Elmsford, NY: Pergamon Press, 1983;19-23.

Litton C. Observation after chemosurgery of the face. *Plast Reconstr Surg* 1963;32:544-556.

Lynch S. Hypnosis, amnesia, anesthesia. In: Rees TD, Woodsmith D, eds. *Cosmetic facial surgery*. Philadelphia: WB Saunders, 1973;34-43.

Millard DR. Oriental peregrinations. *Plast Reconstr Surg* 1955; 16:337.

Millard DR Jr. The Oriental eyelid and its surgical revision. *Am J Ophthalmol* 1964;57:646-649.

Morax S. The use of Gore-Tex in recession of upper lid retractors. Presented at the annual meeting of the European Society of Ophthalmic Plastic and Reconstructive Surgery, Capri, Italy, 1987.

Morrow DM, Morrow LB. CO_2 laser blepharoplasty: a comparison with cold-steel surgery. *J Dermatol Surg Oncol* 1992;18: 307-313.

Mosher DB, Fitzpatrick TB, Hori Y, Ortonne JP. Disorders of melanocytes. In: Fitzpatrick TB, ed. *Dermatology in general medicine*, 4th ed. New York: McGraw-Hill, 1993;903-995.

Owsley JQ. Lifting the malar fat pad for correction of prominent nasolabial folds. *Plast Reconstr Surg* 1993;91:463.

Pang HS. Surgical formation of the upper lid fold. *Arch Ophthalmol* 1961;65:783.

Ramirez OM. Endoscopic full facelift. *Aesthetic Plast Surg* 1994; 18:363.

Ramirez OM. Endoscopic options in facial rejuvenation: an overview. *Aesthetic Plast Surg* 1994;18:141-147.

Ramirez OM. Endoscopically assisted biplanar forehead left. *Plast Reconstr Surg* 1995;97:323-333.

Ramirez OM, Mailard GF, Musolas A. The extended subperiosteal facelift: a definitive soft tissue remodeling for facial rejuvenation. *Plast Reconstr Surg* 1991;88:227.

Rees TD. Technical considerations in blepharoplasty and rhytidectomy. *Transactions of the Fifth International Congress of Plastic and Reconstructive Surgery, Australia*, 1971. Sidney: Butterworth, 1971;1067.

Rees TD. *Aesthetic plastic surgery*, vol II. Philadelphia: WB Saunders, 1980.

Rees TD. Dupois C. Cosmetic blepharoplasty in the older age group. *Ophthalmol Surg* 1970;1:30.

Rees TD. Dupois C. Baggy eyelids in young adults. *Plast Reconstr Surg* 1969;43:381.

Riefrohl R. The forehead-brow lift. *Ann Plast Surg* 1982;8:55.

Roberts TL, Lettieri JT, Ellis LB. CO_2 laser resurfacing: recognizing and minimizing complications. *Aesthetic Surg Q* 1996; 16:142.

Rosenberg GT, Gregory RO. Lasers in aesthetic surgery. *Clin Plast Surg* 1996;23:29-48.

Rubin MG. *Manual of chemical peels*. Philadelphia: JB Lippincott Co, 1995.

Sachs ME, Bosniak SL, Leinhardt RR. Procedural options in cosmetic blepharoplasty. In: Bosniak S, ed. *Advances in ophthalmic plastic and reconstructive surgery, vol II: the aging face*. Elmsford, NY: Pergamon Press, 1983;55-74.

Sartin J. Pre- and postoperative facial care: restoring the aging face and ameliorating the effects of aging. In: Bosniak S, ed. *Advances in ophthalmic plastic and reconstructive surgery, vol II: the aging face*. Elmsford, NY: Pergamon Press, 1983;217-219.

Sasaki G. Brow ptosis. In: Sasaki G, ed. *Endoscopic, aesthetic, and reconstructive surgery*. Philadelphia: Lippincott-Raven Publishers 1996;19-28.

Sayoc BT. Plastic construction of the superior palpebral fold. *Am J Ophthalmol* 1954;38:556.

Seckel BR. *Aesthetic laser surgery*. Boston: Little, Brown and Company, 1995.

Sheen JH. A change in the technique of supratarsal fixation in upper blepharoplasty. *Plast Reconstr Surg* 1977;59:836.

Small RG. Periosteal fixation in reconstructive blepharoplasty. In: Bosniak S, ed. *Advances in ophthalmic plastic and reconstructive surgery, vol II: the aging face*. Elmsford, NY: Pergamon Press, 1983;89-99.

Smith BC, Bosniak S. Reconstructing the supratarsal crease. In: Bosniak S, ed. *Advances in ophthalmic plastic and reconstructive surgery, vol I: ptosis*. Elmsford, NY: Pergamon Press, 1981:75-87.

Smith BC, Nesi F. Complications of cosmetic blepharoplasty. *Trans Amer Acad Ophthalmol* 1978;85:726-729.

Stasior OG, Lemke BN. The posterior eyebrow fixation. In: Bosniak ed. *Advances in ophthalmic plastic and reconstructive surgery, vol Ⅱ the aging face*. Elmsford, NY: Pergamon Press, 1983;193-197.

Steaman S, Romonitch J. Implantation of collagen for depressed scars. J *Dermatol Surg Oncol* 1980;62:499.

Stuzin JM, Baker TJ, Baker TM, Kligman AM. Histologic effects of the high-energy pulsed CO_2 laser on photoaged skin. *Plast Reconstr Surg* 1997;99:2036-2050.

Tabbal N. Special techniques in cosmetic surgery. In: Smith B, Della Rocca RC, Nesi FA, Lisman RD, eds. *Ophthalmic plastic and reconstructive surgery*. St. Louis, MO: CV Mosby Co, 1987:721-731.

Trelles MA, Sanchez J, Sala P, et al. Surgical removal of lower eyelid fat using the carbon dioxide laser. *Am J Cosmet Surg* 1992;9:149-152.

Vasconez LO, Core GB, Gamboa-Bobadilla M, et al. Endoscopic techniques in coronal brow lifting. *Plast Reconstr Surg* 1994;94:788-79.

Vinas JX, Caviglia C, Cortinas JL. Forehead rhytidoplasty and brow lifting. *Plast Reconstr Surg* 1976;57:455.

Weinstein C, Alster TS. Skin resurfacing with high-energy, pulsed carbon dioxide laser. In: Alster TS, Apfelberg DG, eds. *Cosmetic laser surgery*. New York: John Wiley and Sons, 1996;9-27.

Weinstein C, Ramirez OM, Pozner JN. Postoperative care following CO_2 laser resurfacing: avoiding pitfalls. *Plast Reconstr Surg* 1997;100:1855-1866.

Weiss JS, Ellis CN, Headington JT, Tincoff T, Hamiltion TA, Voorhess JJ. Topical tretinoin improves photoaged skin: a double-blind vehicle controlled study. *JAMA* 1988;259:527-532.